KB040778

최강의 단식

최강의 단식

방탄커피 창시자가 직접 실천하고 정리한
실리콘밸리식 단식법!

데이브 아스프리 지음 | 엄성수 옮김

FAST THIS WAY

북라이프

옮긴이 **엄성수**

경희 대학교 영문학과 졸업 후 집필 활동을 하고 있으며 다년간 출판사에서 편집자로 근무하였다. 현재 번역 에이전시 엔터스코리아에서 출판 기획 및 전문 번역가로 활동하고 있다. 주요 역서로는 《우리의 뇌는 어떻게 배우는가》, 《테슬라 모터스》, 《유튜브 컬처》, 《레이트 블루머》 등이 있다.

최강의 단식

1판 1쇄 발행   2021년 11월 30일
1판 4쇄 발행   2024년 4월 18일

지은이 | 데이브 아스프리
옮긴이 | 엄성수
발행인 | 홍영태
발행처 | 북라이프
등 록 | 제2011-000096호(2011년 3월 24일)
주 소 | 03991 서울시 마포구 월드컵북로6길 3 이노베이스빌딩 7층
전 화 | (02)338-9449
팩 스 | (02)338-6543
대표메일 | bb@businessbooks.co.kr
홈페이지 | http://www.businessbooks.co.kr
블로그 | http://blog.naver.com/booklife1
페이스북 | thebooklife
ISBN 979-11-91013-36-8 03510

* 잘못된 책은 구입하신 서점에서 바꾸어 드립니다.
* 책값은 뒤표지에 있습니다.
* 북라이프는 (주)비즈니스북스의 임프린트입니다.
* 비즈니스북스에 대한 더 많은 정보가 필요하신 분은 홈페이지를 방문해 주시기 바랍니다.

비즈니스북스는 독자 여러분의 소중한 아이디어와 원고 투고를 기다리고 있습니다.
원고가 있으신 분은 ms2@businessbooks.co.kr로 간단한 개요와 취지, 연락처 등을 보내 주세요.

◆

더 이상 아침 식사 준비로 시간을 낭비하지 않는
사랑하는 나의 아내 라나 박사에게

◆

최강의 나를 찾기 위한 단식

주술사Shaman의 지시는 아주 구체적이었다. 비전 퀘스트Vision Quest(영계와 교류하는 북미 인디언 부족의 의식―옮긴이) 준비를 위해 침낭, 손전등, 물과 칼을 가져오라고 했다. 앞의 세 가지는 생존에 꼭 필요한 물품이지만 칼은 보아하니 마음의 평화를 위한 준비물 같았다. 내가 들어가 지낼 동굴에서 가장 위협적인 요소래 봐야 코요테일 테지만 그 녀석들이 사람을 공격하는 일은 매우 드물기 때문이다. 그러나 이런 종류의 여행에서는 육체적 안정과 정신적 안정 간의 경계가 불분명하다. 그런 구분이 애초에 가능하기는 할까?

나는 더 건강해지기 위해, 더 나은 자의식을 찾기 위해, 무엇보다 내면의 평화를 얻으리라는 희망으로 첫 번째 비전 퀘스트에 나섰다. 당시 나는 꽤 큰 성공을 거둔 사람처럼 보였다. 지난 티베트와 카일라스산 여행을 통해 야크 버터 차의 매력에 빠진 지 4년이 지난 2008년의 일이었다. 한때 나는 허리둘레 46인치에 136킬로그램이 넘는 과체중이었지만 그건 다 과거일 뿐이다. 체중 감량을 시도할 때마다 번번이 실패했음에도 새로운 다이어트법을 개발해서 결국 내가 목표했던 체중에 가까워졌다. 언제나 건강한 몸을 만들고자 노력하며 내 몸의 해킹Body Hacking(최신 과학 기술을 이용해 신체 기능을 향상하는 것—편집자)법을 배우느라 정신없는 나날을 보냈다. 활력 증진과 능력 향상, 수명 연장에 획기적으로 도움이 될 새로운 방법을 찾아 헤맸다. 그때 이미 몇 년 뒤 창업 아이템으로 소개할 방탄커피Bulletproof Coffee 콘셉트도 개발을 끝냈다.

그러나 겉으로 드러난 모습이 다가 아니었다. 당시 나는 채워지지 않는 갈망으로 괴로운 상태였다. 수시로 심한 공복감을 느꼈고 쿠키나 감자칩, 정크 푸드를 향한 욕망 때문에 제대로 집중하지 못했다. 그런 충동에 굴복한 날에는 곧바로 후회가 밀려왔다. 체중은 유지하고 있었지만 스스로 몸을 통제한다는 느낌은 없었다. 나는 개인적인 발전을 위해 열심히 노력했고 자기 파괴적인 나쁜 관계를 끊으려고 애썼다. 사랑하는 아내와 새로 태어난 아기도 있었지만 내적 자아는 전혀 다른 상태였다. 마음이 평화롭지 않았다. 평생을 외로움과 싸워 왔고 어느 정도 진전을 이루었다고 생각했으나 일견 평화로워 보이는 상황에도 가슴 한구석에는 늘 공허감이 도사리고 있었다.

그럭저럭 잘 살아간다는 것만으로는 충분하지 않았다. 나는 총알도 막아 낼 만큼의 힘을 원했다.(이때 처음 떠오른 '방탄'의 개념은 내가 훗날 책을 쓰고 회사를 세우는 데 많은 영향을 끼쳤다.) 해로운 것에 대한 갈망을 비롯해 모든 욕망을 제어할 정도로 강력한 내적 힘을 원했다. 이 탐색 과정에서 나는 주술사를 만났다. 진정한 굶주림에 직면해 보고 싶었다. 내면을 가득 채운 식욕과 음식으로부터 완전히 자유로워질 때까지 굶주려 보고 싶었다. 스스로 사막에 고립된다면 단식에 실패할 리 없지 않을까? 사람들과 아예 접촉할 수 없는 상태에 머물며 외로움을 이겨 보고 싶기도 했다.

나는 미국 애리조나주 사막의 동굴 안으로 걸어 들어가 세상과 거리를 두기로 결심했다. 그 안에서 혼자 머무는 나흘 동안 물만 마셨다. 아니 어쩌면 소노라 사막의 먼지도 조금 마셨으리라. 단식을 끝내고 바깥세상을 다시 마주했을 때 나는 이 경험이 내 삶을 바꿔 놓았다는 걸 알게 됐다. 이 책을 읽기 시작한 당신도 이제 막 그 변화를 향한 여정에 첫발을 내디뎠다.

나를 이 여정으로 이끈 동기가 꽤 독특하다는 것은 안다. 그렇지만 나의 시작점 역시 모두가 직면하는 보편적인 도전에 뿌리내리고 있다. 나는 뚱뚱한 아이였다. 면역 체계가 갑상선을 공격하는 하시모토 갑상선염을 앓고 있었기 때문이다. 하지만 내가 이 병을 유발하는 독성 곰팡이에 꾸준히 노출된 상태라는 사실은 20대가 될 때까지 전혀 몰랐다. 당시에는 그저 내 모습이 내가 동경하는 이상향과 거리가 멀다는 사실만을 마주했을 뿐이다. 가슴이 그렇게까지 부풀기를 바란 적은 단연코 없었다.

체중 문제를 겪은 사람이라면, 특히 어린 시절 과체중으로 힘들었던 경험이 있다면 다른 사람들로부터 함부로 평가당하고 있다는 생각에서 벗어나기 어렵다. 아동기에 생긴 트라우마나 학교에서 따돌림당한 기억이 더해져 마음 한구석이 늘 외로울지도 모른다. 그리고 이때 흔히 선택하는 대응 방식이 음식 중독이다. 먹는 행위에 기대어 힘든 감정을 누그러뜨리는 것이다. 이 얘기를 일말의 자기 연민 없이 말할 수 있는 까닭은 비만을 경험한 적 없는 사람도 비슷한 일을 겪는다는 사실을 잘 알기 때문이다. 대부분의 사람은 어떤 형태로든 음식에 대한 신체적 혹은 심리적 중독에 빠져 있다. 중독의 대상은 사탕일 수도 있고 맥주일 수도 있으며 치즈를 곁들인 빵일 수도 있다. 글루텐과 우유 단백질은 둘 다 중독성이 아주 강하기 때문이다. 누군가는 감자에 완전히 빠져 있을 수도 있다. 혹시 감자튀김 없는 삶을 상상조차 할 수 없는가? 바로 내가 딱 그 상태였다.

요점은 체중 문제가 전혀 없다 할지라도 우리 몸에는 중독과 갈망이 배어 있다는 것이다. 수조 달러 규모에 이르는(내가 빅 푸드Big Food라고 부르는) 식품 산업이 이 상태를 부추긴다. 우리는 따분할 때도 먹고 스트레스를 받을 때도 먹는다. 이 반응은 수백만 년에 걸친 진화적 선택에 따라 굳어졌다. 과거 날카로운 이빨을 가진 동물이 우리를 집어삼킬지도 모른다는 두려움만큼이나 이제는 음식 중독이 기본적인 반응이 되었다. 나는 가끔 생존에 필요한 네 가지 F가 있다고 이야기한다. 두려움Fear, 음식Food, 성교F-word, 친구Friends가 바로 그것이다. 음식이 없으면 마지막 두 요소도 즐길 수 없다. 음식 없이 지낸다는 상상만으로도 강렬하고 심각한 비이성적 반응이 나타나기 때문이다.

주술사를 만나 나의 고립 계획을 밀어붙이기로 단단히 마음먹었던 2008년 즈음 내 머릿속에서는 이러한 생각들이 계속 맴돌았다. 그전까지는 단 하루만 굶어도 기력이 소진할 거라 믿었고, 어느새 나 역시 음식의 포로가 되어 있었다. 나흘이나 음식을 먹지 않는다는 건 생물학적으로 불가능한 일이라고 생각했다. 대부분의 현대인이 내 생각에 동의할 것이다. 장담하건대 하루나 이틀을 굶으면 어떻게 될 것 같냐는 질문에 열에 아홉은 이렇게 대답하리라. "굶어 죽을걸요." 심지어 그들은 실제로 그럴 것이라 믿는다.

하지만 나는 그런 생각이 사실과 다르다는 것을 철저한 고립을 끝낸 뒤 동굴에서 나올 무렵 확실히 깨달았다. 동시에 배고픔과 갈망 사이에는 근본적인 차이가 있다는 사실도 알게 되었다. 배고픔은 생물학적 메시지이며 우리 스스로 통제할 수 있는 대상이다. 반면 갈망은 심리학적인 욕구이고 나를 통제하려 든다. 진실을 말하자면 우리는 먹지 않고도 오랜 시간 버틸 수 있고 설령 며칠 굶는다 해도 그리 고통스럽지 않다. 오히려 더 건강해질 수 있다.

식품 업계는 갈망과 배고픔이 동일하다고 끊임없이 설득한다. 갈망이 곧 굶어 죽는다는 의미라면 당연히 이 결핍을 채워 줄 무언가가 반드시 필요하다. 그리고 아주 멋진 우연의 일치로 식품 업계는 그 무언가를 항상 준비해 둔다! 정말 든든한 초코바, 수많은 가공 음료와 간식거리를 먹으면 간절했던 욕망이 잠시 사라진다. 하지만 곧바로 이 음식들은 결코 사라지지 않을 끈질긴 갈망을 새롭게 만들어 우리를 옭아맨다. 이런 현상이 매일 반복되면 우리는 어느새 음식의 포로가 되고 만다. 나는 우리를 이 중독 상태에서 자유롭게 하고자 이 책을 썼다. 스물두 살의 내가 46인치짜리 바지를 입게 될 때까지 아무도 이런 이야기를 해 주지 않았기 때문이기도 하다.

고통 없이는 얻는 것도 없다

내게 단식이란 자유에 이르는 열쇠다. 그 핵심은 식사를 건너뛰는 간헐적 단식에서부터 며칠 동안 공복을 유지하는 지속적 단식에 이르는 모든 유형의 단식을 고통 없이 진행하는 법을 배우는 것이다. 앞으로 배울 단식은 흔히 생각하는 단식과 다르다. 간헐적 단식은 체력을 떨어뜨리지도 않고 굶주림으로 쓰러지게 만들지도 않는다. 특정한 식이요법이나 단식 일정을 지키지 않고도 식습관을 조금만 바꾸면 배고픔을 훨씬 덜 느낄 수 있다. 단식은 존재하는지조차 몰랐던 몸속 생물학 자원을 끄집어내는 공구 상자와 같다.

단식은 우리를 '음식 감옥'에서 꺼내 더 튼튼하고 건강한 육체와 정신으로 이끈다. 또한 신체에 대한 타인의 간섭과 몸이 강요하는 감정에서 우리를 해방시킨다. 궁극적으로는 최강의 상태와 최강의 자질을 활용해 최강의 삶을 살도록 한다.

나의 주장이 너무 과장되었다고 생각할 수도 있다. 그러나 수많은 과학 연구와 모든 대륙에서 수천 년간 축적해 온 지혜, 오랜 시간 직접 진행하고 경험한 실험 결과가 나의 주장을 뒷받침한다. 단식의 종류와 방법은 긴 세월에 걸쳐 더욱 풍성해졌다. 지금부터 내가 다양한 단식을 시도하면서 알게 된 여러 사실을 공유할 것이다. 이 책을 읽으면서 얻게 될 가장 중요한 메시지는 다음과 같다. 한 끼 혹은 여러 끼를 건너뛰면 생명이 위험해질 거라는 본능적인 공포에서 벗어나라. 비참할 정도로 허약해져 버틸 수 없게 되리라는 걱정은 할 필요가 없다. 대신 두려움, 불편함, 굶주림, 공포감, 외로움 같은 감정을 극복하고 해방감, 통제력, 자제심을 키울 수 있다. 나와 함께한다면 점점 더 나아지는 스스로를 발견할 수 있을 것이다. 몇 시간 단식에 성공했느냐 마느냐 하는 문제보다 이 점이 더 중요하다.

바꾸고 싶은 자신의 모습을 바로잡는 일이 그리 어렵지 않은 수준일 때도 있다. 발을 내려다봤을 때 시야를 가리는 배나 양옆으로 불룩 튀어나온 허리 군살이 눈에 띈다면 신진대사 기능이 떨어졌다는 의미다. 이는 단식으로 얼마든지 바로잡을 수 있다. 물론 더 미묘한 문제도 존재한다. 활력과 집중력 부족이 그 예다. 혹시 하루에도 몇 번씩 참석해야 하는 회의보다 점심 식사 생각을 더 자주 하지 않는가? 단식은 이러한 문제에도 도움이 된다. 가장 까다로운 문제는 너무 일상적이어서 오히려 쉽게 눈치채기 어려운 경우다. 이 문제를 지닌 사람은 겉으로 봐선 아무 문제가 없는 듯하다. 하지만 내면은 두려움에 휩싸여 있다. 인간은 태곳적부터 식량이 고갈되는 공포에 시달려 왔다. 현재 그 두려움은 상실에 대한 두려움으로 진화했다. 이는 감지하기 어려울 만큼 보편적이며 생물학적인 생존 본능이기도 하다. 하지만 본능이 우리를 지배하게 내버려 두어서는 안 된다.

세포 수준까지 파고들어 보면 우리 몸은 이런 생각을 하도록 프로그래밍되어 있는 듯하다. '어떤 음식을 얼마나 자주, 얼마나 많이 먹든 충분하다고 장담할 수 없어. 여분을 비축해 놓는 편이 더 나아.' 이 끈질긴 메시지는 우리가 필요로 하는 모든 물질적·정신적 대상에 대한 불안으로 두루 번져 있다. 단식의 가장 큰 이점은 이러한 불안(음식 및 다른 모든 것들에 대한)에 맞서고 극복하기 위한 훈련이라는 점이다.

나는 이 책을 통해 간헐적 단식의 방법뿐 아니라 단식의 영향과 혜택도 함께 안내하고자 한다. 단식의 중요성을 알지 못한다면 누구도 단식을 선택하지 않을 것이다. 단식이 그저 고통, 비참함, 박탈감과 관련 있다면 굳이 단식을 시도하거나 유지할 필요도 없다.

주술사의 동굴에서 나왔을 때 나는 정말 날아갈 듯했다. 바로 그때 단식이 반드시 고통스러울 필요가 없다는 사실을 깨달았다. 힘들어야 할 필요도 없다. 사실 단식은 가장 자연스러운 일 중 하나다. 인간이 그렇게 진화해 왔기 때문이다. 단식이야말로 가장 기본적인 활동이다. 이 책을 끝까지 읽고 여러 가지 단식을 시도해 본 끝에 자신에게 맞는 방법을 찾게 된다면, 100퍼센트 장담하건대 그 어느 때보다 스스로의 삶을 너 좋아하게 될 것이다. 지금 어떤 다이어트를 하고 있든 또 어떤 음식을 좋아하든 말이다.

앞에서 간헐적 단식이 인생의 공구 상자 같다고 말했던 것을 기억하는가? 말 그대로다. 간헐적 단식은 하나의 규칙이 아니라 생명 활동에서 불필요한 부분을 덜어내고 더 원활한 활동을 돕는 종합 프로그램이다. 본인이 진정으로 원한다면 패스트푸드로 이루어진 쓰레기 식단을 매일 유지해도 좋다. 일반적인 채식주의자Vegetarian가 되어도 좋고 엄격한 채식주의자Vegan가 되어도 좋다. 키토제닉 다이어트Ketogenic Diet(탄수화물 섭취를 제한하고 다량의 지방을 섭취해 지방을 에너지원으로 사용하고 케톤체를 생성하게 하는 저탄수화물 고지방 식이요법—옮긴이)를 해도 좋고 내가 제안하는 방탄 다이어트를 해도 괜찮다. 어떤 다이어트를 하든 여기서 소개하는 단식 기법과 조합한다면 분명 더 큰 효과를 얻게 될 것이다.

놀랄 만한 사실이 하나 더 있다. 단식을 하면서도 배고프지 않으리라는 점이다. 오히려 정반대 현상이 일어난다. 간헐적 단식을 통해 배고픔에 수반되는 온갖 부정적 감정에서 자유로워질 수 있다.

배고픔은 모든 불안감을 고조시킨다. 배고픔이 느껴지면 뇌에서 거센 생화학적 홍수가 일어나기 때문이다. 이 현상은 작은 아몬드처럼 생긴 편도체라는 원시 뇌 조직에 집중된다. 편도체는 예일 대학교 신경과학자 폴 매클레인Paul MacLean이 그 원시적 특성을 들어 '파충류 뇌'[1]라고 부른 조직의 일부다. 이 작은 조직은 신속하고도 무의식적인 감정 결정에 관여해 인간이 특별한 주의를 기울이지 않고도 생존하도록 한다. 편도체는 투쟁 또는 도피 반응이 일어나는 곳이기도 해서 덕분에 우리는 갑작스런 사자의 공격을 피해 도망가거나 화상을 입기 전 뜨거운 난로에서 손을 뗄 수 있다.(오늘날에는 후자가 더 흔한 경우다.) 동시에 배고픔과 관련한 두려움을 불러일으켜 음식을 충분히 먹게끔 유도하는데, 가끔은 내 경우처럼 필요한 양보다 더 많이 먹도록 부추기기도 한다.

편도체의 작용은 고대 조상에게 매우 중요했고 오늘날 우리에게도 여전히 그러하다. 이토록 필수적인 역할을 함에도 편도체는 때때로 비이성적이고 파괴적인 두려움의 원천이 되기도 한다. 면접을 보거나, 잘못된 인간관계를 끝내거나, 대중 앞에서 발표하거나, 그저 몇 끼를 건너뛰는 등 스스로가 두려워하는 행동을 할 때면 정말 죽을 것 같다는 마음의 소리가 들리곤 하는데 이는 거의 편도체의 목소리다.

간헐적 단식은 편도체와 파충류 뇌 전체가 제 기능을 하도록 돕는다. 그 결과 보다 온전한 인간으로서 완전한 자아를 찾아 두려움에서 벗어날 수 있다. 물론 단식을 시작하면 하루 이틀 정도는 불편할 수 있다. 그러나 곧 해방감을 맛보게 될 것이다. 심지어 힘들지도 않다. 이제 음식과 단식에 대한 오해에 대해 다음과 같은 의문을 제기해 보자.

- 한 끼 식사를 거르는 것이 전혀 어렵지 않다면 어떨까? 두 끼나 세 끼를 건너뛰는 것도 가능하지 않을까?
- 모든 종류의 단식이 평등한 것일까?
- 단식 중에 음식을 먹을 수 있고 결과적으로 이 방식이 더 나은 단식이라면 어떨까?
- 수면과 운동을 이용해 굶지 않으면서도 단식 중이라고 신체를 속일 수 있을까?
- 성별과 유전자에 맞춘 단식법이 있을까?
- 단식을 통해 육체와 정신이 더 강해질 수 있을까?

이 모든 질문의 대답은 '그렇다'이다. 지금부터 그 이유를 알려 주겠다. 잘 따라온다면 그 어느 때보다 굳은 의지와 함께 스스로를 통제할 수 있을 것이다. 자, 지금부터 함께 시작해 보자.

차례

서문 최강의 나를 찾기 위한 단식   006

제1장 ◆ 오직 나만을 위한 단식

- 기나긴 단식 선택지 목록   026
- 단식은 어떻게 신체를 다듬는가   031
- 생활을 단식하라   039
- 무언가를 멀리하는 다양한 방식들   050

제2장 ◆ 신체의 협조 구하기

- 염증으로부터의 탈출   064
- 다윗과 그의 골리앗 음식   073
- 즐거운 실험   081
- 진실의 시간, 왜 단식을 해야 하나?   088

제3장 ◆ **단식의 다양한 단계와 방식**

- 칼로리 감시관은 무시하라   099
- 단식의 단계   108
- 모순 예찬   120

제4장 ◆ **장수를 위한 단식**

- 먹도록 진화했지만 이런 식은 아니다   130
- 하루에 세끼? 도대체 왜?   135
- 풍요로움의 대가   141
- 뇌를 위한 음식   146
- 기억 기계 조정하기   151

제5장 ◆ **보다 나은 수면을 위한 단식,
보다 나은 단식을 위한 수면**

- 자는 동안 깨끗해져라   163
- 생체 시계   168
- 잠깐 눈을 붙이면 단식이 더 쉬워진다   171
- 삶의 리듬을 존중하라   177
- 일주기 리듬 재설정 단식법   181
- 무질서한 수면에 질서 부여하기   184
- 술은 필요 없다   189
- 수면 미션   194

제6장 ◆ 건강과 힘을 위한 단식

- 몸속 전자의 지배자   204
- 적절한 설탕 균형 맞추기   206
- 분자로 근육 기르기   210
- 단식과 운동을 동시에 하기   214
- 변화 대 일관성의 전투   221
- 온열-한랭 요법   224
- 운동이 끝나면   228

제7장 ◆ 정신 건강을 위한 단식

- 모두가 탐구자다   240
- 무언가를 멀리하는 즐거움   247
- 산소에 걸려 넘어지다   250
- 만물과 하나가 되어라   258
- 가장 위대한 단식   264

제8장 ◆ 신체 미세 조정을 돕는 보충제

- 몸속의 화학 방정식   274
- 불쾌 4약을 주의하라   279
- 보충제 일람표   283
- 성생활에 묘미를 더해 줄 보충제   304

제9장 ✦ **여성은 조금 다르다**

- 인류 절반의 이야기   311
- 여성을 위한 단식 전략   316
- 더 나이 든 여성   324

제10장 ✦ **모든 방법을 단식하라** : 초보적인 가이드

- 삶의 주기   336
- 16:8 단식   338
- 방탄 간헐적 단식   339
- 5:2 단식   342
- 하루에 한 끼(OMAD) 단식   343
- 더 많은 단식의 종류   348
- 단식 함정   354
- 원칙을 깨라, 그리고 단식을 깨라   359
- 면역 단식   361

결론 ✦ **편히 단식하소서**

- 세상을 비추는 최고의 거울이 되어라   370
- 성공을 위한 준비   377
- 당신의 다음 단식(그리고 그다음 단식)   381

감사의 글   387
미주   390

제1장

오직 나만을 위한
단식

비전 퀘스트에 참여하기 위해서는 전통적으로 주술사의 도움을 받아야 한다. 하지만 도대체 주술사를 어디서 만난단 말인가? 이 책에서 비밀스러운 영적 네트워크 따위를 알려 줄 수 있다면 좋겠지만 실은 나 역시 인터넷 검색을 통해 주술사를 찾아내야 했다. 돌이켜 생각해 보면 개인적인 소개를 통해 찾는 편이 더 낫지 않았을까 싶다. 중요한 계약에 앞서 상대방의 신원을 확실히 확인하는 편이 좋으니 말이다. 하지만 어쩌겠는가? 당시 나는 비전 퀘스트를 경험하고 싶다는 너무나 강한 열망에 휩싸인 상태였다.

그 주술사가 일을 제대로 못 했다는 얘기가 아니다. 다만 그녀가 쓴 몇몇 방법이…… 특이했을 뿐이다.

전통적으로 주술사란 높은 의식 수준에 도달해 영적인 세계와 연결

될 수 있는 재능을 가진 사람을 말한다. 주술사라는 단어 자체가 주는 느낌 역시 엄청나게 오랜 역사를 포함하는 듯하다. 실제로 주술사를 뜻하는 영단어 Shaman은 영적인 인물을 뜻하는 시베리아 퉁구스족의 말 Sha'man에서 왔으며[1] 더 많은 시간을 거슬러 올라가면 불교 수행자를 뜻하는 Sramana-s라는 고대 산스크리트어와 만난다. 산스크리트어라니! 이는 고대 로마나 그리스 시대보다 훨씬 더 오래된 3000년 전 언어로 다수의 불교와 힌두교 주요 경전 역시 산스크리트어로 쓰였다. 주술적 관습이 언제 처음 시작됐는지는 아무도 모르지만 아마 최초의 동굴 벽화에 칠해진 물감이 채 마르지 않았을 시기에도 주술사는 존재했을 터다. 그리고 그들은 아마 단식 중이었을 것이다.

비록 나를 도와줄 주술사에 대해서는 잘 알지 못했지만 내가 곧 원시적이면서도 강렬한 경험을 하게 되리라는 사실만은 분명했다. 나는 미국 뉴멕시코주에서 자랐고 덕분에 서구 종교만큼이나 토착 부족의 문화 의식을 엿볼 기회가 많았다. 나는 의식 변화를 실험한 적도 있고 여러 종류의 명상에 심취하기도 했다. 동굴 속으로 걸어 들어가면서 내가 가장 중요하다고 여긴 일은 선입견을 버리고 호기심을 유지하는 것이었다.

세상을 제대로 경험하고 싶다면 자신의 문화 배경을 뛰어넘는 새로운 경험을 향해 마음의 문을 활짝 열어야 한다. 다른 문화에 접근할 때는 이해심과 존경심을 가지고 정중히 허락을 구해야 한다. 존경 어린 접근은 남미의 정글, 티베트의 수도원, 심지어 세도나의 동굴 안에서도 통했다. 훌륭한 주술사라면 새로운 환경에 적응하지 못하거나 불편해하는 상황에서 그저 마음을 풀라고 말할 것이다.

주술사가 되기 위해서는 아주 독특한 훈련과 능력과 배경이 필요하다. 어떤 이는 주술사가 아무 일도 하지 않는 사람이라고 말한다. 그러나 고대인은 다른 사람이 느끼지 못하는 것을 감지하는 특별한 능력의 소유자를 주술사로 선택했으며 여러 해 동안 엄격하고 위험한 훈련을 시켰다. 주술적 지식은 엄격한 도제 교육을 통해 다음 세대로 전해 내려왔다. 덕분에 대부분의 주술사는 여러 극한의 어려움을 이겨 낸 뒤에야 비로소 남을 도울 수 있는 권한을 가질 수 있었다.

2008년 당시에는 내가 바라던 도움의 형태가 명확하지 않았다. 머릿속에서 어중간한 형태를 띠고 있었을 뿐이고 누군가가 단식을 통해 비전 퀘스트를 할 수 있게 이끌어 주기를, 이를 통해 음식과 외로움 사이의 관계를 바꿔 주길 바랐다. 그러면서도 여전히 영적인 배고픔과 감정적인 배고픔을 느끼고 있었다.

그러던 차에 델릴라Delilah(물론 본명이 아니다.)를 만났다. 그녀는 라마와 알파카가 있는 작은 목장을 가지고 있었다. 목장의 뒷마당에는 LED 조명과 초저음부 전용 스피커인 서브 우퍼가 설치된 한증막을 마련해 마음을 뒤흔드는 소리를 들으며 땀을 흘릴 수 있도록 했다. 델릴라는 분명 별났지만 나는 비전 퀘스트 수행을 도와줄 안내자를 찾고 있었고 강렬하고 신비로운 문신을 한 이 여성이 내가 가야 할 곳으로 이끌어 주리라는 느낌을 받았다.

델릴라가 별나다고 말하긴 했으나 사실은 나 역시 별난 편이다. 그 지적에 이견은 없다. 심리 치료사 대신 주술사를 선택했고 생전 알지도 못하는 여성이 이끄는 대로 외딴곳의 동굴에 들어갔으니 말이다. 내적 평화를 얻기 위한 이러한 시도가 분명 특이해 보이겠지만 실제로는 그렇지 않다. 유년기의 끝을 기념하기 위해서든 종교 휴일을 기리기 위해서든 영적 침거를 위해서든 아니면 단순히 북적대는 일상을 벗어나 조용한 자연 속으로 들어가기 위해서든 사람들은 삶을 송두리째 바꿔 줄 경험을 찾아 외떨어진 장소로 여행을 떠난다. 이런 여행 중에는 으레 단식 등의 일탈을 시도하곤 한다. 세계 곳곳의 각계각층 사람들이 그렇게 하고 있다. 그리고 대개 떠날 때보다 훨씬 더 나아진 모습으로 되돌아온다.

좀 더 솔직히 말해 보자. 우리는 표면적으로 모두 특이하지만 근본적으로는 똑같다. 배고픔을 통제하고 갖지 못한 무언가에 대한 갈망을 극복하고 싶다는 동일한 목표를 향해 자신만의 독특한 길을 모색한다. 단식이 이토록 강력한 이유가 여기에 있다. 다른 많은 다이어트 방법(또는 어디선가 들어 봤을 몇몇 단식 프로그램)과는 달리 내가 말하는 단식은 특정 부류를 위해 엄격하게 구성된 규칙의 나열이 아니다. 생물학과 심리학은 물론 영성에도 기반을 둔 프로그램이다. 모든 사람에게 구체적이고 개인적인 방식으로 적용할 수 있는 보편적인 자기 계발 과정이다. 접시 위에 무엇을 놓을 것인가(또는 놓지 않을 것인가) 하는 문제 이상의 활동인 것이다.

: 기나긴 단식 선택지 목록

단식이 어떤 작용을 하는지 제대로 이해하기 위해 먼저 단식이 무엇인지 명확히 알아보자. 최근 단식이라는 말이 여러 의미로 사용되고 있어 가장 먼저 단식의 본질부터 밝히도록 하겠다. **단식은 한마디로 정의해 무엇인가를 멀리하기**다.

내가 '음식을 멀리하기'라고 하지 않은 점에 주목하라. '무엇인가를 멀리하는' 행위는 너무나 다양하기 때문이다.

금주는 술을 멀리하는 것이다.
명상은 생각을 멀리하는 것이다.
고독은 다른 사람을 멀리하는 것이다.
안식일은 일을 멀리하는 날이다.
금욕은 성행위 및 성욕의 배출을 멀리하는 것이다.

이 모두가 단식의 형태다. 단식이란 일상적으로 꼭 필요하다고 느끼는 무엇인가를 멀리하는 일이다. 중독의 대상은 포르노, 와인 한 잔, 초콜릿 한 조각 또는 스스로 쓸모 있는 사람이라고 느낄 만큼 업무로 바빠 지내는 날일 수도 있다. 헬스클럽에 가는 것처럼 전혀 중독될 것 같지 않은 일에 빠질 가능성도 있다. 평소 꼭 필요하다고 생각한 것이 무엇이든 단식은 스스로 그 무언가를 통제하기로 마음먹는 일이다. 즉 내면의 불을 소환해 다 태워 없앰으로써 "안 돼!"라고 외치는 행위다.

나는 그 동굴 안에서 여러 형태의 단식을 동시에 실천했다. 어쩌면 그래서 겁이 났던 듯하다. 무엇인가를 멀리하면 마음속에 공간이 생기고 그 덕분에 의존하고 있던 대상을 살펴보며 정말 의존해야 했는지 여부를 파악할 수 있다. 예를 들어 우리는 산소에 의존해 살아간다. 하지만 1~2분간 숨을 참더라도 생명에 지장이 없다는 사실 역시 알고 있다. 하지만 숨을 참은 지 10초가 지나 폐가 텅 빈 상태가 되면 공포감을 느낀다. 물론 산소 단식 역시 가능하다. 이는 저산소 훈련이라고 불리며 지구력을 기르는 데 활용된다. 운동선수들은 종종 내 고향 뉴멕시코주 앨버커키나 프랑스 샤모니몽블랑 같은 고산 지대에서 훈련하며 산소가 적은 지리적 특성을 이용한다.[2] 이 훈련으로 얻을 수 있는 가장 큰 효과는 무산소 상태에 노출되는 순간 일어나는 초인적인 생물학적 변화다. 호흡을 조절함으로써 산소를 '단식'하는 방법도 있는데 이 방법을 사용하면 명상의 질이 크게 향상된다. 이는 제7장에서 보다 자세히 다루도록 하겠다.

음식과 음료도 마찬가지다. 둘 다 필요하지만 사실 우리는 먹거리가 실제로 필요하기 전부터 **필요하다고 생각한다.**(이는 성관계, 우정, 일 등에도 적용할 수 있다.) 필요하다고 생각하는 것과 실제로 필요한 것을 면밀히 비교하면 신체와 행동에 나 자신이 미치는 엄청난 영향력을 깨달을 수 있다. 물론 이러한 자기 평가를 위해 굳이 동굴에 들어갈 필요는 없다. 그저 꼭 있어야만 한다고 확신하는 것들에 대한 내면의 반박에 조용히 귀 기울이면 된다. 그러면 나의 확신이 현실에 기반하지 않는다는 걸 곧바로 알게 될 것이다. 단식을 통해 감자튀김이 없어도 얼마든지 잘 살 수 있다는 사실을 깨닫는 것처럼 말이다. 그렇게 한 발 한 발 내디딜 때마다 우리는 더 자유로워진다.

단식이 무엇인지 얘기하고 있으니 단식이 아닌 것은 무엇인지도 분명히 정리하고 싶다. **단식은 고통스러운 일이 아니다. 처음 몇 번은 불편할지 몰라도 결국에는 즐거움을 얻게 될 것이다.** 이후에는 별것 아닌 일로 변모한다. 무언가가 없어도 괜찮다는 경험을 하고 나면 통제력과 조절력이 생긴다. 또한 단식을 끝낸 뒤 그 대상이나 경험의 진가를 훨씬 더 잘 음미할 수 있게 된다. 그 결과 기쁨이 더 커지고 삶에 대한 고마움도 더 커진다.

열 살 난 내 아들은 내가 이 책을 쓰면서 무엇을 하는지 지켜보며 많은 영향을 받았다. 최근에는 아침에 블랙커피만 마시고 24시간 동안 단식을 하겠다고 했다. 단단히 결심하더니 정말로 성공했다. 심지어 이 책에 등장하는 여러 단식 요령도 거부했다. 혼자 해낸다는 게 어떤 것인지 체험하고 싶었기 때문이다. 단식을 끝낸 뒤 아들은 이렇게 말했다. "아빠, 아빠 말이 맞았어. 단식은 정말 최고의 양념이야. 단식을 끝내고 먹은 저녁이 내가 먹은 음식 중 최고였어!" 성취감과 자신감이 산뜩 묻어나는 아이의 환한 웃음을 보고 아버지로서 매우 흐뭇했다. 아들은 단식을 통해 인생의 필수 사항이라고 생각한 무언가를 통제하는 경험을 했고 특별한 느낌을 받았다. 단식을 시작하면 그간 당연하게 여겼던 것들에 고마움을 느낀다. 참으로 단순하고도 복잡한 현상이다.

꼭 알아 두어야 할 단식의 또 다른 정의는 다음과 같다. **단식이란 삶에서 무언가를 완전히 제거하는 일이 아니다.** 운동선수는 저산소 훈련을 할 때 아주 조심스럽고 철저히 계산된 방식으로 산소 흡입을 제한한다. 통제되지 않은 산소 단식의 결과는 질식일 뿐이다. 아무리 안식일을 철저히 지키는 의사라도 누군가가 다쳤다면 곧바로 달려가 도울 것이다. 일을 하지 않아도 될 때가 있고 그러지 말아야 할 때가 있다. 단식의 경우도 마찬가지다. 흔히 단식이 음식을 전혀 먹지 않는 행동이라고 생각하지만 실제 단식은 훨씬 더 유연하다. 어떤 형태의 단식이든 환경에 맞춰 실행해야 가장 효과적이다. 통제되지 않은 단식은 그저 굶는 것에 지나지 않는다.

이제 마지막으로 단식의 정의에 대한 가장 중요한 부분을 얘기하고자 한다. **단식의 형태가 한 가지는 아니라는 것이다.** 단식의 종류는 무척 다양하다. 마른 단식Dry Fast이란 말을 들어 본 적이 있는가? 음식과 물을 먹지 않는 단식을 말한다. 도파민 단식Dopamine Fast[3]이란 말은? 이는 캘리포니아 대학교 샌프란시스코 캠퍼스의 심리학 교수인 내 친구 캐머런 세파Cameron Sepah가 만든 개념이다. 도파민 단식은 기본적으로 쇼핑, 게임, 술, 약물 등 즉각적 쾌감의 대상을 멀리하는 것이다. 동굴 속에 들어가 칠흑 같은 어둠 속에서 1~2주간 머무는 사람들 역시 단식 중이라고 할 수 있다. 이들은 음식은 물론 빛까지 멀리하고 있는 것이다. 결국 그 대상이 무엇이든 신체에 제공하는 양을 줄이는 행동은 모두 단식인 셈이다.

나는 10년이 넘는 기간 동안 정기적으로 단식을 해 왔다. 그리고 광범위한 연구와 실험을 통해 **정기 단식을 위한 최적의 방식이 간헐적 단식[4]이라고 결론 내렸다.** 단식 대상이 무엇이든 마찬가지다. 이 방식은 몸과 마음에 놀라운 혜택을 선사한다. 현재의 식습관에 맞춰서 진행하기 때문에 아주 쉽게 실천할 수 있고 어떤 생활 방식이든 간헐적 단식을 통해 개선할 수 있다. 게다가 간헐적 단식의 경험이 쌓이면 별 어려움 없이 장기 단식으로 넘어갈 수 있다.

간헐적 단식의 기본 원칙은 짧은 기간 동안 단식을 실천한 뒤 다시 원래 생활로 되돌아가는 것이다. 최근 아주 큰 인기를 끌고 있는 방법이기도 하다. 그런데 사실 올바른 간헐적 단식법을 알려 주는 기사나 책은 찾기 어렵다. 어떤 사람은 과학 연구를 토대로 16시간 동안 단식을 유지하는 이른바 16:8 간헐적 단식을 지지한다. 반면 18시간 동안 단식하는 편이 더 낫다고 주장하는 사람도 있다. 다른 연구를 토대로 24시간 동안 단식하기를 권하는 사람도 있다. 단식 모방 다이어트Fasting-mimicking Diet 라는 개념도 등장했다. 이는 내가 주창한 방탄 다이어트처럼 까다로운 기준을 통과해 선정된 음식 섭취만을 허용하는 다이어트다. 음식을 먹으면서 단식을 한다니 모순이라 생각할 수도 있다. 하지만 실제로 이러한 방식의 단식 역시 존재하며 효과도 있다. 이 역시 단식 공구 상자에 들어 있는 중요한 도구 중 하나다. 이와 관련해서는 나중에 더 자세히 설명하겠다.

핵심은 단식으로 원하는 것을 얻을 수 있다면 무언가를 '멀리하는 기간'이 얼마가 됐든 상관없다는 것이다. 사실 규칙에 집착하다 보면 단식을 통해 성취할 궁극적인 목표에서 멀어질 수도 있다. 단식의 세부 사항에 집착하는 대신 단식이 우리에게 미치는 영향에 관심을 쏟아야 한다. 세부 사항은 그저 세부 사항일 뿐이다.

단식은 어떻게 신체를 다듬는가

그렇다면 단식의 이점은 무엇일까?

첫 번째 장점은 **인슐린 수치를 조절한다**는 것이다. 식사 후 우리 몸은 음식 속 탄수화물을 분해해 분자 차원의 중요 에너지원인 포도당을 만들어 낸다. 이렇게 포도당이 생성돼 혈류 내 포도당 수치가 상승하면 췌장에서 대사 스위치 역할을 하는 호르몬인 인슐린이 분비된다. 인슐린이 몸속 세포에 달라붙어 포도당을 공급하면 마지막으로 콜레키스토키닌, 렙틴과 같은 호르몬이 분비되어 이제 배가 부르니 그만 먹으라는 신호를 보낸다.

기본적인 체내 시스템은 이러하지만 사실 이는 나쁜 지방이 존재하지 않고 단 음식이라고는 꿀뿐인 세상에서 이루어진 진화의 결과다. 오늘날의 식품 산업이 제공하는 식단은 섬세한 생물학적 메커니즘을 압도한다. 식품 제조 기업은 늘 가장 저렴한 칼로리 공급원을 판매해야 한다는 압박에 시달린다. 덕분에 그들이 제공하는 공급원은 대부분 건강에 전혀 도움이 되지 않는다. 싸구려 칼로리 공급원의 매력을 끌어올리기 위해 기업은 인공 향료와 인공 감미료를 비롯해 무엇이든 섞어 맛을 끌어올린다.

소비자가 건강하지 않았으면 좋겠다는 마음으로 기업이 그렇게 하지는 않았을 테다. 하지만 사업가는 으레 이익을 극대화하고 비용은 최소화하고자 한다. 소비자들에게는 기업이 악의 없이 행동했다는 사실이 전혀 중요하지 않다. 중요한 것은 결과다. 결국 슈퍼마켓의 매대는 인간의 신진대사에 맞지 않는 가공식품으로 가득 차게 된다.

정제당과 값싼 탄수화물이 잔뜩 포함된 가공식품을 먹으면 우리 몸은 넘쳐나는 칼로리의 홍수를 감당하지 못할 수도 있다. 가공식품 특유의 강렬한 풍미와 단맛은 소화 기관의 정상적인 '섭취 정지' 신호를 교란시켜 문제를 더 복잡하게 만든다. 소비되는 에너지보다 섭취하는 에너지가 더 많을 경우 남는 포도당은 지방으로 축적되고 췌장은 균형을 유지하려 애쓰느라 과로하게 된다. 결국 몸은 인슐린에 둔감해지는데 이것이 제2형 당뇨병의 주요 원인이다.

단식은 인슐린-포도당 순환을 늦추어 몸이 휴식할 수 있도록 돕는다. 평소 질 낮은 음식을 많이 먹는 사람에겐 이 휴식이 특히 유용하다. 이러한 까닭에 단식은 정상적인 식사를 하는 이는 물론 그렇지 않은 사람 모두에게 이롭다. 짧은 기간만이라도 나쁜 음식의 섭취량을 줄이면 건강에 유익하다. 우리 몸은 식사와 식사 사이의 쉬는 시간에 평소 비축했던 당이나 지방을 활용한다. 그리고 바로 이때 인슐린 수치가 떨어지고 포도당 수치는 안정적으로 유지된다.

듀크 대학교 의과대학 내분비내과 전문의 에이드리엔 버노스키Adrienne Barnosky와 그녀의 동료들은 인슐린 저항성 발생을 막는 데 간헐적 단식이 도움이 된다는 사실을 입증했다.[5] 단식이 렙틴 저항성 발생을 막는다는 임상 증거도 있다. 이는 렙틴 저항성이 인슐린 저항성으로 가는 첫 단계라는 점에서 중요하다. 실제로 혈당을 올리는 음식만 피한다면 음식을 먹으면서도 단식한 것과 거의 같은 효과를 볼 수 있다. 이것이 바로 단식 모방 다이어트의 원리다.

단식의 또 다른 이점은 체내의 자정 작용인 자가 포식(문자 그대로 '스스로를 먹는' 작용)을 촉진한다는 것이다. 세포 내부는 시간이 지남에 따라 자연스럽게 여러 손상을 입으며 이러한 손상으로 발생한 독소나 병원균, 기형 단백질, 죽은 세포 조각은 세포 내부에 쌓인다. 이 미세 쓰레기는 세포의 정상 기능을 방해하며 심한 경우 정상적인 분열과 복제를 막는다. 자가 포식은 이렇게 더러워진 세포 내부를 청소하고 쌓인 쓰레기를 리소좀이라는 작은 소화 기관 안에 버리는 생체 분자 활동이다.[6] 세포의 정상 작동에 꼭 필요한 일인 것이다.

최근 자가 포식을 촉진하는 것이 노화를 지연시키고 염증 완화와 전반적인 신체 기능 향상에 도움이 된다는 연구 결과가 늘어나고 있다. 사실 아직 자가 포식 촉진에 단식이 효과적인 이유가 완전히 밝혀진 것은 아니며 대부분의 연구가 인간이 아닌 쥐를 대상으로 한다. 하지만 생물학적 메커니즘은 거의 모든 동물에게 동일하게 적용되는 것도 사실이다. 당을 옮기고 지방을 축적하는 데 온 관심을 기울이는 상황이라면 신체는 기본적인 유지 활동에 더 많은 자원을 쓴다. 최근 캘리포니아주 라호이아에 있는 스크립스 연구소 Scripps Research Institute에서 실시한 연구 역시 단식 중 더 확실하게 뇌내 신경 세포 청소가 이루어진다는 점을 밝혔다.[7]

단식을 하면 분자 차원에서 아직 완전히 밝혀지지 않은 복잡한 방식을 통해 신체가 보다 효율적이고 깨끗하게 활동한다는 사실을 보여주는 연구도 점점 늘어나고 있다. 2019년 일본 생물학자들이 내놓은 보고서에 따르면 58시간 단식을 수행할 경우(이 실험의 참가자는 쥐가 아닌 인간이다!) 지방을 분해하고 단백질 구조를 통제하는 화학적 경로에 관여하는 마흔네 가지 화합물의 혈중 수치가 상승했다.[8]

또한 간헐적 단식은 니코틴아미드 아데닌 디뉴클레오티드 NAD, Nicotinamide Adenine Dinucleotide라 불리는 강력한 항노화 분자에 영향을 미친다. NAD가 활성화된 형태를 NAD+라고 하는데, NAD+는 전자를 왕복하게 만든다. 믿기 어려울 만큼 단순해 보이는 이 기능 덕분에 우리 몸속에서는 각종 화학 반응이 자연스럽게 작동한다. 작은 분자인 NAD+는 정말 열심히 일한다. 세포가 에너지를 만들도록 하고, DNA 손상을 복구하는 데 도움을 주며, 단백질의 형태를 적절하게 유지해 정신 퇴화 방지에 핵심적인 역할을 한다. 또 노화 과정에서 끊임없이 일어나는 산화 스트레스로부터 세포를 보호하기도 한다. 간헐적 단식을 하면 혈중 NAD+ 수치가 높아지는데 바로 이것이야말로 우리에게 진정으로 필요한 현상이다.

나는 단식의 생물학적 이점을 다룬 최신 문헌을 볼 때마다 새로운 정보에 놀라곤 한다. 매사추세츠 공과대학교가 최근 실시한 연구[9]에서는 24시간 동안 단식을 지속할 경우 줄기세포의 재생 능력이 크게 향상되며 뇌내 새로운 신경세포의 성장이 촉진되고 자극에 적응하는 뇌의 능력이 확대된다는 사실을 밝혀냈다. 단식은 장내 세균으로 이루어진 생태계인 마이크로바이옴Microbiom에 긍정적인 영향을 미치기도 한다. 장내 세균은 음식을 공급받지 못하면 단식 유도 지방 인자Fasting-induced Adipose Factor라고 불리는 호르몬을 분비하는데, 이 호르몬은 지방 축적을 중단하는 대신 지방을 태우라고 지시한다.

단식의 효과를 얻기 위해 모든 음식을 완전히 멀리해야 하는 경우는 드물다. 2014년에 나는 큰 어려움 없이 간헐적 단식을 성공에 이르게 하는 특별한 형태의 단식에 대한 책을 썼다.[10] 책에서 한 조언에 따라 감량에 성공한 사람들이 뺀 체중만 해도 45만 킬로그램이 넘는 것으로 추정된다.

내가 소개한 간헐적 단식이 16:8 단식과 비슷해 보이지만 중요한 차이가 하나 있다. 아침으로 일반적인 식사가 아닌 방탄커피 한 잔을 마시는 것이다. 방탄커피는 지방을 포함하고 있어 허기가 덜 느껴지고 동시에 인슐린 및 단백질 신진대사를 잠재운다. '버터 MCT 커피 간헐적 단식'은 왠지 좀 우스꽝스럽게 들렸기에 10년 전 나는 '방탄 간헐적 단식'Bulletproof Intermittent Fasting이라는 이름을 붙였다. 오랜 세월이 지났음에도 현재까지 이 단식법이 건재한 이유는 그만큼 효과가 있기 때문이다. 내가 제작한 관련 동영상의 조회 수만 해도 수십 만 뷰에 이른다.

방탄 간헐적 단식에서는 어떤 종류의 지방을 섭취하는지가 중요하다. 옥수수기름, 콩기름, 카놀라유, 각종 씨앗 기름(포도씨유, 해바라기 씨유 등─옮긴이)에는 불안정한 지방이 포함돼 염증이나 기타 부작용을 일으킬 수 있다. 그에 반해 천연 버터Grass-fed Butter(목초를 먹여 기른 소의 우유 지방 80% 이상을 함유한 버터─옮긴이)와 MCT 오일은 건강에 훨씬 좋다.(MCT란 크기가 비교적 작아 몸에 잘 흡수되고 에너지화가 쉬운 지방 분자 집단인 중쇄 중성 지방Medium-chain Triglyceride을 의미한다.) 천연 버터와 MCT 오일은 방탄커피를 만들 때 사용하는 지방으로 내가 지난 10여 년 동안 다이어트의 주 재료로 활용해 온 음식이다.

방탄 간헐적 단식은 인슐린 안정과 자가 포식의 이점을 누릴 수 있도록 돕고 동시에 썩 유쾌하지 않은 생물학적 부작용을 완화해 준다. 그럼에도 단식이 처음이라면 적응이 힘들 수 있다. 단식을 할 때 느끼는 배고픔과 그로 인한 분노에 대한 얘기다. 단식으로 인해 그런 감정을 갖게 되는 건 파충류 뇌의 작용 때문이다. 우리는 이러한 배고픔과 분노를 통제하기 위해 에너지를 동원해 싸울 수도 있고 크림을 잔뜩 올린 커피 한 잔으로 마음을 잠재운 뒤 그렇게 비축한 에너지를 더 나은 일에 사용할 수도 있다. 어느 쪽을 택하든 우리의 몸은 현재 단식 중이라고 생각한다.

단식을 시도하고 싶다면 내가 많은 연구와 실험 끝에 개발한 방법을 추천한다. 거의 모든 사람에게 효과가 있는 방식이다. 바로 아침에 일어나 방탄커피를 한 잔 마시는 것이다. 방탄커피는 소량의 천연 버터와

한 티스푼의 C8 MCT 오일을 탄 블랙커피다. 아마 지금까지 마셔 본 라테 중 최고라 장담한다. C8 MCT 오일은 코코넛 오일의 무향 추출물로 배고픔을 억제하고 신체의 활력을 높인다. 코코넛 오일 같은 양질의 지방을 섭취하면 점심까지 속이 든든하다. 분자 차원에서는 자가 포식과 지방 연소가 유지된다는 점, 생활 면에서는 아침 식사를 포기하지 않아도 된다는 점에서 이롭다. 배고픔에 맞서 싸우며 의지력을 낭비하는 대신 생물학적 방법을 이용해 음식 갈망의 '종료' 버튼을 누를 수 있다.

게다가 방탄커피는 혈액 속 케톤Ketone 수치를 높인다. 케톤은 배고픔을 해소하는 단식 생물학을 구성하는 중요 요소 중 하나다. 음식물에서 충분한 포도당을 섭취하지 못할 경우 간과 근육은 체내에 저장된 모든 탄수화물을 사용한다. 그리고 바로 이때 지방을 더 작은 분자인 케톤으로 전환해 대체 에너지원을 준비한다. 케톤은 혈류를 타고 순환하면서 근육 세포와 여러 신체 조직으로 이동한다. 이런 상태를 케토시스Ketosis라 하며 케토시스 상태의 몸은 문자 그대로 지방을 주요 연료원으로 삼아 태운다.

케톤은 에너지를 제공할 뿐만 아니라 보다 기민한 몸을 만들기도 한다. 최근에 나는 캘리포니아주 라호이아의 솔크 연구소Salk Institute에 재직 중인 일주기 리듬Circadian Rhythm 전문가 사치다난다 판다Satchidananda Panda를 만났다. 그와 함께 연구소의 중앙 외부 통로를 따라 걷다 보니 왜 그 연구소의 건축가가 '피카소가 방문해 볼 만한 건물'이라고 표현했는지 알 것 같았다. 그런데 사치난다의 연구야말로 그 건물보다 더 대단했다. 그는 케톤이 초소형 비상벨처럼 작용해 일주기 리듬을 조절하고 신체가 활발한 각성 상태로 전환되도록 뇌세포를 자극한다는 사실을 발견했다.[11] 단식으로 인해 케톤 수치가 조금만 올라가도 에너지가 폭발하는 현상은 마치 진화의 산물인 것처럼 보인다. 실제로 이러한 작용은 더 나은 사냥을 하는 데 도움이 되었을 것이다. 현재의 우리 역시 케토시스 상태를 통해 조상이 건네 준 진화의 선물인 에너지 폭발을 얼마든지 활용할 수 있다. '아침 단식'으로 케톤 수치를 올리면 몇 시간 동안 폭발적 에너지를 생성할 수 있기 때문이다.

C8 MCT 오일은 체내에서 바로 케톤으로 전환된다. 캐나다 연구진의 연구에 따르면 커피에 들어 있는 카페인은 케톤 생성량을 두 배로 늘린다고 한다.[12] 케톤 수치가 올라가면 흔히 CCK라 불리는 콜레키스토키닌Cholecystokinin('식사 금지' 호르몬) 생성이 촉진되며 위와 소장에서 생성되는 문제 호르몬인 그렐린Ghrelin의 생성이 억제된다. 생물학자들은 그렐린에 '공복 호르몬'Hunger Hormone이라는 별명을 붙였는데 식욕을 자극하고 통제하는 뇌 부위인 시상 하부를 활성화하기 때문이다. 이는 간헐적 단식의 공통적 이점이자 시너지 효과를 내는 여러 이점 중 일부다.

요즘 많은 사람들이 내가 10여 년 전에 만들어 낸 개념인 **바이오해킹**Biohacking(몸 안팎의 변화를 이용해 더 건강한 삶을 꾀하는 활동—옮긴이)이란 말을 자주 쓴다. 주로 신체에 대한 미세 조정을 설명하고자 할 때 이 용어를 사용하는 듯하다. 덕분에 바이오해킹이 미래지향적인 개념처럼 생각될 수도 있다. 하지만 이는 절반만 맞는 견해다. 먹는 방식을 조정해 몸을 치유하고 건강을 되찾는 행동은 생명이 거쳐 온 세월만큼이나 오래된 관행이다. 스스로를 정화하고 건강을 회복하기 위한 생물학적 메커니즘은 음식에 대한 본능적인 반응과 마찬가지로 수십억 년의 진화를 거치면서 우리 안에 뿌리내렸다. 다만 오늘날에는 체내에서 일어나는 여러 작용을 분자 차원에서 연구할 수 있고 그런 작용이 왜 일어나는지 정확히 이해할 수 있다. 또한 최소한의 불편으로 최대한의 이익을 얻기 위해 각 작용을 의도적으로 선택할 수도 있다는 점이 과거와의 차이라 하겠다.

⋮ 생활을 단식하라

현재의 생활 방식에 따라 단식이 신체에 커다란 변화를 일으킬 수도 있다. 불편을 최소화하고 더 즐거운 단계로 빠르게 나아가려면 처음에는 강도를 약하게 시행하는 편이 낫다. 커피와 MCT 오일 한두 티스푼으로 하루를 시작하는 것이다. 단, 체구가 큰 사람이라면 그 양을 늘려야 한다. 방금 '나는 180킬로그램이 넘는데 작은 티스푼 두 개 분량의 MCT 오일로 버틸 수 있을까?' 하고 걱정하지 않았는가? 좋다. 만일 몸이 더 많은 양을 필요로 한다면 티스푼이 아닌 테이블스푼으로 바꿔라. 블랙커피를 마시며 기분이 나아지는지 혹은 정신이 더 기민해지는지 확인하라. 세부적인 내용은 융통성 있게 조절하면 된다. 중요한 점은 커피를 마신 덕에 배고픔을 느끼지 않게 되었음에도, 체내 생체 시스템이 혈액 속에서 일어나는 화학 반응에 따라 결과 현재 단식 중이라고 판단한다는 것이다.

이는 단순한 속임수가 아니다. 단식 중 수분 섭취만 허용하는 원칙주의자는 이의를 제기할 수도 있지만 그럼에도 우리는 정말 단식 중인 것이 맞다. 단백질을 전혀 섭취하지 않고 있으니 말이다! 단백질을 소화하는 분자(단백질 분해 효소)를 이용해 음식을 분해할 필요가 없으므로 인슐린 수치 역시 변하지 않는다. 이렇게 아낀 자원은 새로운 단백질을 접고(단백질을 구성하는 아미노산은 올바른 구조로 접혀야만 제 기능을 수행할 수 있다. ─편집자) 낡은 세포를 치우고 세포 손상을 복구하는 데 쓰인다. 다시 말해 신체가 자가 포식에 몰두하는 것이다. 따라서 방탄 커피를 마셔도 우리 몸은 단식하고 있다고 생각한다. 올바른 치유 메커니즘은 이미 몸 안에 존재한다. 그러니 그저 방해 받지 않고 일할 수 있도록 자유롭게 놔두면 된다.

어쩌면 커피로 아침 식사를 대신한다는 아이디어가 별로 와닿지 않을 수도 있다. 하지만 적어도 커피가 케일 스무디보다는 훨씬 맛있다는 걸 부정하긴 어렵다. 케일 스무디는 맛도 없는 데다 몸에도 그리 좋지 않다.

이 방식이 마음에 걸린다면 단식의 이점을 그대로 누릴 수 있는 또 다른 방법을 소개한다. 바로 단백질 단식이다. 일주일에 하루 이상 15그램 이하의 단백질만 섭취하는 방식이다. 약간의 지방은 즐겨도 되고 약간의 야채 역시(라이머콩과 시금치처럼 단백질 함량이 높은 야채만 아니라면) 섭취할 수 있다. 단백질이나 당 함량이 높지 않은 거의 모든 음식이 허용되는 셈이다. 일주일에 하루만 실천해도 단식의 이점을 다양하게 누릴 수 있다. 저단백 섭취를 할 경우 단식을 할 때와 마찬가지로 인슐린 수치는 물론 mTOR이라는 아주 중요한 대사 단백질 수치가 낮아진다.[13] 앞서도 말했듯 단식은 무언가를 멀리하며 지내는 것이지만 꼭 모든 것을 멀리해야 한다는 뜻은 아니다. 무엇을 멀리할지는 스스로 고를 수 있다.

엄격한 규칙을 중시하는 사람이라면 이러한 유연함에 화를 낼 것이다. 세상에는 삶의 규칙을 세우고 이를 철두철미하게 지키는 일을 사랑하는 사람이 있기 마련이다. 그런 사람을 실제로 많이 만나 봤을 수도 있고 적어도 한번쯤은 온라인상에서 그런 종류의 글을 읽은 적이 있을 수도 있다. 세상에는 제대로 된 다이어트나 단식에 반드시 고통이 따른다고 확신하는 사람들이 있다. 하지만 그런 식의 단식은 내 스타일이 아니다. 나는 효과가 확실하다면 실천한다. 비록 왜 효과 있는지 입증하는 연구가 아직 존재하지 않는다 해도 말이다.

나는 십 년 넘게 단백질 단식을 실천해 왔다. 내 책《최강의 식사》에서 세운 기본 원칙에 따라 나의 방식을 받아들인 많은 사람과 얘기를 나누기도 했다. 그래서 감히 말할 수 있다. 단백질 단식은 효과 있으며 심지어 간단하기까지 하다.

단백질 없이 살 수 없다면 다른 종류의 단식을 해도 좋다. 탄수화물은 먹지 않고 오로지 지방과 단백질만 섭취해 보라. 요즘 큰 인기를 얻고 있는 이 단식의 이름은 케토 다이어트Keto Diet다. 단식 대상을 조금 추가하는 것은 어떨까? 염증성 단백질과 염증성 지방까지 피한다면?

식품 업계는 어떤 지방이 해로운지 알려 주지 않기 때문에(때로는 아예 모르기 때문에) 우리가 모르는 새에 우리 식단이 염증성 지방으로 가득 찰 수도 있다. 카놀라유, 옥수수기름, 땅콩기름, 콩기름 등 일반적인 기름에는 염증을 유발하는 오메가-6 지방이 함유되어 있다. 이들만 멀리해도 우리 몸이 얼마나 좋아지는지 알게 된다면 놀랄 것이다. 또 글루텐과 카세인(우유 단백질)은 염증을 유발하는 단백질이므로 만약 이러한 단백질을 섭취하고 있다면 단식 효과를 볼 수 없다. 간헐적 단식에는 지금까지 다룬 모든 접근 방식이 포함된다. 제10장에서 더 많은 단식법을 살펴볼 것이다.

잠시 눈을 감고 이 책을 읽기 전에 상상했던 단식이 어떤 모습이었으며 단식을 생각할 때의 기분이 어땠는지 떠올려 보라. 아마 모든 음식을 멀리하기 위해 필사적으로 노력하는 건강 괴짜의 모습과 그를 따라 하기 위해 안간힘을 쓰는 스스로의 모습이 떠올랐을 것이다. 우리의 잘못이 아니다. 세상에는 그런 고정 관념을 심어 주는 책과 잡지와 광고가 차고 넘친다. 이제 다시 두 눈을 감고 아까의 이미지를 움켜쥐어 기억에서 지워 버려라. 지금부터는 **외과 수술을 하듯 정확히 그리고 선택적으로 무언가를 멀리하는 단식 방법을 받아들일 준비를 하기 바란다.** 단지 이번 주, 이번 달, 올해만이 아니라 자신에게 맞는 방법으로 꾸준히 단식하는 법을 배워야 한다. 단식은 지속 가능해야 의미 있다. 지속 가능하다는 것은 최소한의 노력만을 기울이고 최소한의 고통만을 느낀다는 의미다.

제대로 읽은 게 맞다. 최소한의 노력만 기울이고 최소한의 고통만 느끼면 된다. 일단 이 길을 떠나기로 결정했다면 그때부터 전혀 다른 세상으로 들어가게 될 것이다. 세포 속 모든 생물학적 메커니즘의 힘이 터져 나올 것이다. 그 메커니즘은 우리를 돌보기 위해 수백만 년 동안 자연 선택을 거치면서 연마되어 왔다. 그러니까 그저 제대로 활성화하는 법만 배우면 된다. 메커니즘이 다른 일을 하는 대신 나를 위해 작동하도록 조정하면 된다.

이런 방식의 단식은 배고픔이 느껴지지 않는다. 춥지도 않고, 지치지도 않고, 뇌 안개Brain Fog(머리에 안개가 낀 것처럼 멍한 느낌이 지속돼 생각과 표현을 명확히 하지 못하는 상태—편집자)가 끼지도 않을 것이다. 배가 고파 화가 나는 일도 없다. 저혈당일 때 종종 찾아오는 그 끔찍한 기분도 느끼지 않을 것이다. 우리가 섭취한 케톤, 각종 대사 물질, NAD+, 렙틴, 그 외 모든 생화학 물질이 우리를 돌봐 줄 것이다. 업무 내내 높은 집중력을 발휘하고 아주 기분 좋게 퇴근하게 될 것이다. 뇌는 그 어느 때보다 명석해질 것이며 소화 기관이 스스로를 치유하는 만큼 더 젊어진 기분이 들 것이다. 게다가 간헐적 단식의 주요 목표가 아니있음에도 체중이 줄어들 것이나. 가상 중요한 이섬은 신체에 활력이 깃들고 정신이 명료해져서 삶에서 원하는 바를 추구할 수 있게 된다는 점이다.

단식의 세계로 들어가는 과정은 주술사의 동굴 안으로 들어가는 것과 같다. 스스로를 밀어붙이고 첫발을 내딛고 이내 다른 발을 내딛는다. 직접 시험해 볼 수도 있다. 24시간 동안 물만 마시면서 어떤 느낌이 드는지 관찰하라. 그리고 다음 날 아침에 블랙커피를 마시라. 둘째 날에는 오후 2시까지 아무것도 먹지 말고 어떤 변화가 일어나는지 살펴보라. 신진대사가 원활하다면 지방을 잘 소화하고 있다는 의미다. 단식에 잘 적응하고 있으며 별 문제가 없다고 보면 된다. 그러나 만일 이런 식의 단식이 처음이거나 20대 때의 나와 비슷한 처지라면 물이나 블랙커피만 마시는 동안 기분이 아주 안 좋을 수도 있다. 불안감, 분노, 뇌 안개가 찾아올 텐데 그래도 상관없다. 시간이 지날수록 이 증상들은 나아진다. 이 단계를 극복하고 벗어나 더 쉬운 다른 간헐적 단식법을 찾게 될 수도 있다. 다양한 실험은 스스로에 대해 더 많이 알아 가는 과정에서 느끼는 재미 중 하나다. 다시 강조하건대 고통은 단식의 목표가 아니다.

단식을 제대로 해내기 위해 알고 있어야 할 또 다른 사실이 있다. 장에 문제가 생겨 일부러 단식을 하는 사람에게는 더욱 유용한 정보다. 내가 어떤 상황을 말하는지 잘 알 것이다. 이들은 배에서 자꾸 꾸르륵 소리가 나고 아무도 맡고 싶지 않을 냄새를 살포하기도 한다. 아주 불편하고 민망하다. 이들을 위한 가장 좋은 해결책은 장 속에 아무것도 넣지 않음으로써 장내 세균의 나쁜 행동을 억제하는 것이다. 장 안에 먹을 것이 없으면 세균은 기겁하며 단식 유도 지방 인자FIAF, Fasting-induced Adipose Factor를 만든다. 이 인자는 우리 신체에 여분의 지방을 태워 에너지를 만들라고 몰래 요구하는데 그 결과 세균은 자신들의 집인 장 안에서 더 오래 살 수 있다. 이는 건강에 이로운 일이다.

다만 장내 세균이 스트레스를 받을 경우 지질 다당류Lipopolysaccharide라는 화합물 복합체의 생성이 증가할 수도 있다. 지질 다당류가 장 밖을 벗어나면 기분이 아주 나빠진다. 이 물질은 유명한 독소로, 케토시스 상태에 처음 들어가거나 단식을 처음 시작할 때 경험하는 '케토 독감'Keto Flu을 일으키는 원인 중 하나다.

가장 간단한 해킹법 한 가지를 소개한다. 약간의 활성탄을 단식 프로그램에 추가해 보라. 활성탄은 지질 다당류 분자와 직접 결합한다. 활성탄을 섭취할 경우 동물(어쩌면 사람도)의 수명이 늘어나는 것도 아마 이 때문이다.[14] 물론 최근 연구에서는 활성탄이 FIAF를 제어하지는 못한다고 밝혔다. 다만 활성탄 섭취가 처음 단식을 시작할 때 생길 수 있는 장내 문제와 기타 많은 불편을 간단하게 완화해 줄 수 있다. 내가 활성탄의 이점을 여러 해 동안 공유해 왔다고 해서 이러한 내용을 내가 최초로 발견한 것은 아니다. 활성탄 섭취는 아메리카 원주민이 써 온 전통적인 식이요법이다. 아메리카 원주민 부족은 활성탄이 장내 독소를 빨아들이고 장내 가스 생성을 제어한다는 사실을 알고 있었다. 나는 이 사실을 페루의 정글과 네팔에서 알게 됐다. 활성탄 섭취는 인류 초창기 치료법에 속하며 단식을 할 때뿐 아니라 복통을 느낄 때도 효과가 있다.

단식을 통해 체내 생명 활동을 통제하다 보면 마이크로바이옴도 통제하고 싶어질 수 있다. 몸 안에는 세포만큼이나 많은 세균이 살고 있는데 이스라엘의 바이츠만 과학 연구소Weizmann Institute of Science 가 최근 발표한 추산에 따르면 체내에는 약 30조 마리나 되는 세균이 살고 있다고 한다![15] 이들은 그저 떠돌아다니는 미생물이 아니다. 일부 의학자가 '지원 기관'Supporting Organ이라 부를 정도로 체내 생태계에서 필수적인 역할을 담당한다. 장내 세균은 복합 탄수화물을 분해하고 독성 화합물을 무력화시키며 특정 아미노산과 비타민(비타민 B 복합체 등)의 합성에 일조하고 신진대사에 영향을 주는 화합물 생성에 도움을 준다.

대부분의 장내 세균이 이롭거나 적어도 무해하지만 나쁜 역할을 맡은 세균도 섞여 있다. **좋은 세균과 나쁜 세균 간의 균형이 잘 맞는다면 좋은 세균은 나쁜 세균을 억제하는 데 도움을 준다.** 따라서 항생제는 그야말로 최후의 수단으로 사용해야 한다. 많은 항생제가 세균의 종류를 가리지 않고 전부 죽여 버리기 때문이다. 쓸모없는 나무를 제거하자고 다양한 야생 동물이 살고 있는 오래된 숲 전체에 불을 지르는 것과 다름없다. 치료 과정이 끝나면 장내 세균은 되돌아올 수도 있지만 이전과 똑같아지지는 않는다. 좋은 세균을 너무 많이 제거해 오히려 나쁜 세균이 활개칠 가능성도 높다.

단식을 할 때는 장내 세균 생태계를 건강하게 유지해야 한다는 점을 명심하라. 이는 상당히 새로운 개념이다. 장 건강이 중요하다는 사실은 오래전부터 알려져 있었지만 과학자들이 인간과 체내 세균 간의 복잡하고 친밀한 생화학적 상호 작용에 대해 알게 된 지는 10년 정도밖에 되지 않았다.[16] 하지만 이제는 최신 지식을 손에 넣었다. 바이오해킹의 개념을 단식 기간 중의 장내 세균 해킹으로까지 확대할 수 있다.

어떤 생태계에는 가뭄이나 화재가 도움이 된다. 오래된 덤불을 쓸어내 새로운 씨앗이 싹을 틔울 수 있게 해 주기 때문이다. 같은 이유로 가끔 긴 단식을 통해 장 속 나쁜 세균을 제거함으로써 장이 이득을 볼 가능성도 높다. 문제는 과도한 단식을 할 경우 좋은 세균까지 죽게 된다는 점이다. 게다가 대부분의 사람들이 좋은 세균을 먹여 살릴 만큼 충분한 섬유질을 섭취하지 않는다는 점 또한 문제다.

단식 여부와 관계없이 장내 세균을 건강한 상태로 유지하고 싶다면 다양한 종류의 프리바이오틱 식이섬유Prebiotic Fiber를 먹으라. 프리바이오틱 식이섬유는 놀랍도록 유용한 물질로 대부분의 단식과 잘 맞는다. 수용성 식이섬유는 위와 장의 수분을 끌어당겨 젤 형태로 바뀌면서 소화 과정을 늦춘다. 식이섬유의 일반적인 공급원은 귀리, 겨, 견과류, 씨앗류인데 이들은 단식하면서 먹기에 적합하지 않다. 그 대신 아카시아검, 구아검, 낙엽송 아라비노갈락탄을 물과 섞어 마시면 좋다. 희한한 이름을 지닌 이들의 정체는 모두 나무 수액으로 무향 분말 형태로 구입할 수 있으며 커피나 다른 액체에도 잘 섞인다.

엄밀히 따지면 프리바이오틱 식이섬유는 탄수화물이다. 하지만 소화하기 어려운 형태이기 때문에 체내에 흡수되거나 에너지로 태워지지 못한다. 대신 섬유질을 케톤성 지방으로 분해하는 장내 세균의 먹이가 된다. 케톤성 지방은 단식하는 동안 배고프다는 느낌을 없애 주며 섬유질의 팽창하는 속성이 포만감을 선사한다. 이 둘의 조합이라니, 아주 똑똑한 바이오해킹 방법 아닌가?

프리바이오틱 식이섬유 섭취 시 탄수화물 섭취의 효과는 전혀 기대할 수 없지만 대신 장내 유익균의 수가 폭발적으로 늘어난다. 식이섬유는 수명을 늘이고, 사망률을 높이는 모든 요인의 영향력을 줄인다. 또 혈당 변화 속도를 늦춰 단식의 인슐린 통제 효과를 높인다. 더 놀라운 사실은 프리바이오틱 식이섬유가 체중 감량과도 관련이 있다는 점이다. 단식을 하면서 섭취한 수용성 식이섬유가 장에 완전한 휴식을 선사하지는 못한다. 대신 활력이 증진되고 수명이 연장된다는 이점을 누릴 수 있다. 게다가 단식의 고통을 느낄 필요도 없다. 프리바이오틱 식이섬유 20그램과 약간의 MCT 오일을 블랙커피 한 잔에 섞어 마시라. 배고픔을 전혀 느낄 수 없을 것이다.

실제로 대부분의 고대 단식법에는 차를 마시는 행위가 포함되어 있다. 내가 고안한 현대적인 단식에는 커피 마시기가 포함된다. 왜일까? 작은 컵에 담긴 커피 두 잔에 포함된 카페인은 케톤 생산량을 두 배로 늘린다. 케톤은 단식에 꼭 필요한 물질이다. 커피와 단식은 10대 아이와 휴대폰처럼 잘 어울리는 조합이다. 아침에 커피 한 잔 마시는 습관을 들이길 강력히 추천한다.(내가 방탄커피를 만들었기 때문만은 아니다!) 확실한 효과를 보장한다. 커피를 특별히 즐기지 않는다면 커피를 마시는 것이 케일 스무디를 마시는 것과 비슷하다고 생각하라. 케일의 맛을 좋아하지 않아도 건강에 좋으리라는 믿음으로 케일 스무디를 매일 마시지 않는가. 커피를 단식에 좋은 슈퍼 푸드로 생각하자. 생명 활동을 직접 제어할 수 있게 해 주는 공구 상자 속 도구로 보자.

지금까지 효과적인 단식을 돕는 세 가지 주목할 만한 음식이자 놀랍도록 간단한 음식인 커피, MCT 오일, 수용성 식이섬유에 대해 알아보았다. 이 세 가지 음식이 배고픔을 잊게 해 주고 칼로리를 섭취하면서도 단식을 유지하게 해 줄 것이다. 단식은 고통스럽지 않다는 내 말을 믿기 힘들었는가? 이제는 믿음이 생겼기를 바란다.

카페인과 지방과 식이섬유를 섭취(소량이라도)하는 것이 엄밀한 의미에서 단식이 아니라는 말을 들을지도 모른다. 그렇게 말하는 사람은 대개 자신의 고통을 정당화하려는 순수주의자이거나 우리에게 무언가를 팔고 싶은 사람일 것이다.

몇 년 동안 수십만 명이 간헐적 단식에 대한 내 연구를 면밀히 들여다보았다. 내 책과 블로그 포스트를 읽은 독자부터 과학자에 이르기까지 그 모든 사람이 간헐적 단식의 효과를 증언했다. 개인적으로 나 역시 체중을 줄인 상태를 유지하고 있으며 이후 몇 년 동안 일상적으로 간헐적 단식을 실천하는 사람이기 때문에 확신한다. 물론 내 말을 무작정 받아들일 필요는 없다. 다만 직접 실행해 본다면 이 접근법이 실제로 효과가 있음을 알게 될 것이다.

스스로를 굳이 채찍질하고 싶다면 이러한 바이오해킹 없이 자유롭게 단식해도 좋다. 단 신진대사가 원활해진 만큼 삶에 침투할 불필요한 고통 역시 견딜 준비를 해야 한다. 하지만 사업을 운영하거나 새로운 직장을 찾거나 양팔에 매달린 아이들을 돌봐야 할 때 배고픔과 짜증, 무력감 속에서 그러한 상황을 맞이하고 싶은가? 힘과 평화와 활력이 넘치는 상황이 더 낫지 않겠는가?

이 책에서 말하는 단식법을 따라 하면 생활 역시 단식하게 된다. **단식에 대한 몸의 반응은 체내의 생화학적 시스템이 결정하지만 그 시스템을 활성화하는 방법을 결정하는 주체는 바로 자기 자신이다.** 그러므로 단식에서 어떤 효과를 보느냐 하는 문제 역시 결국 나 스스로의 몫이다. **단식의 가장 중요한 이점은 우리의 삶을 스스로 책임지게 된다는 것이다.**

단식의 이점은 무엇인가?

- 몸이 지방을 태우게 한다. (케토시스)
- 장의 자가 치유를 돕는다.
- 몸의 자정 작용(자가 포식)과 해독 작용을 촉진한다.
- 거의 모든 만성 질환의 발병 위험을 줄인다.
- 줄기세포 생성을 촉진한다.
- 인슐린 민감성을 개선해 제2형 당뇨병에 걸릴 위험을 줄인다.
- 산화 스트레스로 인한 노화 속도를 늦춘다.
- 염증을 줄인다. (뇌염과 허리 군살에 모두 영향을 미친다.)
- 감정 상태를 개선하고 자신감을 갖게 한다.
- 음식과의 관계를 개선한다.
- 영적 상태나 명상 상태로 들어가기 쉽게 만든다.

무엇인가를 멀리하는 다양한 방식들

지금까지 주로 음식을 멀리하는 단식의 효과를 얘기했지만 그 외에도 많은 종류의 단식이 있다는 걸 기억하자. 예를 들어 알코올 섭취를 줄이고 싶다면 음식 단식과 동일한 원칙을 적용한다. 알코올 중독자가 아닌 이상 금주가 아니면 끝이라는 식의 극단적 상황에 놓인 경우는 드물다. 만일 알코올 중독자라면 건강한 삶을 위해 전문가의 도움을 받기를 권한다. 알코올 단식을 하려면 술 없이 30일, 60일, 90일을 지내야 한다. 술을 완전히 포기하는 게 아니라 그저 한동안 **술 없이** 지내는 것이다. 알코올 단식은 간 내 지방 감소, 염증 감소, 극적인 수면의 질 개선 등 놀라운 이점을 안겨 준다. 또한 간과 췌장의 해독을 돕고 심장을 강화하며 뇌 속 소통 경로를 명료하게 다듬는다.[17]

적당한 음주가 전혀 해롭지 않고 오히려 건강에 좋다는 주장을 정말이지 믿고 싶지만 이는 어디까지나 희망 사항일 뿐 과학적으로 뒷받침되지 않는다. 알코올은 뇌 속 특정 신경 경로를 교란한다. 간에 스트레스를 주고 췌장 내 독소 생성을 부추긴다. 지질 다당류를 혈액으로 운반하기도 한다. 알코올을 섭취하면 간암과 식도암을 비롯해 여러 종류의 암에 걸릴 위험이 늘어나고 부정맥이나 심장 근육이 경직되는 심근증에 걸릴 위험도 높아진다. 그렇다. 알코올 단식은 건강에 매우 유익하다.

담배 단식을 하고 싶을 수도 있다. 금연의 이점에 대해선 굳이 얘기하지 않겠다. 흡연자조차 금연에 명백한 이점이 있다고 여기기 때문이다. 담배 끊는 일을 단식으로 생각하면 담배로부터 완전히 멀어지는 일이 더 쉬워진다. 단식의 핵심은 몸을 향해 스스로 필요하다고 느끼는 대상을 당분간 멀리하겠다고 말하는 것이다. 담배의 경우 이는 특히 힘든 과제다. 담배 자체가 중독성이 강한 물질인 데다 중독성을 드라마틱하게 높이는 향료까지 포함하기 때문이다. 그런데 이미 알고 있지 않은가? 음식 역시 중독성이 강하지만 누구나 극복하는 법을 배울 수 있다. **갈망과 배고픔의 차이를 기억하라.** 담배가 필요하다는 몸의 메시지는 거짓이다. 흡연 욕구는 강력하지만 그래 봐야 갈망일 뿐이다. 몸이 원한다 해도 실제로 필요하지는 않다. 물론 말은 실천보다 훨씬 쉽다. 니코틴 금단 현상은 금연 후 사흘째 되는 날 절정에 달한다.[18] 이를 잘 넘긴다면 금연 실천의 의미를 진정으로 이해하게 될 것이다.

단식을 시작할 때는 정신을 바짝 차려야 한다. 단식은 몸과 마음 안에 있는 강력한 힘에 개입하려는 시도인데 그 힘이 쉽게 물러서려 하지 않기 때문이다. 동굴 안에서 비전 퀘스트를 할 때 나도 같은 이유로 애를 먹었다. 욕구에 맞서기 시작하면 불편해진다. 정상적인 현상이다. 음식이든 술이든 담배든 온몸이 우리가 멀리하려는 대상이 필요하다고 소리를 질러 댈 것이다. 몸의 비명을 잠재우는 훈련법을 개발하라. 생각대로 잘될 거라고 넘겨짚어서는 안 된다. 대상이 무엇이든 단식을 더 쉽게 만드는 바이오해킹을 통해 더 자연스럽게 진행할 수도 있고 반대로 의지만으로 힘겹게 헤쳐 나가야 할 수도 있다. 수면, 운동, 호흡, 명상은 모두 도움이 될 것이다. 이어지는 장들에서 이러한 방식을 더 자세히 다루겠다.

단식에 성공하기 위해서는 무언가를 멀리하고 지내도 안전하다는 느낌을 익히는 것이 가장 중요하다. 이는 아무리 강조해도 부족할 정도다. 멀리하려는 대상이 물질이 아닌 생활 방식이나 행동 양식일 수도 있다. 몇 년 전 나는 직장에 다니면서 동시에 와튼 경영 전문 대학원에서 경영학 석사 과정을 밟았다. 당시에는 내가 하고 있는 일들을 도저히 감당할 수 없을 것 같았다. 결국 맑은 정신을 되찾으려면 미디어 단식을 해야 한다는 걸 깨달았고 그래서 TV 시청을 중단했다. 다시 보고픈 유혹에 빠지지 않게 아예 케이블 TV 계약을 해지해 버렸다. TV 시청에 너무 많은 시간과 에너지를 쏟는 바람에 석사 과정을 마치기 어렵다는 사실을 깨달았기 때문이다. TV 단식 이후에 나는 가까스로 석사 과정을 마칠 수 있었다.

TV를 보지 않는 데 익숙해지면서 나는 TV를 정말로 보고 싶어했던 것이 아니라는 사실을 깨달았고 20년도 더 지난 지금까지 TV를 보지 않는 습관을 유지 중이다. TV 시청 중단으로 절약한 돈이 수천 달러는 될 것이다. 물론 절약한 시간 역시 수천 시간일 텐데 덕분에 그 시간을 보다 생산적인 일에 쓸 수 있었다. 하루에 서너 시간씩 TV를 보는 대신 책을 읽었고 글을 썼으며 거의 1000개에 달하는 팟캐스트 에피소드를 녹음했다. 회사를 창업하고 아이들과 놀기도 했다. 이 모든 것이 2년을 목표로 두었던 TV 단식으로 시작된 일이다.

당시에는 인식하지 못했지만 TV 시청을 포기하면서 나는 일종의 바이오해킹을 시도했다. 식품 업계가 음식에 대한 뇌 내 식이 욕구를 충족시키듯 엔터테인먼트 업계 또한 감각 욕구를 충족시키는 기법을 개발해 왔다. 그들은 뇌 속의 도파민을 자극하기 위해 소리, 리듬, 스토리텔링 기법을 고안했다. 식품 업계는 우리가 정크 푸드를 먹으면서 편안하다고 느끼기를 바란다. 넷플릭스Netflix 드라마나 유튜브YouTube 동영상을 연달아 보면서 편안하다고 느껴질 때도 마찬가지다. 영상을 시청하며 머릿속에 맴돌던 부담스러운 생각이나 감정에서 도망칠 수 있기 때문이다.

최근 전염병 때문에 고립된 생활을 해야 하는 상황 속에서 많은 사람이 음식이나 동영상에 미친 듯이 빠져든 것은 어찌 보면 당연한 일이다. 어느 정도의 탐닉은 극심한 스트레스 속에서 제정신을 유지하는 데 도움이 된다. 필수적일 때도 있다. 그러나 편안하다는 느낌은 착각이다. 탐닉은 때때로 이롭지만 경우에 따라서는 자기 파괴적인 전략이 될 수도 있다. 하고 싶은 일을 하는 데 필요한 시간과 에너지를 빼앗아 가기 때문이다.

이것이 정신의학자 캐머런 세파가 도파민 단식을 권하는 이유이며 각종 갈망에서 자유로워지는 방법이다. 도파민 단식은 영화나 TV 프로그램으로 인한 정서적 충격에 중독된 뇌를 해방시킨다. 정크 푸드를 소화하는 데 에너지를 덜 쓰면 더 많은 자원을 자가 포식과 세포 치유에 쓸 수 있다. 정크 문화를 처리하는 데 에너지를 덜 쓰면 더 많은 자원을 창의적인 일과 독창적인 생각에 쓸 수 있다.

내가 소셜 미디어에 대한 간헐적 단식을 권하는 이유도 동일하다. 소셜 미디어가 나쁘다는 주장을 하려는 게 아니다. 소셜 미디어는 평생 대화할 일조차 없었을 사람들과도 연결시켜 준다. 때로는 사회 분열을 조장하고 유용한 건강 정보를 검열하기도 하지만 살아오면서 맺은 많은 인간관계를 유지하고 강화해 주기도 한다. 그러나 짐작하건대 우리는 원하는 시간보다 더 많은 시간을 소셜 미디어에 뺏기고 있다. 문자 메시지, 페이스북 포스트, 트위터 스레드가 뇌 내 도파민을 자극한다.

하나같이 저항하기 힘든 것들이다.

점진적으로 적응해 나가는 단식 방법은 이 분야에서도 효과적이다. 정오가 될 때까지 스마트폰을 내버려 두자. 소셜 미디어에 대한 간헐적 단식은 직접 해 보면 아주 놀라울 것이며 생각보다 훨씬 더 힘든 일이라는 사실을 알게 될 것이다. 나는 과거에나 지금이나 적어도 음식에 대한 간헐적 단식을 시작할 때 소셜 미디어도 함께 멀리한다. 스마트폰을 밤새 비행기 모드로 두기 때문에 아침에 눈을 떠도 새로운 콘텐츠 알림이 울리지 않는다. 단식 기간에는 문자 메시지를 보지 않으며 소셜 미디어 계정에 접속하지도 않는다.

과거에는 아이들을 학교에 데려다주기 전까지 단식을 계속했다. 최근 가정 학습이라는 특수한 상황 속에서 나는 아이들과 함께 아침 식사를 마칠 때까지 소셜 미디어에 대한 간헐적 단식을 계속하겠다는 새로운 규칙을 세웠다.

2년 전 나는 미디어 단식을 시작한다는 글을 인스타그램 계정에 올렸다. 얼마나 많은 팔로워가 긍정적인 반응을 보여 주던지 놀랍기도 하고 기분이 좋았다. 사람들은 내 생각을 지지해 주었고 미디어 단식 기간을 존중해 주었다. 굳이 페이스북 앱을 삭제할 필요도 없다. 단지 들여다보는 시간을 제한하기만 하면 된다. 음식 역시 마찬가지다. 음식 자체를 포기할 필요가 없다. 먹는 양을 제한하면 된다.

소셜 미디어 단식 초반에는 기분이 아주 묘했다. 당시에는 도움이 될 만한 괜찮은 바이오해킹 방법이 없었고 디지털 버전의 MCT 오일과 식이섬유도 없었다. 덕분에 무작정 동굴 안으로 들어가는 충격 요법을 체험하는 느낌이었다. 그러나 곧바로 지금까지 스마트폰을 너무 많이 보고 있었다는 사실을 깨달았다. 미디어 단식은 금세 자연스러운 일이 되었다. 이제는 업무와 관련한 내용을 소셜 미디어에 올리기 위해 아침에 스마트폰을 집어 들 때조차 어색함을 느끼곤 한다.

단식의 놀라운 역설은 단식을 통해 오히려 안정을 느낀다는 것이다. 무언가 잘못된 얘기 같지 않은가? 안정감과 만족감을 주던 무언가를 멀리하는데 어떻게 더 안정된 기분이 들 수가 있지? 그 답은 단식이 습관을 바꾼다는 데 있다. 무언가를 멀리하다 보면 그 무언가가 실제로는 필요하지 않았다는 사실을 깨닫게 된다. 단식은 문자 그대로 우리 몸을 변화시키고 뇌의 프로그래밍을 재구성해 더 강한 사람으로 만든다. 또한 누구나 본래부터 가지고 있던 에너지 생성 및 자가 복구 메커니즘을 활성화한다. 그 결과 자신감이 커지고 자립심이 강해지며 더 나아졌다는 느낌을 받는다.

이를 위해서는 우선 단식을 시작해야 한다. 그런데 단식이 어렵고 끔찍한 경험이라고 생각한다면 더 나아가기 어렵다. 그렇기에 아침 식사로 한 잔의 커피에 약간의 MCT 오일 또는 프리바이오틱 식이섬유를 섞어 마시는 데 익숙해지는 것이 중요하다. 앞으로 설명하겠지만 이러한 해킹법을 사용함으로써 고통 없이 단식의 이점을 누릴 수 있다. 단식은 우리를 더 강하게 만들어 줄 뿐 아니라 우리 몸을 지배하는 주체가 누구인지 깨닫게 한다. 바로 나 자신 말이다! 일단 먹는 방식에 강한 통제력을 발휘할 수 있으면 소셜 미디어를 사용하는 방식이나 원치 않는 다른 갈망에 대처하는 방식을 통제하기도 한결 쉬워질 것이다.

단식은 스위스 군인용 다목적 칼과 비슷하다. 단순한 체중 감량 외에도 훨씬 더 많은 쓰임새가 있는 아주 강력한 도구라는 의미다. 단식을 통해 스스로를 관리한다는 느낌을 실감함으로써 호흡하는 공기, 먹는 음식, 소비하는 콘텐츠를 지혜롭게 결정할 수 있다.

모든 행동에는 일종의 투자 대비 수익이 존재한다. 비즈니스 분야에선 이를 투자 수익률ROI 이라 하며 이는 자원을 현명하게 사용하고 있는지 여부를 나타내는 수치다. 단식은 투자 수익률이 아주 높은 행위다. 반면 감자튀김을 먹는 행위의 투자 수익률은 매우 낮다. 짭짤한 맛으로 잠시 도파민이 분출되지만 해로운 지방 때문에 이후 24시간 동안 염증에 시달리게 된다.

세포 차원에서 단식이 미치는 영향과 저질 식품이 미치는 영향을 비교해 보면 그 차이는 더욱 분명하다. 와인 한 잔의 투자 수익률은 감자튀김보다는 좋지만 와인이 숙면을 방해한다는 점을 생각할 때 와인 역시 나쁘다고 보는 편이 낫다.

소셜 미디어는 친구 관계를 유지하고 세상의 다양한 소식을 알려 주지만 선호하는 소셜 미디어 알고리즘에 지배당할 위험이 있다. 무언가에 대한 갈망이 나타날 때마다 투자 수익률이 좋은지 따져 보자. 만일 수익률이 썩 좋지 않다고 판단되면 그 행동을 한나절 동안 포기하고 하루가 어찌 되나 살펴보라.

단식을 하면 의식이 맑아져 스스로의 선택에 대한 판단을 명료하게 내릴 수 있다. 몸에서 일어나는 생물학적 현상에 대한 통제력도 생겨난다. 단식을 하는 동안에는 자기만의 원칙을 세울 수도 있다. 그리고 이것이야말로 지극히 인간다운 행위다. 자기만의 원칙은 모든 일, 심지어 단식에도 적용할 수 있다. 나는 이 책을 통해 내게 가장 효과가 있었던 단식 방법을 공유할 것이다. 그러나 **진짜 주인공이 누구인지 잊지 마**

라. 나만의 단식법을 만들어야 한다.

　우리가 갈 길을 결정하는 사람은 우리 자신이다. 생활 속에서 무엇을 멀리하고 싶은지 스스로 선택하고 그대로 실행하자.

신체의
협조 구하기

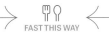

지금 와서 돌이켜 보면 성인이 된 이후 나는 내내 동굴 속 비전 퀘스트를 준비하며 보낸 듯하다. 골수 과학자 집안에서 엔지니어의 아들로 태어났음에도 불구하고 나는 언제나 비밀스러운 탐구자로 살아왔다. 나 같은 합리주의자와는 어울리지 않는 철학에 호기심 어린 눈을 떼지 못했고 영적인 문학 작품을 읽곤 했다. 처음에는 사람들이 이토록 터무니없고 난감한 사상을 믿는 이유가 무엇인지 알아보고 싶다는 욕망에 불타 있었다. 대학 시절에는 너무 많은 종교 수업을 들어서 졸업 학년에 이르고 보니 종교 수업을 한 학점만 더 들으면 종교학을 부전공으로 삼을 수 있을 정도였다. 당시 수강하던 한 강의에서 교수가 극단적이고 폭력적인 종교 광신도들의 공통점이 무엇인지 아느냐고 물었던 적이 있다. 나는 치기 어린 마음에 곧바로 손을 들고 대답했다. "모두 비합

제2장 신체의 협조 구하기   061

리적이라는 점이죠." 교수의 답은 달랐다. "아니, 그들은 완전히 합리적이라네. 대신 자네와 다른 신념과 세계관을 가졌고 그에 따라 행동할 뿐이지. 자네가 그들을 믿는 한 그들은 합리적일세."

교수의 대답 덕분에 세상을 보는 눈이 달라졌다. 나는 스스로가 합리적이라고 생각했지만 알고 보니 세상에 대한 내 신념은 대부분 검증되지 않은 것들이었다. 날씬한 몸매를 유지하려면 어떻게 먹어야 하는가에 대한 추정이 잘못됐다는 것도 이미 깨달은 상태였다. 세상이 돌아가는 이치에 대한 다른 추정들은 얼마나 올바를지 궁금해졌다.

30대 초반, 나는 현지의 성자들에게 명상을 배우기 위해 티베트로 여행을 떠났다. 그곳에서 금욕 생활의 일환으로 몇 주씩 단식하고 죽음이나 고통 없이 극기를 행하는 영적 인물인 사두Sadhu(은둔 생활을 하는 성자—옮긴이)를 여럿 목격했다. 그들을 통해 인간의 몸이 견딜 수 있는 고통의 양에 대한 내 믿음이 너무 제한적이라는 걸 깨달았다. 이후 두려움을 일으키는 상황마다 뛰어들어 스스로를 실험 대상으로 삼기 시작했다. 경험이 누적될수록 두려움에 맞서는 것이 곧 두려움을 떨치는 길이라는 사실을 알게 되었다. 나는 평소 높은 곳을 두려워했기에 일부러 높은 건물 꼭대기까지 올라가 아래쪽을 내려다보았다. 두려움이 정복될 때까지 반복했다. 처음에는 무서웠지만 결국 언젠가부터는 더 이상 두려움을 느끼지 않게 되었다. 그렇다면 나는 당시 안락감 단식을 실행했던 걸까? 정확히 그렇다. 죽을 듯이 무서웠지만 죽지 않았다는 사실이 나를 점점 더 강하게 만들었다.

여러 해 동안 스스로를 한계까지 밀어붙이니 경계를 허무는 일이 점점 편해졌다. 경계를 허묾으로써 성장할 수 있다는 생각이 들 때면 특히 더 그랬다. 이런 경험을 내면에 축적한 상태에서 비전 퀘스트를 시도하기 위한 온라인 양식을 작성했고 주술사 델릴라와 전화로 대화를 나눴다. 나를 기준으로 보면 델릴라는 확실히 극단적인 인물에 가까웠다. 우리의 대화 사이에 회의감과 약간의 두려움 같은 것이 스며들기 시작했다. 완벽한 상황이었다! 두려움 버튼이 눌린 것이다. 대화 중에 델릴라는 내가 어디선가 읽어 본 듯한 무속적이고도 변화무쌍한 경험담을 들려 주었다. 말투와 행동 방식이 일치하는 사람인 듯했다. 우리는 함께 해 보기로 동의했고 도전 날짜를 정했다. 마침내 나는 애리조나주로 날아갔다.

델릴라의 목장은 애리조나주 세도나 근처 국유림 한복판에 위치해 있었다. 세도나는 지구상에서 가장 장엄한 풍경을 품고 있다. 엽서에서 봤던 그대로 강렬한 붉은색 흙으로 가득했다. 어디를 둘러봐도 기이한 모양의 탑과 절벽들이 서 있었는데 고대의 강과 바람에 부드러운 바위가 깎인 결과물이었다. 사막 토박이의 눈으로 본 이 땅은 드문드문 위치한 덤불 사이로 온갖 생명체가 모여 사는 공간이었다. 당장 주변만 둘러봐도 가시 돋친 선인장과 독이 있는 방울뱀, 수많은 작은 새가 눈에 띄었다. 다들 나름대로 거친 환경에 적응하며 살아가고 있었다. 하늘은 다른 곳의 하늘과는 다른 푸른색이었고 석양빛은 어린 시절 탐내던 초대형 크레파스 상자에서도 보지 못했던 독특한 빛을 띠고 있었다.

델릴라의 집에 도착하자 그녀는 내게 수박 주스를 주었다. 수박 주스는 혈당 지수가 높음에도 혈당 수치를 안정시키기 때문에 단식을 시작할 때 마시면 좋다고 했다. 델릴라는 내가 이튿날 아침 황무지에 간다는 사실을 한 번 더 말해 주었다. 마치 내가 그 사실을 꼭 알아야 한다는 듯한 태도였다. 내가 세운 비전 퀘스트의 중요한 목표 중 하나는 극심한 고독을 견디는 것이었다. 여전히 혼자 있는 상황은 두려웠다. 배고픔도 두려웠고 외로울 때 아무것도 먹을 수 없으리라는 사실도 두려웠다. 하지만 이제 모든 두려움을 표면으로 끌어내 정면으로 맞서야 할 때였다.

바로 그때 주술사가 나처럼 영적 여행을 떠나기 위해서 온 또 다른 사람을 맞이했다. 나는 오롯이 혼자서 비전 퀘스트를 행하기 위해 여기까지 왔는데! 너무 화가 난 나는 하마터면 집으로 돌아올 뻔했다. 간절히 원하던 무언가가 갑자기 손에서 멀어지는 듯할 때의 심정을 다들 이해할 것이다. 그 마음이 두려움인지 분노인지는 지금도 잘 모르겠다. 하지만 그 순간 나는 계획한 비전 퀘스트가 더럽혀졌고 그동안 모색하던 자유와 회복에 영영 이르지 못할 것이라 생각했다.

완전히 잘못된 생각이었다.

: 염증으로부터의 탈출

무언가를 멀리하는 모든 종류의 단식이 가져다주는 큰 이점은 우리 몸이 휴식을 취하고 세포 차원에서 철저한 정화 작업의 기회를 가진다는 점이다. 단식을 통해 주로 소화 과정(아예 먹지 않는 편이 더 좋았을 음식의 소화 과정을 포함해)에 관여하는 각종 생물학적 메커니즘이 자기 돌봄 모드로 전환된다. 이때 죽은 세포와 조직, 지방 침착물, 각종 종양은 물론 신체 기능 최적화를 가로막는 장애물이 모두 연료로 태워지거나 쓰레기로 분류되어 버려진다. 무엇보다 정화 작업의 가장 큰 장점은 몸을 아주 서서히 파괴하는 과정 중 하나인 염증을 누그러뜨린다는 것이다.

우리 모두가 염증을 경험한다. 하지만 과학자들은 아직도 염증이 세포 차원에서 어떻게 작동하는지 정확히 알아내지 못했다. 기본적으로 염증은 부상을 입거나 위협을 인지했을 때 면역 체계가 그에 반응하면서 생기는 부산물이다. 예를 들어 발목을 삐면 그 부위가 빨갛게 부어오르고 뜨거워지는데 이는 발목을 치유하기 위한 염증 반응의 결과다. 이때 신체 내부에서는 손상 부위 주변의 세포 조직을 확장하고 그 부위를 면역 세포와 단백질로 뒤덮는다. 감염 및 혈액 응고를 막으면서 손상된 세포 조직을 접합하는 작업을 하는 것이다. 이러한 일련의 반응을 통틀어 **급성 염증**Acute Inflammation이라 하는데 이는 몸에 이로운 작용이다.

급성 염증은 몸속에 침투한 미생물을 신속히 퇴치하고 죽은 세포를 제거하며 세포 손상을 치유하는 과정이다. 급성 염증의 지속 시간은 몇 시간 내지 며칠에 불과하다. 이후에는 몸이 균형 상태를 되찾는다. 기원후 1세기, 로마 의사 아울루스 켈수스Aulus Celsus는 최초의 의학 백과사전 중 하나인 《의학》De Medicina[1]을 집필했는데, 이 책에서 그는 급성 염증이 **통증**Pain, **발적**Redness, **불가동성**Immobility, **부기**Swelling, **열**Heat 증상이 나타나는 상태라고 정의했다. 이 증상의 머리글자를 모은 PRISH라는 약어는 지금도 의대 수업 과정에서 쓰이며 발목을 삐었을 때의 증상을 완벽하게 설명한다. **상처를 치유하고 근육을 생성하고 감염을 막는 급성 염증이 일어나지 않는다면 우리는 오래 살아남지 못했을 수 있다.**

그러나 당혹스러운 종류의 염증도 있다. 음식에 의해 생겨나는 염증이다. 음식은 근육과 뇌를 움직이는 데 꼭 필요한 에너지를 제공하지만 몸에 난 상처와 비슷한 방식으로 세포에 스트레스를 주는 유해한 분자도 포함하고 있다. 음식으로 염증 반응이 일어나는 것은 그 때문이다. 문제는 이 경우에 특별히 치유해야 할 상처가 없다는 점이다. 따라서 몸속에 유해 분자가 존재하는 한 염증은 지속된다. 식단을 바꾸지 않는다면 그 염증은 수개월 또는 수년간 혹은 평생 남을 수도 있다. **이렇게 생겨나는 것이 바로 만성 염증이다. 몸의 자가 치유 시스템이 제 기능을 하지 못하고 있다는 증거다.**

우리는 어떤 음식을 먹을 때 기분이 좋아지고 어떤 음식을 먹으면 기분이 나빠지는지 쉽게 알 수 있다. 2000년 전 고대 그리스인은 이러한 느낌을 영적인 측면에서 해석했다. 뭔가를 먹고 마시면 악령이 몸속에 들어온다고 믿었기에 단식은 악령을 멀리함으로써 몸을 정화하는 방법이라고 받아들였다. 현대인의 관점에서는 너무 순진한 생각처럼 보일 수도 있지만 한편으로는 옳은 면도 있다. 뭔가를 먹고 마시면 유해 물질이 몸속에 들어온다. 오늘날 우리는 그러한 물질을 **독소**라 부르며 그 독소가 염증을 일으킬 때 그것을 염증 유발원Inflammogen이라 부른다.

만성 염증이 생기면 신체는 치유할 수 없는 상처를 치유하려 안간힘을 쓴다. 그 과정에서 분자들은 끝없이 스트레스를 받는데 이러한 염증 반응의 반복은 건강이 내리막길로 가고 있다는 전조다. 우선 장 내벽이 자극을 받아 세균과 소화되지 않은 음식 일부가 혈류로 들어간다. 면역 체계는 이 침입자를 문제라고 인지해 더 격한 염증 반응을 일으킨다. 또 장으로 들어간 독소는 사이토카인Cytokine이라는 세포 신호 단백질 방출을 유발하는데 사이토카인이 뇌로 들어가면 그곳에서 염증을 일으킬 수 있다. 엎친 데 덮친 격으로 질 낮은 식단은 크렙스 회로Krebs Cycle를 교란시킨다. 크렙스 회로란 세포 내의 탄수화물, 지방, 단백질로부터 에너지를 생성하는 화학 반응의 중요 연결 고리다. 독성 물질이 크렙스 회로에 끼어들면 전자Electrons가 새어 나가고 신체는 소중한 에너지를 잃는다. 새어 나간 전자들은 자극적이고 전하를 띤 분자인 활성 산소Free Radical를 만드는데 활성 산소는 염증의 또 다른 주요 원인이기도 하다.

이쯤 되면 만성 염증이 단점 투성이라는 데 모두 동의할 것이다. 의학적으로는 더욱 그렇다. 만성 염증이 있는 경우 면역 체계는 누적된 손상을 치유하기 위해 그 주변으로 림프구, 단핵구, 대식 세포 등 특수한 백혈구를 대거 투입한다. 그런데 시간이 지나면 이 백혈구가 종종 건강한 조직과 장기를 공격해 자가면역 질환을 일으킬 때도 있다. **만성 염증은 암, 류머티즘 관절염, 심장병, 당뇨병, 알츠하이머병, 천식의 근본 요인이기도 하다. 또 비만, 지방간, 만성 신장병을 일으키기도 하며 사고를 혼탁하게 만들고 노화를 앞당긴다.**

이토록 끔찍한 현상을 일으키는 음식은 절대 먹고 싶지 않다. 그렇지 않은가? 나쁜 소식은 지금까지 우리가 내내 그런 음식을 먹고 있었다는 사실이다.

슈퍼마켓과 편의점(그리고 많은 식당)에는 옥수수기름과 카놀라유처럼 염증을 유발하는 저품질 지방을 사용해 만든 음식이 차고 넘친다. 왜일까? 저렴하기 때문이다. 식품 업계는 시장성이 높은 제품을 마구 공급한다. 값이 싸고 맛있으면서 보기도 좋은 제품 말이다. 식품 업계는 고품질 천연 버터, 코코넛유, 기Ghee(인도 요리에 쓰이는 정제 버터—옮긴이)는 물론 심지어 건강한 동물에게서 추출한 라드Lard(동물의 비계를 정제한 반고체 지방—옮긴이)의 사용량을 여러 해에 걸쳐 조직적으로 줄여 왔다.(라드는 오랜 세월 인류가 섭취해 온 음식이다. 그 덕분에 최근까지만 해도 심장병 발병이 드물었다.) 그들의 사업 계획에는 우리의 장기 건강 문제가 포함되지 않는다. 한번 섭취한 지방이 몸속 세포막의 절반으로 통합되기까지는 약 2년이 걸린다. 그때쯤이면 왜 예전처럼 활기차지 못하고 정신이 명료하지 않은지 그 이유를 전혀 알 수 없다.

나쁜 지방으로 만들어지는 가공식품을 모두 멀리하기란 정말 어렵다. 제품에 붙은 영양 성분표를 살펴보면 내 말의 의미를 이해할 수 있다. 하지만 이 정도는 염증과 관련해 직면하게 될 도전 과제의 일부일 뿐이다. 이 사실을 알고 나면 염증을 유발하는 고과당 옥수수 시럽, 설탕, 트랜스 지방 같은 독성 음식의 소비를 피하거나 최소화하고 건강하게 먹는 법을 배우고 싶어질지도 모른다. 그러나 화학적 악마를 멀리하는 일은 그리 간단치 않다. 빵과 같은 식물성 식품과 피망, 케일 같은 일부 채소도 염증을 일으킬 수 있기 때문이다.

갈망을 일으키고 단식을 어렵게 만드는 염증 유발 식품

- 고옥살산염 식품(체내에 제거하기 힘든 칼슘 결정체 생성 유발): 참깨, 콩, 케일, 시금치, 근대, 비트
- 고히스타민 식품(알레르기와 갈망을 야기할 수 있는 신경전달물질 함유): 생선 소스, 간장, 먹다 남은 생선, 먹다 남은 돼지고기
- 피트산(단백질 소화 억제): 콩류, 곡물류, 밀, 콩과 식물

- 타거나 그을린 고기, 곡물류 또는 채소: 고온 조리 시 최종 당화산물$_{AGE}$, 헤테로사이클릭아민$_{HCA}$, 그을음에서 발견되는 다환방향족탄화수소$_{PAH}$[2] 등의 독성 화합물 생성
- 방탄 다이어트에서 허용하는 고렉틴 식품(권하지는 않지만 가끔 허용하는): 토마토, 감자, 피망, 고추, 가지, 콩류, 병아리콩

일반적인 추정과는 반대로 대부분의 염증 부산물은 동물이 아니라 식물이나 미생물에 의해 생겨난다. 진화의 특성에 깊이 뿌리내린 특성 때문이다. 만약 우리가 동물이고 다른 동물에게 잡아먹히고 싶지 않다면 보통은 도망가 숨는다. 그러나 식물이라면 제자리에서 스스로를 보호해야 한다. 호두처럼 자신을 보호해 줄 딱딱한 껍질을 만들 수도 있고 선인장처럼 가시를 가질 수도 있고 스스로를 독으로 가득 채울 수도 있다. 독극물 전략은 정말 흔하다. 뒷마당이나 동네 공원에서 가장 먼저 눈에 띄는 나무의 잎사귀를 따서 먹는다고 생각해 보라. 과연 어떻게 될까? **절대 먹어서는 안 된다!** 고통에 배를 잡고 주저앉을 가능성이 아주 높다.

식물의 세계는 염증을 일으키는 독소로 가득 차 있기 때문에 그 독소가 음식에 들어갈 확률이 매우 높다. 심지어 토마토나 호박 같은 농작물에도 독소가 포함되어 있다. 작물의 잎을 조금만 먹어도 큰 고생을 할 수 있다. 내 딸이 두 살 때 마당에 있던 호박잎 두 개를 따 먹은 적이 있다. 딸아이는 그날 하루 종일 위경련 때문에 방귀를 뀌며 울어 댔다. 딸의 몸이 렉틴에 반응한 결과다. 렉틴은 많은 식물의 잎 속에 들어있는 단백질로 각종 곤충, 포식자, 초식 동물을 물리친다. 렉틴은 특유

의 가혹한 특성과 염증을 유발하는 성질 때문에 항영양소Antinutrient(영양소의 흡수를 방해하는 화합물 —옮긴이)라 불리기도 한다.

많은 독소가 함유된 식물은 식재료로서 바람직하지 못하기에 값이 아주 싸다. 식품 기업의 쇼핑 리스트 상단을 차지하고 있다는 뜻이다. 이런 식재료가 맛있게 조리될 수 있고 건강에 즉각적으로 부정적인 영향을 주지 않는다면 결국 정크 푸드의 재료로 쓰인다. 요즘에는 질 낮은 작물을 건강식품으로 광고하는 경우도 있다. 후무스Hummus(병아리콩을 으깨어 만든 레반트 지역과 이집트의 대중음식—편집자)를 예로 들어 보자. 이 음식 안에는 렉틴(병아리콩)이 가득 들어 있지만 과카몰리Guacamole에 비해 값이 싼 칼로리 제공원이다. 과카몰리가 건강에 더 좋다는 걸(그리고 맛도 더 좋다는 걸) 모두가 아는데도 불구하고 어디서나 볼 수 있는 음식은 후무스 쪽이다.

많은 사람이 자진해서, 게다가 열심히 염증을 일으키는 음식을 계속 자기 몸 안에 집어넣는다. 확신하건대 우리 모두는 널리 퍼져 있는 대표적인 독성 음식에 손을 댄 적이 분명 있다. 바로 술이다. 숙취를 느꼈을 때 기분이 어땠는가? 고통스럽지 않았는가? 정상적으로 몸을 움직이기도 어렵다.

숙취 역시 일종의 염증으로 효모에 포함된 염증성 미생물 독소에 대한 반응 과정으로 나타난다. 반면 음주를 삼가고 염증성 물질이 없는 음식 위주로 식단을 채운다 해도 식습관 때문에 신체에 악영향을 받을 수도 있다. 적절치 못한 시간에 먹거나 너무 많이 먹는 경우에도 염증이 생기기 때문이다. 식사량과 식사 시간 역시 음식의 종류 못지 않게 중요한 요소다.

이 모든 얘기가 다소 부담스럽게 들린다는 걸 잘 안다. 생물학, 진화, 식품 산업 모두 우리에게 불리하게 작용하는데 어떻게 성공할 수 있겠는가? 만약 우리가 수수방관한다면 염증에게 속수무책으로 함락당하는 결말은 당연할지도 모른다. 그러나 우리에겐 비밀 무기가 있다. 각종 독소와 염증으로부터 벗어나게 해 줄 단식이라는 무기 말이다. 단식은 **염증**을 혼쭐낸다. 염증을 유발하는 음식을 멀리하는 동안 소화 기관은 휴식할 기회를 얻는다. 격한 운동 후에 휴식을 취함으로써 근육을 쉬게 하는 것과 비슷하다.

단식을 하면 음식을 소화시키는 데 쓰이던 에너지가 치유와 수리에 쓰인다. 세포가 번성하려면 넝양분과 산소가 필요하다. 하지만 **주로 앉아서 지내거나 과식을 하거나 소화 문제를 일으키는 독성 음식을 먹으면 세포 퇴화는 물론 생물학자들이 세포 사멸**Apoptosis**이라고 부르는 현상이 일어난다.** 세포 사멸이란 쉽게 말해 세포가 죽는 것이다.

질 낮은 식단과 비활동적인 생활 방식은 서서히 우리의 세포를 죽이고 더 나아가 우리의 목숨을 앗아간다. 하지만 단식은 우리의 몸에 새로운 생명을 선사한다. 단식을 시작하고 기분이 좋아지는 주된 이유 중 하나는 항영양소 섭취를 중단했기 때문이다. 동시에 나쁜 기름 섭취를 중단했기 때문이고 식품 업계가 그 기름 안에 집어넣은 염증성 물질의 섭취를 중단했기 때문이다.

이쯤 되면 갑자기 활력이 넘치고 정신이 명료해지는 진짜 이유가 궁금해질 것이다. 케톤 덕분에 염증이 완화된 걸까? 그렇다. 정크 푸드를 끊어서 염증이 완화된 걸까? 그렇다. 이 두 가지가 합쳐져 효과가 배가된 것일까? 그렇다. 독소가 들어 있지 않은 고지방 음식을 먹어도 이런 결과가 나올까? 그렇다! 나는 그러한 방식의 다이어트를 10년 이상 해 오고 있으며 수십만 명에게 그 방법을 전파했다.

단식은 얼마든지 유연하게 할 수 있다. 염증성 음식을 피하는 일은 쉽고 즐거운 일이 될 수 있다. 기존 식단에서 어떤 식품을 배제할지를 배우는 것이 핵심인데 나는 그런 식품을 크립토나이트Kryptonite (만화 '슈퍼맨' 시리즈에 등장하는 슈퍼맨의 힘을 떨어뜨리는 가상의 물질—편집자)라고 부른다. 자연 상태의 것이든 화학 실험실에서 만들어진 것이든 크립토나이트 식품은 피해야 한다. 내가 도울 수 있다. 상세한 크립토나이트 음식 목록인 방탄 단식 로드맵을 내가 운영하는 홈페이지인 'daveasprey.com/fastingroadmap'에서 무료로 확인할 수 있다.[3] 이 목록을 인쇄해 냉장고에 붙여 두라. 크립토나이트 식품 목록을 간단히 소개하면 다음과 같다.

- 두유, 과즙, 다이어트 음료, 탄산 음료, 스포츠 음료
- 옥수수, 콩, 비트, 근대, 케일, 시금치, 가지, 후추, 토마토
- 마가린, GMO 기름, 공업용 라드, 식물유, 각종 씨앗 기름, 카놀라유, 땅콩 기름, 면실유, 해바라기유, 홍화유
- 분유, 연유, 콩 단백질, 밀 단백질
- 포장된 샐러드 드레싱과 소스, 카세인염, 가수분해된 글루텐, MSG, 가수분해된 효모

명확히 해 두자면 이런 음식을 먹으면서 단식의 이점을 누릴 수도 있다. 다만 단식 내내 더욱 힘들어질 뿐이다. 일단 크립토나이트 식품

을 피하면 초인이 될 수 있다. 생화학적 정화 과정을 거치는 동안 장은 물론 생명 유지에 꼭 필요한 기관과 심지어 혈류까지 정화될 것이다. 이 과정에서 병든 세포가 건강한 조직으로 바뀐다. 그 결과 단순히 기분이 좋아지는 것이 아니라 실제로 더 젊어진 것처럼 보인다. 교체된 건강한 조직 덕에 더 젊어 보이는 것이다.

: 다윗과 그의 골리앗 음식

이 시점에서 건강한 삶을 향한 내 여정에 대해 조금 더 얘기하고자 한다. 이 이야기의 상당 부분이 염증 및 불안정한 신진대사와 맞서 싸운 과정이었기 때문이다. 솔직히 말해 이 도전을 처음 시작하던 시기 내 건강 상태는 그야말로 엉망진창이었다. 하지만 그랬던 내가 스스로 내 몸을 고쳤으니 이 책을 읽는 그 누구라도 할 수 있다. 당신이 갈 길은 내가 걸어온 길보다 훨씬 더 쉬울 것이다.

내가 다섯 살이 되던 해 우리 가족은 캘리포니아주에서 뉴멕시코주로 이사를 갔다. 우리는 이사 간 집의 벽이 독성 곰팡이로 가득 차 있다는 사실을 전혀 몰랐다. 내가 가끔씩 찾아가 총을 쏘던(그때는 비디오 게임이 나오기 전이었다.) 인근 사막의 버려진 금광과 은광에서 납과 수은 같은 중금속 독소가 뿜어져 나온다는 사실도 몰랐다. 그저 모든 것이 잘못되기 시작했다는 것을 알았을 뿐이었다. 열네 살이 됐을 때 내 몸은 망가질 대로 망가져 있었다. 양 무릎 모두 만성 관절염에 시달렸고 허구한 날 코피를 흘렸으며 반복적인 패혈증 인두염에 시달렸다. 20대

초가 되니 몸무게가 너무 늘어서 XXL 사이즈의 티셔츠를 간신히 껴입어야 했다. 바지에 3단 주름을 내도 지방을 감출 수 없었다. 수없이 많은 다이어트를 시도했다. 매일 90분씩 18개월 동안 운동을 했지만 여전히 체중은 줄지 않았다. 가장 괴로웠던 증상은 극심한 피로감과 뇌 안개였다. 늘 피곤에 절어 있었고 일에 집중하기 힘들었다.

20대 후반이 되자 담당 의사가 내 검사 결과를 보고 당뇨병 전 단계임은 물론 뇌졸중과 심장 마비에 걸릴 위험 역시 높다고 경고했다. 심지어 당시 나는 갑상선 기능 저하증도 앓고 있었다. 이는 면역 체계가 갑상선을 공격해 갑상선호르몬이 충분히 분비되지 못하는 일종의 자가 면역 질환이다. 갑상선이 제 기능을 못하니 신진대사율이 저하되었고 그 때문에 늘 피곤하고 체중이 아주 쉽게 불어났다. 아직 서른 살도 되지 않았는데 내 몸은 노화가 진행된 예순 살 노인보다 더 퇴화한 상태였다.

모든 통증과 무기력증과 비만의 근본 원인은 염증이다. 내 경우 염증이 유난히 일찍 생겨 고생했지만 나이가 들면 누구에게나 어느 정도의 염증은 생기기 마련이다. 매일 아침 자신의 몸을 관찰하다 보면 가끔 밤새 배가 더 볼록 튀어나온 날이 있을 것이다. 염증 때문이다. 직접 눈으로 확인할 수 없을 뿐 뇌 안에서도 비슷한 부기가 발생한다. 이런 변화는 사이토카인이라는 세포 신호 분자에 의해 발생한다. 과학자들이 사이토카인을 발견한 것은 1950년대지만 염증과 사이토카인 간의 관계를 이해하기 시작한 것은 불과 수십 년 전의 일이다. 염증성 사이토카인[4]은 몸속 곳곳에 존재한다.

내 안에서 그 모든 일이 일어나고 있는 동안 나는 그저 정상적으로 살 수 있기를 바랐다. 질병이 끝없이 생겨나는 데 지쳤고 건강 문제가 너무 많아 심적으로도 고통스러웠다. 건강을 위한 노력에 변화를 주지 않으면 좋은 결과를 맞이하지 못하리라는 사실이 점점 분명해졌다. 행동에 나서야 할 때가 온 것이다. 내가 제일 먼저 한 일은 체중을 줄이는 데 도움이 될 거라 믿었던 방법(저지방 식단이나 꾸준한 유산소 운동 등)이 실제로는 소용없다는 걸 인정하는 것이었다.

4년간 연구에 몰두했다. 첫 번째 연구 대상은 앳킨스 다이어트Atkins Diet였다. 흔히 키토제닉 다이어트라 불리는 식이요법으로, 단백질과 지방을 섭취해 몸을 케토시스 상태로 만드는 것이 목표이며 설탕과 탄수화물을 멀리하라고 강조한다. 오늘날 유행하는 케토 다이어트의 조상 격인 식이요법인데 이 다이어트는 여러 가지 한계로 인해 여전히 문제점을 가지고 있다. 염증 문제를 제대로 해결하지 못하기 때문이다. 그러나 앳킨스 다이어트 덕에 나는 보다 나은 길로 향하기 시작했다. 오늘날 더티 케토 다이어트Dirty Keto Diet라 불리는 다이어트를 시작한 지 3개월 만에 체중이 약 23킬로그램이나 줄은 것이다. 기적같은 일이었다.

23킬로그램을 더 줄이는 데에는 10년이 걸렸다. 왜일까? 처음 줄인 23킬로그램은 모두 지방이었는데 지방을 없애는 다이어트로는 훨씬 더 까다로운 문제인 염증을 해결하지 못했기 때문이다. 나는 이 사실을 모른 채 염증을 유발하는 키토제닉 식품을 계속 먹었다. 크립토나이트에 대한 얘기를 해 주는 사람이 아무도 없었다. 단식을 통해 염증을 없애는 방법을 배우려면 지금까지와는 전혀 다른 여정에 나서야 했다. (속보: **아무것도** 먹지 않으면 당연히 **염증을 유발하는 그 어떤 것도** 먹지 않을 수 있다.)

많은 케토 다이어트 전도사가 이와 동일한 문제를 갖고 있으며 여전히 앳킨스 다이어트식 철학에 매달리고 있다. 더티 케토 다이어트에서는 케토시스 상태만 유지할 수 있다면 고도로 가공 처리되고 포장된 식품을 섭취해도 좋다고 허용할 뿐 아니라 심지어 부추기기까지 한다. 탄수화물로 구성되어 있지 않으면 모두 케토 식품이라는 것이다. 이 다이어트에서는 단백질인 글루텐도 케토 식품 자격이 있다고 말한다. 이 논리라면 식물유도 케토 식품이다. 물론 엄밀하게 따지자면 틀린 말은 아니다. 문제는 글루텐과 식물유를 섭취하면 살이 찐다는 것이다. 글루텐은 염증을 유발하며 식물유 역시 마찬가지라는 증거도 있다. 또한 둘다 배고픔을 유발한다. 앞서 말했듯 각종 씨앗 기름 역시 확실한 염증 유발자다. 일반적으로 키토제닉 다이어트에서는 어떤 종류의 지방을 섭취하든 건강에 나쁘지 않다고 보지만 섭취한 지방이 염증을 유발한다면 다이어트라는 목적을 이루기 어렵다고 봐야 한다.

단식은 언제 먹느냐 하는 문제뿐 아니라 무엇을 먹느냐 하는 문제에 대해서도 쉬운 해결책을 제공한다. 아침에 MCT 오일과 버터를 섞은 모닝 커피를 마시면 된다. 글루텐, 식물유, 가공식품은 피한다. 이로써 염증과 관련한 모든 건강 문제에서 자유로워질 수 있다. 실제로 심장병은 콜레스테롤 수치보다 염증과 더 깊은 관계를 맺고 있다. 세계 보건 기구WHO에 따르면 관상 동맥 질환은 전 세계 사망률의 무려 31퍼센트를 차지하는데[5], 장기간 단식을 할 경우 염증 수치는 물론 혈압과 트라이글리세라이드Triglyceride(지방질의 한 종류로 체지방의 대부분을 이루는 중성 지방이 이에 속한다. ―편집자) 수치가 떨어져 관상 동맥 질환에 걸릴 가능성이 낮아지는 것으로 밝혀졌다.

거듭 강조하건대 단식을 하면 염증이 완화되고 건강이 개선되며 자기 통제력이 커진다. 어떤 식이요법을 선호하는지와 관계없이 효과를 얻을 수 있다. 더티 케토 다이어트를 하든, 엄격한 채식을 하든, 피자와 나초 다이어트를 하든 단식은 유용하다. 다만 케토시스 상태를 유지하고 싶다면 건강에 좋은 음식을 섭취하기를 권한다. 더 나은 결과를 맞이할 수 있고 염증이 줄어들 것이며 기분도 더 좋아질 것이다.

그렇다면 몸에 염증이 있는지 여부를 어떻게 알 수 있을까? 답은 간단하다. 만일 가공식품으로 가득 찬 전형적인 현대인의 식사를 즐기고 있다면 어느 정도 염증이 있다고 봐야 한다. 뇌, 심장, 간에 위치한 염승처럼 가장 위험한 형태의 염증은 육안으로 확인하기 어렵다. 하지만 어떤 염증은 육안으로도 금방 알 수 있다. 거울을 보라. 허리의 군살이 나날이 늘어 가고 있는가? 그것이 염증이다. 부기가 있거나 피부가 여드름으로 덮여 있는가? 그것이 염증이다. 악력이 약해졌거나 아침에 일어났을 때 관절이 쑤시고 허리 통증이 느껴지는가? 그 역시 염증이다.

일단 체중을 줄인 나는 그 상태를 유지할 방법을 찾아야 했다. 염증을 유발하는 음식과의 전쟁에서 승리해야 한다는 의미였다. 그러나 당시 나는 어떤 음식이 염증을 유발하는지 몰랐고 참고할 만한 연구 자료도 별로 없었다. 나름대로 최선을 다했음에도 여전히 염증에 시달렸다. 허리의 군살을 보면 염증이 있다는 걸 알 수 있었다. 아침에 일어나면 관절이 쑤셨고 걷는 것이 고통스러웠기에 염증의 존재를 다시금 확인할 수 있었다.

나는 염증의 원인을 찾는 데 전념했다. 먹은 음식 하나하나를 열심히 살펴봤고 각 음식이 몸에 어떤 영향을 주는지 조사했다. 필요한 경우 매일 비교 테스트도 해 봤다. 특정 음식을 먹지 않음으로써 배고픔을 떨쳐 내는 법을 배웠고 그 지식이 훗날 《최강의 식사》의 토대가 됐다. 그러던 중 간헐적 단식을 발견했다.

사실 특정한 누군가가 간헐적 단식을 발견한 것은 아니다. 간헐적 단식은 인류가 존재한 시간만큼이나 오랜 세월 동안 우리와 함께해 왔다. 나는 그저 간헐적 단식이 내게 어떤 효과가 있는지를 발견했을 뿐이다. 커피에 MCT 오일과 버터를 섞어 마시면서 간헐적 단식을 수행하면 훨씬 더 강력한 효과를 볼 수 있다는 사실을 발견했을 뿐이다. 다만 살아 있는 사람이든 이미 죽은 사람이든 이렇게 기이한 조합을 생각해 낸 사람은 없었을 거라고 확신한다!

처음 간헐적 단식을 시작할 무렵에는 마치 어둠 속에서 전등 스위치를 켜는 듯한 느낌이었다. 당시에는 간헐적 단식에 대한 블로그도 책도 없었고 그저 케토시스 상태로 들어가기 위한 '지방 단식'Fat Fast 방법으로 앳킨스 다이어트가 권장된다는 사실만을 알고 있었다. 하지만 이는 치즈를 기반으로 인공 감미료를 활용하는 다이어트였기 때문에 나는 그 다이어트를 해킹하기로 했다. 이미 방탄커피를 마시면 기분이 아주 좋아진다는 걸 알아낸 뒤였으므로 케토시스 상태로 들어가기 위해 아침마다 방탄커피를 마셨다. 그러자 체중이 더 줄었고 점심 식사를 하고 싶다는 생각이 사라졌다. 반면 아침 식사를 거르고 방탄커피도 마시지 않았을 때는 아침 11시 반에 집중이 안 될 정도로 배가 고파졌다. 직장에서 제대로 일하기 어려울 정도였다. 방탄커피와 함께하는 단식은 정말이지 너무도 간단한 행동 변화이며 누구나 할 수 있는 일이다. 그저

16시간 동안 염증을 유발하는 음식을 전혀 먹지 않는 것으로 충분하다. 그러면 거의 마법처럼 몸속의 염증 대항 시스템이 제 기능을 발휘하기 시작한다.(그러나 이는 절대 마법이 아니다. 인간의 몸은 제대로 신경 쓰면 제대로 돌아가게끔 진화되었다.) 염증을 유발하는 음식 독소에서 벗어나 휴식을 취하면 몸이 케토시스 상태로 들어가면서 신진대사 기능이 복원된다.

기초적인 16시간 단식을 해 보면 아마 태어나서 처음으로 새로운 염증이 생성되지 않는 인생을 맛보게 될 것이다. 그리고 나와 마찬가지로 스스로가 음식 중독 상태에 빠져 있었다는 사실을 깨닫게 될 것이다. 음식 중독은 그저 감정적인 집착이 아니다. 특정 분자와 음식에 대한 그야말로 생물학적인 중독이다. 정말이다. 장담하건대 음식 중독에서 벗어나기란 아주 어렵다. 생물학적 중독 상태에 빠져 있다면 우유 단백질을 끊는 일이 니코틴을 끊는 것만큼이나 어려울 수 있다. 끊으려고 시도하면 몸이 격렬하게 저항할 것이다. 식품 업계는 온갖 곳에 중독성 있는 음식 광고를 내걸고 슈퍼마켓이나 편의점에서 쉽게 찾을 수 있게 만들었다. 그러나 일단 단식을 시작하면 그런 음식을 바로 통제할 수 있다.

가장 흔한 생물학적 중독 대상 두 가지는 밀(글루텐)과 유제품이다. 누군가는 양쪽 모두에 알레르기가 없으니 걱정할 필요 없다고 생각할지도 모르겠다. 하지만 이는 두 음식이 신체에 어떤 영향을 미치는지 잘 알지 못하기에 할 수 있는 생각이다. 밀이나 유제품 단백질을 먹지 않고 사흘 이상 보낸 적 있는가?(버터에는 미량의 단백질이 들어 있다.) 글루텐과 유제품 모두 염증을 유발한다. 생각보다 훨씬 힘들기는 하지만 일단 중독 상태에서 벗어나면 이 두 가지 음식이 몸에 어떤 영향을 주는지 알 수 있다.

빵에 들어 있는 글루텐 단백질과 우유 및 치즈에 들어 있는 카세인 단백질은 보통 체내에서 분해되어 글루테오모르핀Gluteomorphin과 카소모르핀Casomorphin이라는 분자로 변한다. 이름에 포함된 '모르핀'에 주목하라. 둘 다 모르핀 유사체로 뇌의 쾌락 중추인 아편 유사제 수용체Opioid Receptor를 자극한다. 다시 말해 구운 치즈 샌드위치를 먹었을 때 신체 반응이 헤로인 주사를 맞았을 때의 반응과 아주 비슷하다는 의미다. 치즈 샌드위치와 헤로인이 주는 희열의 수준은 분명 다르지만 둘 다 중독성 있는 만족감을 준다. 빵을 한번 먹으면 다음 날도 또 다음 날도 그리고 또 다음 날도 계속 빵을 먹고 싶어지는 이유가 바로 여기에 있다. 식당에서 식전 빵을 담은 바구니를 내주는 이유도 동일하다. 몸은 그 아편 같은 느낌을 갈망한다. 그러니 당분과 유제품을 넣지 않은 딱딱한 프랑스 빵을 떠올리며 단식을 시도해 보자.

만일 몇 년간 매일 아침 같은 음식(버터 바른 토스트, 머핀, 곡물 시리얼과 우유 등)을 먹었다면 간헐적 단식으로 그 음식을 더이상 먹지 못하게 되면서 불안해질 수도 있다. 하지만 괜찮다. 얼마든지 극복 가능한 갈망이다.

"내 글루텐은 어디 있어?"라는 몸의 질문에 이렇게 답하자. "이봐, 스스로를 회복할 16시간을 선물로 줄게. 봄맞이 대청소 시간이야. 다른 건 아무것도 안 해도 돼. 음식 때문에 생긴 염증에 맞서 싸우는 데 쓰던 에너지를 더 많은 효소 생산에 쓰도록 해. 시스템 업그레이드를 해 보자고."

⠒ 즐거운 실험

염증의 엄청난 영향에 대해 배우고 단식과 관련해 이런저런 실험을 하기 시작할 무렵 나는 티베트 서부의 한 외딴 지역을 찾아가 영적인 수행을 했다. 여행 기간 동안에는 단식을 했고 몸에 나쁜 음식은 거의 먹지 않았다. 선택의 여지가 없었다. 그곳은 먹거리가 매우 드문 곳이었다. 카일라스산 일대의 신성한 길을 가는 도중에 야크 젖으로 만든 버터 차를 얻어 마셨는데 고산병 예방을 위해 여행객에게 주는 차였다.(그때 나는 해발 약 5500미터 되는 지점에 있었다.) 놀랍게도 차를 마시고 나니 기분이 굉장히 좋아졌다. 덕분에 차에 버터를 섞어 마시면 염증 완화와 활력 충전에 큰 도움이 된다는 사실을 알게 됐다.

잠시 단식을 한다고 해서 '죽을 것 같아.'라는 느낌이 들지는 않는다. 카일라스산에서 나는 이런 생각을 했다. '와, 에너지가 무한대로 넘쳐 나는 느낌은 이런 거구나. 진짜 좋네.' 이것이 바로 염증이 완화될 때 느낄 수 있는 가장 놀라운 효과 중 하나다.

그러나 단식의 효과를 이끌어 내는 일은 그리 간단치 않다. 쉬운 일이었다면 이미 모두가 간헐적 단식을 하고 있을 테다. 장기적인 단식, 특히 물이나 다른 음료를 마시지 않는 '마른 단식'을 할 경우 들뜬 행복감을 느끼기는 어렵다. **짧은 단식도 아무 준비 없이 시작하면 아주 불쾌한 경험이 될 수 있다. 단식에 대한 두려움이 현실이 되는 것이다.** 초인적인 힘은커녕 배고픔, 피로, 짜증이 섞인 내면의 목소리에 시달리게 된다. '대체 이 상황을 어떻게 헤쳐 나가지?'라는 의문은 '**이 상황을 헤쳐 나갈 순 있을까?**'라는 의문으로 바뀐다.

나는 한동안 답을 찾지 못했다. 카일라스산에서 온몸을 뒤흔들었던 그 강력한 에너지를 재현할 방법을 찾을 수 없었다. 나는 티베트인들이 매일 겨우 몇 잔의 야크 버터 차만 마시며 살아가는 모습을 지켜봤다. 그들은 차 외에 다른 음식을 먹지도 않고 12시간 동안 살을 에는 추위 속에서 나보다 더 많은 짐을 날랐다. 정확히 말하면 단식을 하는 것은 아니지만 그들의 행동 양식이 단식에 가까웠다. 나는 여러 가지 단식을 연구했고 정기적인 단식을 시도했다. 4일 단식을 해 보았고 24시간 단식을 해 보았으며 커피와 차와 버터를 먹거나 먹지 않으면서 단식을 해 보았다. 더 큰 활력을 이끌어 내는 바이오해킹 방법을 찾을 때까지 쉬지 않고 다양한 단식에 도전했다.

첫 번째 해답은 방탄커피였다. 티베트에서 마신 야크 버터 차에서 영감을 얻어 만든 음료다. 이 커피야말로 방탄 단식과 일반적인 단식 간의 가장 큰 차이다. 방탄커피는 염증에서 해방되는 희열을 맛보게 해 주고 배고픔을 거의 느끼지 않게 해 준다. 음식을 먹지 않고 지낼 때 대부분이 겪는 에너지 저하 현상도 최소화한다.

두 번째 해답은 단식은 한 가지 방식이 아니라는 사실을 받아들이는 것이다. 단식의 종류는 다양하고 간헐적 단식의 주기도 다양하다. 모든 단식이 항염증 효과를 비롯한 여러 가지 효과를 제공한다. 어느 정도 유연성을 발휘하면서 단식을 수행하면 앞으로도 부담 없이 단식을 해 나갈 수 있다. 나는 자녀가 있으며 제법 큰 회사의 최고 경영자다. 48시간 단식 계획을 짜는 것이 늘 쉽지만은 않다. 아내와 아이들이 스키를 타러 가는 등 내가 할 수 없거나 하지 않는 일을 할 때 단식이 가장 잘된다.(나는 무릎에 나사를 박았기 때문에 스키를 타지 않는다.) 비즈니스 출장을 이용해 단식을 하기도 한다. 단식을 하고 나면 늘 기분이 좋아지고 회춘한 듯한 느낌이 든다. 단식하기 전과의 가장 큰 차이는 염증이 완화됐다는 것이다.

세 번째 해답은 사회 지지망을 적극 활용하는 것이다. 특히 간헐적 단식을 처음 시작하는 경우에는 이 방식이 더 유용하다. 도움이 될 만한 앱이나 온라인 커뮤니티를 찾는 것도 얼마든지 가능하지만 나는 간헐적 단식을 함께 할 수 있는 친구를 찾아보라고 권하고 싶다. 사회적 연대는 염증을 완화할 수 있는 또 다른 효과적인 방법이다. 2020년 영국 서리 대학교와 런던 브루넬 대학교의 연구진은 사회적 고립이 체내 염증 증가와 관련이 있다는 사실을 밝혀냈다. 고립된 사람은 간에서 만들어지는 C 반응성 단백질C-reactive Protein 수치가 높은데 이 단백질은 보통 상처 입은 조직 주변을 뒤덮는다. C 반응성 단백질은 혈액 응고를 촉진하는 섬유소원Fibrinogen 수치를 높이기도 한다. 연구진은 사회적 고립과 염증 간의 연관성이 여성보다 남성들 사이에서 더 강하다는 사실도 알아냈다.[6] 성별에 따른 차이에 대해서는 9장에서 더 자세히 다루도록 하겠다.

네 번째 해답은 앞서 해 온 이야기의 핵심이다. 단식은 체중을 줄이거나 건강을 돌보기 위해 해야 하는 부담스러운 일이 아니다. 일단 단식을 하면 분명 더 건강해질 것이고 체중도 줄어든다. 하지만 단식이 너무 힘들거나 지겨워 중간에 그만둔다면 이 두 가지 혜택 역시 모두 사라진다. 단식을 할 때는 친구, 유연성, 적절한 시간에 마시는 방탄커피가 필수적이다. 이들의 도움을 받으면 염증이라는 이름의 악마로부터 벗어나는 기쁨을 경험할 수 있다. **단식은 마지못해서가 아니라 스**

스로 원해서 해야 한다.

고통 대신 즐거움을 느낀다면 단식을 계속할 수 있다. 계속하겠다고 다짐해서가 아니라 좋은 기분을 유지하고 싶어서 스스로 지속하게 된다. 기분 좋은 상태가 오래 유지된다면 염증을 줄이고 건강 상태를 개선하기 위해 다른 변화를 모색할 가능성도 커진다. 더 나은 음식을 택하고, 규칙적으로 운동하고, 금연을 하고, 술을 줄이거나 끊고, 충분히 잠을 자는 등 다양한 시도가 가능하다. 잠깐씩 음식을 멀리하는 것을 자기 파괴적인 경향으로부터 벗어나게 해 주는 광범위한 자기 제어 계획의 일부로 삼을 수 있다.

자신을 책임지고 최고의 자아를 향해 나아가기 위한 결정이 바로 단식이라고 생각하라. 단식은 신체 활동을 돕는다. 더 강인해지고 회복력도 더 좋아진다. 또한 세상 그 어떤 일도 감당할 수 있는 정신력을 만들어 준다. 우리는 모두 오래 살고 싶다고 말한다. 하지만 **우리가 진정 원하는 것은 오랫동안 잘 사는 것이다.** 오래 살고 잘 사는 것, 이 두 가지가 단식의 최종 목표다.

수십 년간 선도적인 생물학자 다수가 인간의 장수 여부는 주로 유전자에 의해 결정된다는 주장을 폈다. 어떤 세대의 부모와 그들의 부모와 또 그들의 부모 모두 아흔 살까지 살았다면 해당 세대도 장수할 가능성이 높다. 그게 무엇이든 간에 그 집안은 '좋은 유전자'를 갖고 있기 때문이다. 반면에 어떤 집안의 조상이 모두 쉰 살을 넘기지 못했다면 정말 안타까운 일이 아닐 수 없다. 지금도 많은 주요 연구 단체가 백 세를 넘긴 사람들의 게놈 서열을 들여다보면서 장수 DNA의 특징을 찾고 있다. 실제로 뉴잉글랜드 백 세 연구를 진행하고 있는 연구진은 장수한

사람에게 많이 나타나는 백 가지 이상의 유전적 변이를 찾아냈다.[7]

그러나 이러한 연구가 밝혀낸 가장 중요한 사실은 유전자가 건강과 수명을 결정하는 여러 요인 중 다소 애매한 한 가지 요인에 지나지 않는다는 것이다. 식단, 생활 방식, 다른 일상적인 선택 또한 유전자만큼이나 영향을 미친다. 흔히 생각하는 방식대로는 아니더라도 말이다. 미국 뉴욕주 버펄로에 위치한 로스웰 파크 암 연구소Roswell Park Cancer Institute에서 근무하는 노인학 전문가 미하일 블라고스클로니Mikhail Blagosklonny는 '단식을 비롯한 특정 형태의 약한 스트레스가 신체의 자기 회복 메커니즘을 활성화해 수명을 늘릴 수 있다.'는 논란 많은 이론의 수노석인 지지자다. 그는 한 영향력 있는 논문에서 이렇게 말했다. "수명은 노화를 늦추거나 노화 저항성을 높임으로써 늘릴 수 있다."[8] 그를 비롯해 점점 그 수가 늘어나고 있는 다수의 동료들이 주장하는 바에 따르면 약한 스트레스가 노화 저항성을 높인다는 것이다.

실제로 실험을 거듭한 결과 동물은 덜 먹을 때 더 오래 사는 경향이 있음이 밝혀졌다. 반면 원하는 대로 먹을 경우 수명은 눈에 띄게 줄었다. 실험실 환경에서 동물에게 먹이 공급을 줄이는 기법을 **칼로리 제한**Caloric Restriction이라 하는데 이는 최근 들어 유감스러운 추종자들이 생겨나고 있는 '칼로리 섭취, 칼로리 배출'Calories In, Calories Out 또는 CICO라고 불리는 다이어트의 극단적인 버전이다. 실험실에서는 보통 동물이 먹던 식단보다 약 30퍼센트 적은 칼로리를 제공한다. 과학자들은 어떤 칼로리를 어떻게 줄이는지 말해 주지 않는다. 따라서 노화 방지에 집착하는 일부 사람들은 단순히 전반적인 칼로리를 줄이는 방법으로 실험실 기법을 자신의 다이어트에 적용하려 애썼다. 이런 접근 방식은 예전에 유행했던 칼로리 계산 다이어트와 비슷하다. 칼로리 계산 다이어트로 체중을 줄이려면 배고픈 상태를 계속 유지해야 한다. 거의 평생 동안 말이다.

당연히 그런 식의 다이어트는 오래 지속할 수 없다. CICO 다이어트가 고통 그 자체이듯 장기적인 칼로리 제한 다이어트 역시 고통 그 자체다. 어떤 음식으로 칼로리를 섭취할 것인가 하는 문제를 무시할 경우 특히 더 그렇다. 물론 이 다이어트가 더 오래 살 수 있는 유일한 방법이라면 해 볼 만한 가치가 있다. 그러나 대부분의 사람들은 칼로리 제한과 그로 인한 고통을 오랜 기간 감내하지 못한다. 그래서 간헐적 단식이 흥미로운 것이다. 현명한 간헐적 단식의 경우 전반적인 음식 섭취량을 줄이지만 억지로 줄이지는 않기 때문에 이전처럼 배가 고프지 않다. 내가 방탄 다이어트를 개발했을 당시에는 이 단식의 효과가 덜 먹는 데서 파생되는 것이라고 생각하는 사람이 많았다. 하지만 이제는 실제 어떤 일이 일어나는지를 설명할 수 있다. 단식 과정에서 호르몬과 염증 수준이 변화하는 것이다. 물론 단식 과정에서 대부분 칼로리 섭취를 줄일 수밖에 없고 그로 인한 효과를 체험하기도 한다. 칼로리 제한 다이어트를 하는 사람처럼 많은 칼로리를 줄이는 경우도 있다. 하지만 다른 여타 다이어트와 간헐적 단식의 차이는 더 큰 에너지와 기쁨 그리고 더 나은 건강을 보너스로 얻게 된다는 것이다. 지금까지 한 얘기는 다음과 같은 간단한 공식으로 요약된다. 질 좋은 음식을 배가 찰 때까지 먹으라. 잠시 중단하다가 다시 먹기 시작하라. 그리고 더 나은 삶을 즐기라.

단식을 하면 나아진 삶을 오래도록 누리게 될 것이다. 혹 힘들고 바쁜 하루를 끝낼 무렵 뇌가 얼마나 기진맥진한지 아는가? 그야말로 세포 차원에서 지쳐 버리고 만다. 쉬지 않고 일한 신경 세포는 반드시 처리해야 할 노폐물을 만든다. 최소 12시간(이상적으로는 18시간)의 단식을 하면 세포에게 집 안 청소를 할 시간이 됐다는 신호가 전해진다. 미토콘드리아Mitochondria에게도 정기적인 휴식 및 회복과 재생을 위한 시간이 필요하다. 미토콘드리아가 '세포들의 발전소'라는 교과서 같은 설명은 진부하지만 이는 엄연히 사실이다. 캡슐 모양의 이 작은 세포 소기관은 체내의 거의 모든 세포 안에서 발견된다. 몸 안에 있는 대부분의 화학 에너지를 생산해서 아데노신 3인산Adenosine Triphosphate 또는 ATP라 불리는 분자 안에 저장한다. 미토콘드리아는 신진대사를 움직이는 수요 농력원이기도 하므로 활력을 유지하고 정신을 집중하며 행복감을 느끼려면 연료가 잘 채워진 미토콘드리아가 충분히 존재해야 한다.

미토콘드리아의 기능이 떨어지면 피로 누적, 체지방 증가, 인지 능력 저하 등 우리가 가장 두려워하는 노화 증상이 나타난다. 연구에 따르면 미토콘드리아 기능 장애는 알츠하이머병과 심혈관계 질환을 포함한 거의 모든 노화 관련 질병에 영향을 미친다. 이 모든 단서를 엮어 케임브리지 대학교 의학 연구진은 최근의 한 연구에서 미토콘드리아가 체내 염증 반응을 켰다 껐다 하는 작은 스위치 역할을 한다는 것을 밝혀냈다.[9] 건강한 미토콘드리아는 염증 및 소염 시스템을 능숙하게 통제한다. 따라서 미토콘드리아가 잘 작동하면 다른 생물학적 시스템도 몸을 더 잘 돌보게 된다.

이 모든 이야기의 결론은 단식을 하면 염증이 줄고 재생이 촉진되고 더 젊어진 기분이 들며 활기찬 상태가 된다는 것이다. 단식은 죽기 어려운 몸을 만든다. 더욱 중요한 핵심은 더 오래 살게 된다는 것이다.

진실의 시간, 왜 단식을 해야 하나?

단식을 하면 생물학적 문제가 그야말로 놀라울 만큼 해결되고 에너지
가 충만해지며 질병의 위험이 줄어든다. 나는 우리 모두가 이 혜택을
누리길 바란다. 그러나 나는 현실주의자다. 많은 사람을 간헐적 단식
으로 이끌었지만 중도 포기하는 모습을 지켜본 경험 역시 수없이 많다.
염증에서 벗어나고 크렙스 회로를 강화하는 방법은 단 하나다. 스스로
가 만족할 만한 단식 방법을 찾아내되 분자 차원이 아닌 개인 차원에서
찾는 것이다. **단식은 과학이 아니라 개인의 일이다. 개인은 과학 이상
의 존재다.**

많은 사람들이 늘 건강에 신경 쓴다고 말한다. 그러나 누군가가 베
이글을 하나 건네거나, 섹시한 사람의 사진을 보여 주거나, 큰돈을 벌
수 있는 방법을 알려 준다면 새로운 자극이 우선순위 목록 꼭대기로 뛰
어오르고 건강 문제는 바로 뒷전으로 밀릴 것이다. 갈망은 목표와 우선
순위를 잊게 만드는 데 매우 효과적이다. 지금이야 자신을 잘 돌보려
애쓴다 해도 항상 건강에 마음을 쓰기는 정말 어렵다. 자칫하면 건강을
돌보는 일이 우선순위 목록에서 일곱 번째 정도에나 머물기 쉽다.

현실에 맞서 싸우는 대신 철저히 현실을 인정하고 솔직해져라. 순전
히 건강을 위해 단식을 하려는 건 아닐 것이다. 고통스러운 상황에 빠
지기 위해 단식을 하려는 것도 분명 아니다. 건강을 동기로 삼으려 하

면 안 된다. 책이나 신문, TV에서 항상 듣는 메시지를 떠올려 보면 모든 주장이 좀 이상하게 느껴질 것이다. "건강해지려면 이 운동을 하거나 이 슈퍼 푸드를 먹거나 이 복잡한 식단을 따라야 합니다. 자신을 제대로 돌보고 싶다면요! 아무것도 하지 않는다는 건 스스로를 신경 쓰지 않다는 겁니다." 끝이 없는 돌림노래다.

저 메시지는 전혀 사실이 아니다. 정신과 신체가 작동하는 방식에 맞지 않는다. 생물학적 측면에서 볼 때 정말 건강해지고 싶다는 욕구는 안전, 만족, 타인과의 연결, 심지어 힘과 성공에 대한 욕구만큼 강하지 않다. 물론 이 생각이 옳은지 아닌지를 판단하려는 것은 아니다. 나는 그저 우리 모두가 공유하고 있는 뿌리 깊은 인간 심리에 대해 얘기하고 있는 것이다.

음식의 사회적 측면을 예로 들어 보자. 많은 이들이 타인과 연결되었다는 느낌 때문에 외식을 좋아한다. 이 욕구는 강렬한 동기가 된다. 물론 자기 통제력을 발휘해 건강을 위해 단식 중이라는 점을 계속 상기할 수는 있다. 그 덕에 사교 모임에서 단식을 계속할 수도 있다. 그러나 누군가가 건네주는 튀김 한 접시를 거부하기란 매우 어렵다. 거부하지 못한다 해서 나약한 사람이나 형편없는 사람이 되는 것도 아니다. 음식은 인간을 연결시키는 중요한 매개체다. 인간관계를 부정하는 것이야말로 자기 통제력을 잘못 사용하는 것이다.

이런 얘기를 하고 있노라니 정말 많은 사람이 건강을 위해 마라톤을 하기로 결심하던 시절이 떠오른다. 당시 새로 마라톤을 시작한 사람 중 상당수는 심한 비만 상태였다. 그들은 터무니없는 계획을 세웠다. 조깅으로 동네 한 바퀴 도는 것도 힘들어할 만큼 운동을 하지 않던 사람이

42.195킬로미터의 마라톤 풀 코스를 달리겠다고 마음먹은 것이다. 그들은 동지애를 경험하기 위해 친구들을 설득해 함께 훈련을 시작했다. 놀랍게도 그들 중 상당수가 마라톤 풀 코스를 완주하는 목표를 달성했다. 그들이 생각했던 이유 때문만은 아니었다. 대부분 건강을 위해 달린다고 믿었지만 실은 마음속 깊은 곳에 있는 연결 욕구를 충족하기 위해 달렸다.

마라톤같이 인내력을 요구하는 경기에 참가해 결승선까지 달려 본 경험이 있다면 마라톤을 뛰겠다는 갑작스러운 결정이 얼마나 부담스러운지 잘 알 것이다. 사실 42.195킬로미터를 달리는 일은 건강과 행복 증진을 위한 계획으로서 그리 큰 효과가 없다. 마라톤에 도전하는 수많은 사람을 보라. 개인적 도전에는 성공하고 있을지 몰라도 마라톤 초보자들의 체형을 유심히 살펴보면 마라톤으로는 치유할 수 없는 신진대사 문제가 산적해 있다는 사실을 알 수 있다.

마라톤처럼 엄청난 육체적 도전에 성공하고 나면 확실히 스스로를 긍정적으로 바라보게 된다. 끝까지 달릴 수 있음을 입증한 것만으로도 자신감이 크게 올라간다. 우리는 종종 우리 몸의 생물학적 현상을 통제할 수 있고 무엇이든 다 해낼 수 있다는 것을 확인하기 위해 마라톤같이 극단적인 이벤트에 참여하고 싶은 충동을 느낀다. 그러나 명심하라. 장거리 달리기를 시작한 사람의 80퍼센트가 첫 해에 심각한 부상을 입는다. 맙소사, 최초로 마라톤을 뛴 고대 그리스 남자는 42.195킬로미터를 달린 뒤 죽었다. 마라톤은 건강에 좋은 일이 전혀 아니다. 장거리 달리기가 아무런 효과가 없다는 말이 아니다. 효과가 있을 수 있다. 문제는 엉뚱한 이유로 마라톤을 시작하는 경우가 많다는 점이다. 건강한 생활 방식을 만들고 유지하기 위한 결정의 일부로서가 아니라 성취의 상징으로 접근하는 경우다.

하지만 스스로의 주인이 될 수 있는 더 좋은 방법이 있다.

스스로에게 더 좋은 감정을 느끼고 자신의 의지willpower('권한 부여' empowerment라는 표현 대신 '의지'라는 표현을 쓰고자 한다. 권한 부여는 다른 누군가가 우리에게 힘을 주는 의미이기 때문이다.)를 통제하는 능력에 다가가기 위한 열쇠는 단식이다. 작은 계획부터 실천하면 된다. 일단 아침에 음식을 먹지 마라. 익숙해지면 하루 동안 음식을 먹지 않고 지내라. 분명 큰 성취감을 느낄 수 있으리라고 장담한다. 마라톤에 도전하는 사람이 뛰는 거리를 점점 늘려 가듯 점점 더 발전된 형태의 단식 기법을 구사하라. 불가능하다고 생각할지 모르지만 할 수 있다. 단식을 성공적으로 마칠 때마다 단식이 그리 힘들지 않으며 할 만한 가치가 있는 일이라는 사실을 깨닫게 될 것이다. 성취감과 성공감을 누릴 수 있다. 안 맞던 옷이 잘 맞게 되는 것은 덤이다.

게다가 **단식은 마라톤보다 건강에 훨씬 더 유익하다. 철인 3종 경기를 비롯한 그 어떤 큰 스포츠 이벤트보다 좋다. 단식은 육체적으로나 정신적으로나 이롭다.** 친구들과 함께 동네 공원을 달리는 대신 함께 단식을 하자고 권해 보라. 이 아이디어가 이상하게 들리는 유일한 이유는 그간 누구도 그런 제안을 한 적이 없기 때문이다. 함께 단식을 하는 것이 함께 마라톤 훈련을 하는 것보다 나을 수 있다. 어쩌면 단식과 마라톤 둘 다 도전할 수도 있으리라.

친구 두어 명에게 "우리 이거 같이 해 보자."라고 제안하는 것은 정말 아름다운 일이다. 내가 말하는 종류의 단식을 할 경우에는 사회적 교류도 얼마든지 가능하다. 예를 들어 함께 '아침 식사'를 하기 위해 만날 수도 있다. 다만 팬케이크는 생략하고 대신 커피를 마시는 것이다.(음식 값이 절약되기 때문에 정말 좋은 커피를 마실 수 있다!) 퇴근 후에는 염증을 유발하는 술을 들이키는 대신 친구들을 만나 함께 헬스장에 가거나 소프트볼을 하거나 프리스비를 던지며 시간을 보낼 수 있다. 술잔과 안주 접시를 비우는 것보다 몸이 더 개운해지고 유대감도 더 잘 쌓을 수 있다.

사회 참여 기회를 박탈당했다고 느낄 필요 없이 나의 사정에 맞춰 참여 규칙을 조정하면 된다. 새로운 유형의 인간관계를 만드는 것이다. 마침내 결승선을 통과해 단식을 잘 마치면 말할 수 없이 큰 성취감과 상상했던 것과는 완전히 다른 느낌을 받을 것이다. 칼로리 제한 다이어트를 하는 사람처럼 배가 고프거나 짜증이 나는 일은 없다. 오히려 육체적으로나 정신적으로나 최고의 상태를 실감할 수 있다. 무엇보다도 체내 염증이 많이 줄어든다. 늘 아프던 곳들이 더 이상 아프지 않게 된다. 심지어는 인지하지 못했던 문제가 존재했음을 깨달을 수도 있다. 갑자기 몸 상태가 너무 좋아지니 비로소 문제가 사라졌음을 알게 되는 것이다.

무엇보다 이 모든 일이 건강에 대한 집착 없이도 가능하다는 데 주목하라. **궁극적인 목표는 제 기능을 제대로 발휘하는 인간이 되어 삶을 의미 있게 만드는 모든 경험을 즐기는 것이다.** 이를 위해서는 자신과 음식 사이의 관계를 바꿀 필요가 있다. 염증을 비롯해 현재 우리의 발목을 잡는 체내 현상을 통제할 수 있어야 한다. 또한 갈망을 다루는 새로운 방법을 배워 과거보다 더 나은 자신을 만들어야 한다.

이 정도로 숙달되기 위해서는 다른 사람이 음식을 먹는 동안 금식하는 데 익숙해지는 것이 중요하다. 그러다 보면 곧 세 가지 사실을 깨닫게 된다. 첫째, 접시에 음식이 없더라도 웃고 얘기하며 다른 사람과의 관계를 즐길 수 있다. 둘째, 모두가 동시에 음식이라는 연료를 몸에 주입할 필요는 없다! 내가 뭔가를 먹지 않는 상황에 별 신경을 쓰지 않는다면 친구들 역시 신경 쓰지 않을 가능성이 높다. 셋째, 어떤 사람들은 무슨 일을 해서라도 뭔가를 먹이려 할 것이다. 단식하는 사람을 보면 마치 자신이 굶어 죽게 되기라도 한다는 양 음식 권유를 멈추지 않는다. 내가 해 줄 수 있는 조언은 이것뿐이다. 그저 계획을 엄수하고 솔직한 태도와 사랑으로 회의론자들을 대하라.

친구나 가족과 함께 식사하는 것은 기본적으로 의미 있는 의식이다. 절대 그런 의식을 중단하라고 권하고 싶지 않다. 하지만 식탁 위에 놓인 음식을 몸이 원치 않는다거나 그 음식을 먹은들 아무 이득도 보지 못할 상황에서 다른 사람과 함께 식사하는 건 결코 즐거운 경험이 아니다. 그러니 사람들과 함께 식탁에 앉았을 때는 식사를 즐기라. 다만 몸에 해로운 음식을 먹어야 한다고 스스로에게 강요하지는 마라.

단식이 아닌 패턴을 깨뜨려라. 단식으로 얻을 수 있는 모든 선물을 취하라. 부풀어 오르는 염증을 줄이고 활력과 자신감을 높여라. 그리고 최상의 몸 상태를 느끼게 해 주는 일에 집중하라.

제3장

단식의 다양한
단계와 방식

영적인 여행길에서는 때때로 일이 어떤 방향으로 흘러가든 그대로 내 버려 두어야 한다. 뜻밖의 행운이 생길 여지를 남겨 두는 것이다. 주술 사 델릴라는 내게 하나의 동굴 안에서 다른 사람과 함께 지내며 혼자만 의(혼자? 정말 혼자일 수 있나?) 비전 퀘스트를 할 것이라 말했다. 그리고 내게 그 뜻밖의 행운 원칙을 직접 시험할 기회를 주었다. 그녀는 우리 두 사람이 규칙만 잘 지킨다면 별일 없을 거라며 나를 안심시켰다. 그 하나의 규칙은 두 사람이 동굴 안에서 서로 얘기해서는 안 된다는 것이 었다. 음, 그렇겠지.

나는 그녀의 계획에 따랐지만 이런 방식으로 내가 원하는 초월성을 얻을 수 있을지에 대해서는 여전히 회의적이었다. 동굴 안에 다른 사 람이 있는 상태에서 진정한 고독을 경험한다는 건 단식을 하면서 뭔가를 먹을 수 있다는 것만큼이나 불가능한 일 같았다. 그런 심리 때문인지 길을 나서면서 하마터면 배낭 안에 단백질 바를 하나 집어넣을 뻔했다.('혹시 모를 비상사태에 대비해서'라는 변명하에…….) 나는 마지막 순간에야 주술사의 집에 단백질 바를 두고 나올 수 있었다. 자기 통제라는 거센 물결 덕에 유혹을 떨치고 원래의 목적에 충실히 따를 수 있었던 것이다. 게다가 때는 2008년이었다. 당시만 해도 단백질 바가 지금만큼 맛있지 않았다.

델릴라는 낡은 황갈색 카우보이모자를 써 얼핏 서부 영화 속 주인공처럼 보였다. 그녀는 우리를 낡은 픽업트럭에 태워 동굴까지 데려다주었다. 동굴을 떠나기에 앞서 그녀는 파트너와 내게 서로 거리를 두라고 권했으며 휴대폰 전원도 꺼야 한다는 걸 상기시켰다. 전원을 켤 수 있는 유일한 순간은 매일 아침 정확히 1분뿐이었다. 이 예외의 시간을 둔 이유는 주술사가 보낸 문자 메시지를 받고 우리가 무사하다는 걸 알려 주기 위해서였다. 감사하게도 아직 스마트폰이 존재하지 않던 시절이라 수신호를 하거나 말을 하지 않는 한 동굴 안에서 주의력이 분산될 일은 없었다.

주술사는 우리를 '멀리서 확인하고 있을 것'이라는 다소 의미심장한 말을 했다. 무슨 뜻이냐고 되묻자 그녀는 살짝 웃으며 이렇게 대답했다. "난 당신들이 어떻게 지내는지 알 수 있어요." 더 캐묻고 싶었지만 그녀는 그 이상 말해 주지 않았다. 동굴 안에서 카메라를 찾아내지도 못했다.

동굴 안으로 걸어 들어갔고 비로소 나는 단식 세계의 가장 우주적인 측면으로 진입하게 되었다. 당신이 지금 읽고 있는 이 책을 만든 영감의 원천을 바로 그곳에서 얻었다.

칼로리 감시관은 무시하라

건강과 행복을 추구하는 과정에서 많은 이들이 단식과 다이어트를 혼동한다. 일반적인 의미에서는 중복되는 면이 확실히 존재한다. **둘 다 무언가를 멀리하는 활동이고 체중을 줄인다.** 두 활동을 통해 칼로리 섭취를 줄일 수도 있다. 그러나 이 둘의 근본은 아주 다르다. 혼자 동굴 안에 늘어가는 것과 다른 누군가와 함께 들어가는 것만큼이나 다르다. **단식은 우리를 옭아매는 갈망을 직접 해결한다. 그러나 다이어트는 갈망을 훨씬 더 악화시키는 힘을 갖는다.**

사회 곳곳에 만연한 다이어트 문화는 큰 장애물이다. 단식으로의 접근을 막거나 비생산적인 방식의 단식을 부추긴다. 20대 때 내가 체중을 줄이려고 발버둥쳐야만 했던 이유가 그 다이어트 문화 때문이다. 내 체중은 줄었다가도 이내 다시 늘어나곤 했다. 육체적으로나 정신적으로나 상태가 좋지 못했고 다이어트는 별 도움이 되지 않았다. 체중을 10킬로그램 줄였다가 몇 주 만에 그 이상 늘어나는 경험만큼 실패를 뼈저리게 실감하게 하는 일도 흔치 않다. 다이어트 문화의 목표는 더 나은 상태의 자신이 손에 닿지 않는 먼 곳에 있다고 느끼게 하는 것일 뿐이다. 이는 칼로리 제한 다이어트인 CICO 모델이 실패한 과학을 넣는 쓰레기통으로 들어가야 하는 이유이기도 하다.

CICO 다이어트는 신체를 살덩이가 있는 로봇인 양 다룬다. 실제 인간의 신체는 칼로리의 원천, 섭취 시간, 섭취한 사람의 독특한 생리학적 구성에 따라 반응하는 역동적인 시스템이다. 그러나 CICO 신화가 끊임없이 전해 내려오면서 비만과 수치와 고통의 흔적만을 남기고 있다.

CICO 다이어트의 배후에는 몇 가지 미심쩍은 과학이 존재하는데 그중 다수는 앤셀 키스Ancel Keys 라는 매우 영향력 있는 생리학자와 관련이 있다. 1930년대와 1940년대에 그는 식이요법과 기아 문제에 몰두했으며 올바른 식습관을 위한 엄격한 원칙을 개발하려 애썼다. 노력의 결과 그는 제2차 세계 대전 중 미 해군을 먹여 살리는 데 쓰인 전투 식량 케이레이션K-ration (K는 그의 이름 'Keys'에서 따왔다.)을 만들었다. 그는 너무 많은 칼로리를 섭취하기 때문에 비만이 생긴다고 확신했기에 칼로리가 제한된 저지방 식단을 권했다. 이상하게도 설탕은 문제 삼지 않았고 다른 연구자들이 설탕의 유해한 효과를 밝혀내자 강력하게 반대하기까지 했다.

결국 그의 주장은 겨우 10년 전에야 완전히 잘못됐음이 드러났다. 키스의 아이디어는 1970년대에 널리 확산되었는데 조지 맥거번George McGovern 이 이끄는 미국 상원 위원회가 채택한 연방 식단 권고와 그림으로 건강 식단을 소개한 '식단 피라미드'에 그의 생각이 반영되었기 때문이다.[1] 하지만 그 그림이 틀린 정보를 담고 있었음은 명백하다.

CICO 다이어트와 그 변형은 칼로리 및 비만을 보는 키스의 엄격한 입장, 즉 모든 칼로리는 똑같다는 생각에서 비롯되었다. 이러한 생각은 과체중인 사람에 대한 냉담하고 비정한 태도로 이어졌다. 현재까지도 칼로리 계산기, 내가 '칼로리 감시관'Calorie Police 이라고 부르는 사람들의 핵심 관념으로 남아 있다. 그들은 많이 먹기 때문에 살이 찐다는 얘기를 퍼뜨리려 한다. 그들 주장에 따르면 체중이 늘어나는 건 우리가 나약하기 때문이다. 하지만 실제 자료와 내 경험은 전혀 다른 이야기를 한다. **음식과 산소를 효과적으로 에너지화하지 못하고 체내 조직에 지방을 저장하는 것이 살이 찌는 현상의 진짜 원인이다.**(실제로 염증의 뿌리에는 산소와 음식을 효율적으로 전자화하지 못하는 등의 생화학적인 문제가 깔려 있다.) **의지력이 아닌 신진대사에 문제가 있는 것이다.**

칼로리 신화에 빠지면 피할 수 없는 배고픔의 힘에 짓눌리기 시작하고 더더욱 움츠러들 수밖에 없다. 무언가를 먹으라는 머릿속 목소리를 아무리 거부해도 그 목소리는 점점 더 커지기만 한다. 또한 그 목소리를 단호히 거부할 때나마 소중한 에너시를 사용해야 한다. 음식을 덜 먹으려고 애쓰는 가운데 문자 그대로 전자를 쓰게 되는 것이다. 전자는 음식을 소화시키기 위해 크렙스 회로를 활성화할 때 얻는 화학 에너지다. 삶의 다른 중요한 일에 할당할 수 있었던 시간이나 집중력, 의지력과 같은 소중한 자원을 승산 없는 싸움에 쓰는 것도 가능하다. 하지만 이는 말도 안 되고 지속 불가능한 일이다. 아무도 말해 주지 않았겠지만 대부분의 음식을 조금씩 먹으면(또 그런 음식에 집착하면) 아무것도 먹지 않을 때보다 훨씬 더 많이 배가 고프다.

결국 그 끝에는 포기만이 남는다. 의지력도 싸워 나갈 힘도 바닥난다. 그렇기 때문에 칼로리 섭취를 줄여 살을 빼는 데 성공했어도 거의 대부분 원래 체중으로 돌아온다. 물론 몇몇은 CICO 다이어트 전략으로 성공을 거둔다. 머잖아 체중이 다시 늘기 전까지 그들의 이야기는 온갖 뉴스와 광고를 도배한다. CICO 원칙과 과정을 강조하는 것은 자신의 의지력을 남에게 맡기고 자신의 음식을 보관장 안에 넣어 버리는 일이다. 실험 결과에 따르면 장기간 저칼로리 식단을 유지하는 사람은 일반적으로 믿기 힘들 만큼 불행하다. 우울해질 수밖에 없다. 그들은 자신을 끝없이 괴롭히는 배고픔에 사로잡히는 법을 학습할 뿐이다. 또한 그들은 항상 추위를 타는 경향이 있는데 이는 에너지를 아껴 쓰기 위해 중심 체온을 낮추려는 신체의 기아 반응Starvation Response에 따른 것이다.

CICO 다이어트의 결과는 제2차 세계 대전 말기에 시행된 그 유명한 미네소타 기아 실험Minnesota Starvation Experiment의 결과와 당혹스러울 정도로 비슷하다. 서른여섯 명의 양심적 병역 거부자로 구성된 그룹이 체중의 4분의 1을 줄이기 위해 급격히 제한된 식단을 따랐는데 이는 다름 아닌 우리의 오랜 친구 앤셀 키스가 수행한 실험이었다. 그의 목표는 전시의 기아를 이해하고 회복을 꾀하는 것이었다. 그러나 실험 결론은 극단적인 칼로리 제한이 인체에 미치는 부정적 영향에 대한 교과서적인 예시를 제공해 주었다. 극단적인 식이요법을 수행한 결과 우울증, 짜증, 무기력, 무관심, 추위 민감증, 성욕 감퇴, 현기증, 탈모, 이명, 근육통, 어눌함, 집중력 결여, (예상했겠지만) 음식에 대한 끝없는 집착 등이 나타났다.[2]

이 책을 읽고 있는 사람의 99퍼센트는 아마 이렇게 말할 것이다. "그런 삶을 사느니 차라리 죽겠어." 나 역시 그런 사람 중 하나다. 장기적인 칼로리 제한을 통해 수명을 늘릴 수 있다는 증거도 있기는 하다. 그러나 과연 누가 춥고 아프고 머릿속이 뿌옇고 끊임없이 스스로를 갉아먹는 배고픔에 정신이 팔린 상태로 오랫동안 살고 싶어 하겠는가? 이런 감정이 정상적인 것이며 어떤 면에선 좋기까지 하다고 스스로를 설득하는 것이 가능할까?

어떻게 포장하고 어떤 이름을 붙이든 CICO 스타일의 다이어트는 건강에 해롭다. 사람과 음식 사이에 건강한 관계가 형성되지 못하기 때문이다. 음식을 임의로 수치화한 칼로리로만 취급해서는 음식과 어떠한 관계도 맺을 수 없다. 식품 업계는 CICO 다이어트를 환영한다. 칼로리만 낮으면 질이 낮고 값싼 불량 재료를 건강식품으로 포장할 수 있기 때문이다. CICO 다이어트는 어떤 음식을 언제 먹는지, 음식이 어떤 영향을 주는지에 대한 질문에 관심이 없다. 자신의 삶을 스스로 책임지게 만들지 않는다. 단식은 칼로리나 갈망이 아닌 자신이 느끼는 배고픔에 따라 먹는 법을 배운 뒤 실행해야 훨씬 더 효과적이다.

면밀히 들여다보면 칼로리에 대한 집착이나 음식을 단순히 칼로리로만 보는 태도에는 아무 의미가 없다. 장담하건대 과자 100칼로리나 탄산음료 100칼로리는 신선한 코코넛 100칼로리나 풀을 먹여 키운 소고기 100칼로리와는 전혀 다른 영향을 미친다.

내 말이 옳은지 확인할 수 있는 간단한 실험을 소개한다. 사고 실험으로 권하는 것이긴 하지만 실제로 쉽게 해 볼 수도 있다. 필요한 칼로리만큼의 CICO 다이어트를 해 보라. 하루에 2000칼로리가 필요하다면 그만큼 섭취하는 것이다. 며칠 동안 탄산음료만 마시고 어떤 기분인지 살펴보라. 예전과 똑같은 기분이 든다면 당신은 초인임이 분명하니 '캡틴 슈거'Captain Sugar라고 부르겠다. 그 어떤 평범한 인간도 이 테스트를 통과할 수 없다. 음식을 먹는 시간도 중요하다. 2주 동안 필요한 칼로리 전부를 자정에 먹고 체중이 얼마나 늘어나는지 살펴보라. 그런 다음 다시 2주 동안 정오에 똑같은 칼로리를 섭취하라. 충격적일 정도로 차이가 클 것이다.

왜 모든 칼로리가 동일하지 않은지에 대한 생화학적 이유까지는 알 필요 없다. 그저 상식만 있으면 된다. 이 실험을 통해 칼로리 신화가 잘못됐다는 사실을 확인한 것으로 충분하다!

결국 체중을 줄이기 위해 고안됐다는 CICO 다이어트는 그 의도를 전혀 실현하지 못한다. 아마 칼로리 감시관은 이렇게 주장할 것이다. "칼로리를 얼마나 섭취하고 소모하느냐에 집중한다면 정말로 체중을 줄일 수 있어요!" 그러나 내가 경험한 바 저지방 케이크를 먹으면서 저칼로리 저지방 다이어트를 했을 때도, 18개월 동안 일주일에 엿새를 하루에 1시간 반씩 운동을 했을 때도 나는 여전히 뚱뚱했다. 3중 주름이 잡혀 있는 46인치 바지가 넉넉하다고 느낀 적이 한 번도 없었다.

CICO 다이어트로 효과를 볼 수 없는 이유는 몸무게가 신체에 설정값으로 작용하기 때문이다. 몸무게는 앞 장에서 살펴본 공복 호르몬인 그렐린과 포만 호르몬인 CCK와 관련이 있다. 혈류 속 CCK 수치가 높고 그렐린 수치가 낮을 경우 기분이 좋아지며 배고픔을 느끼지 않는다. 체중이 135킬로그램이라면 그렐린 및 CCK 수치, 즉 기본적인 배고픔 수치가 체중 135킬로그램인 상태에 맞춰진다. 칼로리 섭취를 대폭 줄여 많은 체중을 줄인다 해도 배고픔 수치는 **여전히** 체중 135킬로그램 수준에서 결정된다. 음식 섭취를 줄여 체중을 90킬로그램으로 줄인 뒤에도 체중 135킬로그램인 사람의 배고픔을 느끼는 것이다. 이런 식으로 느끼는 배고픔은 자기 통제력을 이길 수밖에 없다. 필연적인 결과다.

하루쯤은 참을 수 있을지 모른다. 어쩌면 열흘 동안 참을 수도 있다. 하지만 배고픔과 관련한 모든 증상을 6개월이나 1년간 참을 수는 없다.

그런 증상이 끈질기게 되풀이되기 때문이다. 무언가를 멀리하고자 할 때 결코 선택하지 말아야 할 방식이다. 흔히 금연이나 금주는 힘든 일이라고 생각하지만 먹기를 영영 그만둔다면 어떻게 될지 한번 상상해 보라. CICO 다이어트를 할 때 우리의 몸은 그런 상상을 할 것이다. 이런 식으로는 절대 더 나은 자신을 찾을 수 없다. **대부분의 음식은 조금씩 먹을 경우 더 심한 허기를 유발한다.**

나는 지금 과거엔 뚱뚱했지만 더 이상 뚱뚱하지 않은 사람의 입장에서 얘기하고 있다. 지금의 내가 뚱뚱하지 않은 이유는 더 이상 배고프지 않기 때문이다. 더 적은 칼로리를 섭취하고 있어서가 아니다! 나는 음식 섭취를 올바르게 거부하는 법을 배웠다. 적절한 때 적절한 시간 동안 음식을 섭취하지 않음으로써 내 안의 생물학적 시스템을 거스르지 않는 법을 배웠다. 그리고 그 방법이 바로 간헐적 단식이다.

특히 방탄 간헐적 단식의 경우 케톤 수치를 높여 무작정 칼로리를 줄일 때보다 훨씬 더 기분이 나아지도록 고안했다. C8 MCT 오일은 칼로리를 함유하고 있지만 케톤 수치를 높여 배고픔을 가라앉히는 동시에 배고픔 설정값을 현재의 체중에 맞춰 재설정한다. 따라서 방탄 간헐적 단식을 하면 단식을 더 오래 할 수 있고 체중이 줄어들 가능성이 아주 높다.

다이어트와 단식 간의 극명한 차이를 보여 주는 또 다른 예가 있다. 10년 전 직접 시행해 본 실험을 바탕으로 한 것이다. 《최강의 식사》(간헐적 단식을 통해 케토시스를 설명한 최초의 중요한 책) 집필 당시 필요한 연구를 하던 중 나는 단식의 효과가 칼로리 소모의 효과보다 더 강력하다는 내 가설을 입증해 보기로 마음먹었다. 칼로리 계산 감시관 입장에서 잘못하고 있다고 지적할 만한 모든 행동을 의도적으로 저지른 것이다. 하루에 무려 4500칼로리를 한 달간 계속 섭취했다. 아침에는 엄청나게 많은 버터를 추가해 칼로리를 높인 방탄커피만 마셨다. 비만을 유발하고자 수면 시간을 5시간 이하로 줄였다. 운동도 중단했다. 동시에 간헐적 단식 프로그램은 계속 유지했다.

앤셀 키스식의 CICO 다이어트 계산법에 따르면 내 체중은 9킬로그램 정도 늘었어야 했다. 나는 1.4킬로그램 정도만 늘어도 성공이라고 생각했다. 그 정도만 되어도 CICO 다이어트의 큰 허점을 발견하는 셈이기에 내가 옳았다는 걸 인정받는 기분이 들 것 같았다. 결과는 더 대단했다. 오히려 체중이 줄어든 것이다. 놀랍기 짝이 없었다. 고칼로리 식단을 먹다 지칠 때까지 몇 달이고 지속할 수 있다는 사실을 알게 됐다. 매일 큰 스테이크를 우적우적 씹고 모든 음식에 버터를 발라 가며 하루에 4500칼로리씩 먹는다는 건 사실 아주 힘든 일이다. 이내 그 모든 음식에 싫증이 나긴 했어도 몸 상태는 좋았다. 물론 잘 관리할 수 있다 해도 과도한 칼로리 섭취는 몸에 좋지 않다.

방탄커피를 비롯해 어떤 음식을 먹든 간헐적 단식을 평소 식단에 적용하면 아주 강력한 효과가 나타난다는 점이 입증됐다. 하루에 4500칼로리를 섭취하지는 않겠지만 만약 그렇다 해도 간헐적 단식은 모두에게 도움이 될 것이다. **칼로리 섭취를 제한하고 싶지 않거나 제한을 시도했다가 실패한 경험이 있다면 단식을 시도해 보자. 단식은 칼로리를 줄이는 은밀한 방법을 제공함으로써 식습관을 개선한다. 칼로리가 줄어드는 것은 단식의 목표가 아닌 부산물이다.** 만일 이미 칼로리를 제한하고 있다면 간헐적 단식을 통해 더 건강하고 행복한 방식으로 동일한 도움을 받을 수 있을 것이다.

다이어트와 단식 사이에는 중요한 차이가 한 가지 더 있다. CICO 다이어트는 엄격한 규칙에 따르는 삶을 강요한다. 음식을 먹을 때마다 칼로리 감시관에게 검사를 받아야 한다. 하지만 간헐적 단식은 스스로가 만든 다양한 방법과 놀 것을 장려한다. 이러한 놀이는 안전하며 재미있다. 스스로의 주인이 되는 과정이기도 하다.

이런 말을 하는 순간이 올 수도 있다. "단식을 하고 있다고 생각했는데 오늘은 완전히 실패했어. 너무 배가 고파서 참는 걸 포기하고 감자튀김을 먹었지 뭐야." 그 순간에 보이게 될 반응은 둘 중 하나다. CICO 다이어트 철학에 따른다면 스스로를 벌하려 할 것이다. "오늘 넌 실패했어. 그러니 초과 칼로리에 대한 '대가'로 러닝머신 위에서 12분간 속죄할 거야." 하지만 이런 반응은 아무 쓸모가 없다. 자존감만 떨어뜨릴 뿐이다. 게다가 러닝머신 위를 달려 감자튀김 한 봉지의 칼로리를 없애기는 무척 어렵다.

간헐적 단식 철학에서는 실패가 승리로 바뀐다. 스스로를 패배자라 칭하며 실패만 반복한다는 생각에 빠져 있는 대신 지금 감자튀김을 활용한 간헐적 단식 중이라고 자신에게 말하면 된다. 온종일 먹은 것이라곤 감자튀김 한 봉지뿐이다. 단 한 봉지! 그것이 그날 먹은 음식의 전부다. 한 봉지만으로 하루를 보낼 수 있고 열 봉지를 먹었을 때보다 오히려 배가 덜 고프다는 사실을 깨달을 것이다.

사랑스런 내 가족 중에 아내 라나 박사와 아주 닮은 여성이 한 명 있다. 그녀는 5일 단식에 도전 중이었는데 사흘째 되는 날 아이스크림 한 티스푼을 먹고 말았다. 하지만 아이스크림 한 스푼이 그녀의 단식을 망칠 수는 없었다. 이틀 후인 닷새째 날 그녀는 여전히 단식 중이었고 결국 단식을 성공적으로 끝마쳤다. 그녀는 단식의 모든 혜택을 누렸고 아주 기뻐했다. 성공의 경이로운 순간을 절대 내치지 말라. 단식은 초능력을 발휘하게 해 준다. 먹는 것, 식사 시간, 단식 기간, 잠을 자고 운동하는 방식 등을 통해 올바른 바이오해킹 방법을 연마하라. 자신이 온갖 놀라운 일을 할 수 있다는 사실을 알게 될 것이다. 초능력은 당신 안에서 해방될 기회만 기다리고 있다. 칼로리 수치 목록에 집착해서는 초능력을 발휘할 수 없다.

나이, 체중, 유전적 성향에 따라 단식에 대한 반응이 모두 다르다. 그러나 음식을 소화하지 않는 시기에 인체의 신진대사가 반응하는 방식에는 예측 가능한 유사성이 있다. 이처럼 간헐적 단식은 기본적인 생화학적 수준에서 CICO 다이어트와는 전혀 다른 결과를 안겨 준다. 이 점이 바로 우리의 초능력과 초능력 발휘를 도와줄 모든 바이오해킹의 근원이자 최고 상태의 나로 향하는 비밀스러운 통로다.

⋮ 단식의 단계

0단계 단식(3~8시간)

_식사를 마치는 순간 단식은 시작된다.

식사를 마친 뒤 3시간 동안 공복을 유지하는 것을 '0단계 단식' 또는 비단식 단계라고 한다. 일반적인 식사 패턴이기도 하며 아침을 먹고 3시간 후 점심, 몇 시간 후 저녁을 먹는 방식이다. 이 단계에서는 우리 신체가 섭취한 음식을 소화하느라 분주하기 때문에 특별한 감정 기복이 나타나지 않는다. 비단식 기간에도 단식 훈련을 할 수 있는데 가장 손쉬운 훈련법은 식사와 식사 사이에 간식(특히 사무실과 가정에 있는 해로운 가공식품)을 먹지 않는 것이다. 이를 통해 식사 사이 체내에서 일어나는 많은 일들이 방해받지 않고 진행되도록 도울 수 있다.

식사 후 몇 시간 동안 인체는 음식 속 탄수화물, 단백질, 지방을 소화해 아미노산, 지방산, 그리고 포도당으로 변화시킨다. 췌장에서는 인슐린이 분비되고 인슐린은 새로 생긴 포도당을 세포로 운반하며 그중 일부는 근육에서 에너지와 단백질 합성물을 만드는 데 사용된다.

몸이 필요한 영양소를 구하기 쉬워지는 시기이기 때문에 이 시기는 생장기 Growth Period 또는 동화 작용기 Anabolic Period 라는 이름으로 알려져 있다. 동화 작용 Anabolic 이라는 단어를 문자 그대로 풀이하면 '축적하다'라는 의미다. 인체는 소화된 음식에서 에너지와 원료를 끌어모아 신체에 꼭 필요한 분자를 만들어 축적한다. 잉여 포도당 중 일부는 물과 결합해 전분과 비슷한 분자인 글리코겐 Glycogen 상태로 저장되어 에너지를 효율적으로 비축하거나 지방 조직으로 바뀐다. 나쁜 소식 한 가지는 모든 글리코겐 분자는 쉽게 부풀어 복근을 아주 효과적으로 감춰 버리는 물 분자를 두 개씩 운반한다는 것이다. 그렇다면 잡지에서 흔히 보는 피트니스 모델은 어찌된 일일까? 단식을 하기 때문에 글리코겐과 물로 이루어진 허리 군살을 가지고 있지 않은 상태다.

이와 동일한 작용은 공복 호르몬이 발동할 때도 일어난다. 그렐린은 주요 공복 호르몬으로 식사 시간이 되었음을 알리려 활성화된다. 렙틴은 반공복 호르몬 Antihunger Hormone 으로 이제 배가 부르다는 사실을 알려 주며 식사 후에는 렙틴 수치가 올라감에 따라 그렐린 수치가 떨어진다. CCK는 음식을 섭취한 뒤 단기적인 포만감을 만들어 내며 소화를 돕기 위해 위가 비워지는 속도를 늦춘다.

대다수의 다이어트는 3시간마다 음식을 섭취하라고 권고한다. 신진대사가 초고속인 상태를 유지해 체중을 줄이기 위해서다. 하지만 이 권고를 따를 경우 음식 섭취 후 3시간 금식에 성공한 뒤 조금이라도 배고픔을 느끼기 시작하는 순간 그렐린 반응에 응답해 뭔가를 먹게 된다. 음식을 먹지 않으면 각종 갈망이 나타나고 혈당 수치가 떨어지기 시작하며 기분이 나빠져 주변 사람에게 고함을 지르게 되는 것이다.(저혈당 상태 특유의 불쾌감에 빠진 상태다.)

음식을 먹지 않는 3시간 동안 우리가 신경 쓰는 **가장 큰 문제는 공복을 몇 시간 더 유지하느냐가 아니라 다음 식사 때 몸 안에 어떤 유형의 칼로리를 집어넣을지 고민하는 것이다.** 이는 바람직하지 않다. 몸이 쉬지 못하는 것은 물론이고 끊임없이 간식을 먹음으로써 유지되는 고혈당 상태가 노화를 촉진하기 때문이다.

만일 마지막 식사 이후 3~4시간 뒤 배고픔을 느낀다면 크립토나이트 음식을 먹었거나, 좋은 지방을 먹지 못했거나, 충분한 양을 먹지 않았거나 또는 신진대사가 당을 태우는 일과 지방을 태우는 일 사이를 쉽게 전환하도록 훈련되지 않았기 때문이다. 많은 사람이 세 가지 모두에 해당한다. 우리에게는 두 가지 선택지가 있다. 얼른 식사를 하고 단 몇 시간 동안의 만족을 느끼거나, 대가를 치르고 진정한 불편을 경험할지언정 어쨌든 단식을 지속하거나. 막 식사가 끝난 직후는 단식을 시작하기에 가장 적절하지 않은 시기이므로 추천하지 않는다. 아침을 먹기 전 단식을 시작하는 것이 가장 좋다. 이미 매일 밤 8시간 동안 단식을 진행한 뒤이기 때문이다.

1단계 단식(16시간)

_마지막 식사 이후 4시간에서 16시간 사이에 시작!

1단계 단식은 초보자용 단식으로 16:8 간헐적 단식이라고도 불린다. 지금부터는 전형적인 하루 세끼 식사 패턴을 깨기 시작한다. 옛부터 끓는 물에 곧바로 집어넣은 개구리는 즉시 튀어나오지만 미지근한 물에 넣어 서서히 온도를 높이면 물이 펄펄 끓어도 개구리가 가만히 앉아 있는다는 말이 있다. 이는 사람과 단식 간의 관계에도 그대로 적용할 수 있다. 단식 초보자라면 음식을 먹지 않고는 단 하루도 버티기 힘들 것이다. 적절한 준비 없이 너무 갑작스럽게 단식을 시작하면 단식을 완전히 포기하기도 전에 그 개구리를 잡아먹고 싶어질지 모른다. 그러나 충분히 시간을 들인다면 하루 정도의 단식은 전혀 어렵지 않다. 그저 물 온도를 서서히 올리기만 하면 된다.

간헐적 단식 과정은 마지막 식사 이후 4시간에서 16시간 사이에 시작된다. 이때 식사 이후 몸 안에 흐르던 에너지는 전부 소진된 상태다. 그리고 몸은 저장된 에너지를 사용하기 시작한다. 포도당은 여전히 가장 중요한 연료지만 이 시점에서는 근육 또는 간에서 빼낸 글리코겐 형태로 이용해야 한다.

저녁 식사 후 3시간 뒤 잠자리에 들고 숙면을 취한 뒤 다음 날 아침 식사는 거른다. 오전 11시까지 단식을 지속하면 오전 중반에는 다시 음식을 먹을 수 있다. 이를 16:8 간헐적 단식(16시간 동안 단식을 하고 8시간 동안 마음대로 먹은 뒤 같은 주기를 되풀이한다.)이라고 한다. 가장 일반적인 리듬의 간헐적 단식 중 하나다. 이 단식을 시도하면 우리 몸 안에서는 많은 화학적 변화가 일어난다.

16:8 간헐적 단식 기간 중에는 혈당 수치가 떨어지며 췌장 내 인슐린 분비량이 줄어든다. 단식을 해본 적 없는 경우 종종 저혈당을 동반한 배고픔, 어지러움, 불안감을 경험할 수도 있다. 음식을 먹지 않고 12시간이 지나면 혈당 수치는 20퍼센트 정도 떨어진다. 또 글루카곤Glucagon이라는 호르몬이 글리코겐 분해를 활성화해 더 많은 포도당이 공급된다. 신체가 근육 속의 글리코겐을 사용하기 시작하면 아드레날린Adrenaline과 코르티솔Cortisol이 분비된다. 두 호르몬은 비상 시 몸 안의 단백질로부터 추가 에너지를 방출시킨다. 잠을 덜 자도 활력이 넘친다는 느낌이 들 수 있고 다소 짜증이 날 수도 있다.

일단 1단계 단식에 익숙해지면 오전 11시가 되어도 더 이상 배고프지 않다는 걸 깨달을 것이다. 신경을 거스르던 허기가 사라진다. 직장 동료가 눈앞에서 베이글을 꺼내도 그중 하나를 집어 먹고 싶다는 욕구에 괴로워할 필요가 없다. 그러한 욕구가 아예 발생하지 않는다. 한 달간 일주일에 여러 번씩 1단계 16:8 간헐적 단식을 하다 보면 더욱 발전된 1단계 단식으로 나아가기가 쉬워진다. 발전된 1단계 단식이란 오후 2시와 8시 사이에 하는 두 끼 식사로 하루치 식사를 끝내는 것이다.

2단계 단식(24~36시간)

_하루에 한 끼One-meal-a-day! OMAD이든 1일 1식이든 뭐라 불러도 좋다.

일단 16시간이라는 경계를 넘어서면 신체는 아주 적은 포도당밖에

남지 않았음을 깨닫고 지방 연소로 완전히 전환하기 시작한다. 그리고 바로 이때 지방을 연료원으로 쓸 수 있게 하는 각종 호르몬과 화학 물질 간의 복잡한 상호작용이 일어난다. 신진대사가 유연하게 이루어지는 몸을 만드는 중요한 훈련 과정이기도 하다.

엄밀히 말해 1일 1식은 24시간 단식이다. 한 끼를 먹고 다음 날 같은 시간에 식사할 때까지 아무것도 먹지 않기 때문이다. OMAD라는 이름은 왠지 멋진 헤어스타일과 문신을 한 반항아의 느낌이다. OMAD라는 약어가 유목민Nomad 과 비슷하게 들리기도 한다. 만일 이 이름이 마음에 들거든 OMAD 단식이라 불러도 좋다. "오늘은 OMAD 하는 날이야."라고 발한다면 왠지 근사해 보인다. 영화배우처럼 머리를 넘기며 말한다면? 금상첨화다.

24시간 단식은 지방 분해를 활성화한다. 이는 간에서 일어나는 과정으로 지방 분자를 지방산으로 분해하는 작용이다. 이 같은 화학적 변화는 과산화소체 증식제-활성화 수용체 알파Peroxisome Proliferator-activated Receptor-Alpha 또는 PPAR-알파라고 불리는 단백질에 의해 조절된다. PPAR-알파는 지방산을 생성하고 운반하고 소비하는 데 필요한 주요 유전적 메커니즘을 활성화한다. **이렇게 생겨난 지방산은 베타 산화**Beta-oxidation**라는 과정을 통해 에너지가 풍부한 케톤(엄밀히 말하면 케톤체**Ketone Bodies**)로 변화한다.** 케톤의 종류는 아세톤Acetone, 아세토아세테이트Acetoacetate, 베타-하이드록시뷰티르산BHB, Beta-hydroxybutyrate 등 세 가지다. 케톤은 몸이 지방을 주요 연료원으로 쓰는 케토시스 상태가 되는 데 중요한 역할을 한다. 마지막 단계에서 간은 케톤을 혈류로 내보낸다. 운동을 통해 근육 글리코겐을 조기에 태우면 케토시스 상태는 더 빨리 일어난다. 운동이 단식을 바이오해킹하는 데 아주 중요한 이유다. 더 자세한 내용은 앞으로 설명하겠다.

이런 화학적 변화가 일어나면 신체는 에너지 절약 모드로 들어간다. 심박수와 혈압도 떨어진다. 전반적으로 기초대사율BMR이 점점 낮아지고 효율성이 높아진다. 최근 OMAD 단식 효과에 대한 과학적 관심이 높지만 아직까지는 발표된 통제 연구가 거의 없다. 미국 농무부의 데이비드 J. 베어David J. Baer가 이끄는 연구 팀은 식사 빈도를 줄인 건강한 중년 성인은 혈액 내 HDL(착한) 콜레스테롤의 수치가 높고 트라이글리세라이드Triglyceride 수치가 낮음을 밝혀냈다.[3]

OMAD는 내 간헐적 단식의 초석이다. 다른 모든 사람에게도 마찬가지다. 지금 나의 이 발언이 놀라울지도 모르겠지만 매일 OMAD 단식을 한다는 건 끔찍한 생각이다. 단식 원칙주의자가 들으면 화를 낼 수도 있다. 하지만 블로그를 통해 단식에 대한 질문에 10년 동안 답하다 보니 결국 이러한 결론에 도달했다.

OMAD식 간헐적 단식이 마음에 들어 매일 하기로 다짐한 이들 중 2개월에서 4개월 뒤 그 결정을 후회하는 사람이 너무나 많다. 일일이 셀 수 없을 지경이다. 스스로 판 구덩이에서 헤어나오려 애쓰는 상황에 빠진 것이다. 간헐적이라는 단어는 말 그대로 어느 정도 간격을 둔다는 뜻이다! 매일 OMAD 단식을 하면 성호르몬 수치(남성호르몬과 여성호르몬 모두)가 떨어지고 수면의 질이 저하되며 머리카락이 가늘어진다. 35세 이상인 사람은 더 젊은 사람에 비해 이런 상황을 먼저 감지하는 경향이 있기는 하지만 누구나 어느 시점에 이르면 동일하게 겪는다.

최대의 효과를 내기 위해서는 단식 기간뿐 아니라 단식 스타일도 정기적으로 바꾸기를 권한다. 예를 들면 월요일 아침에 풍부한 지방이 함유된 고단백질 음식을 먹고 화요일에 OMAD 단식을 하고 수요일에 간헐적 단식을 하고 목요일에 OMAD 단식을 하고 금요일에 다시 간헐적 단식을 해 보자. 토요일에는 원하는 대로 먹은 뒤 일요일에 다시 OMAD 단식으로 돌아가는 것이다. 지방 분해 상태와 케토시스 상태를 주기적으로 반복함으로써 신체를 더 건강하게 만들 수 있다. 보통 24시간 단식 중 저녁만 먹는 사이클을 선택하지만 가능하다면 가끔씩 저녁을 생략하는 데에 도전해 보는 것도 좋다. 이때 다시 식사를 하는 시점은 마지막 식사 이후 36시간 뒤이며 자연스럽게 단식의 다음 단계로 나아가게 된다.

3단계 단식(36~120시간)

_짧은 단식 마니아를 위한 넥스트 레벨.

다시 뭔가를 먹기 전 잠을 잤기 때문에 이제 꼭 36시간 동안 단식을 한 셈이다. 이전에 장기 단식을 해 본 적이 없다면 이런 일이 가능하다는 사실을 믿기 어려울 수도 있다. 하지만 이제는 그리 힘든 일이 아니라는 걸 알게 되었으리라. 사실 36시간은 내가 가장 좋아하는 단식 주기이기도 하다.

단식 24시간 후에는 케톤이 주요 연료원이 된다. 완전한 케토시스 상태에 돌입한 것이다. 그러나 뇌는 케톤이 아니라 포도당으로 움직이기 때문에 포도당 신생 합성 Gluconeogenesis 과정이 일어난다. 신체는 지방과 케톤과 아미노산을 포도당으로 정교하게 변화시키며(때로는 하루에 무려 80그램이나 생산한다.) 정신 상태를 또렷하게 유지시켜 준다.

배고픔이 최고조일 것으로 예상되는 시기이지만 그렐린 호르몬 생성이 줄어들기에 더 이상 극심한 배고픔을 겪지 않는다. 몸이 지방 저장분을 이용하는 사이 종종 지방 분자와 함께 저장되는 독소까지 제거된다. 우리의 신체는 신진대사 변화에 의해 놀라운 기세로 계속 진행해 보자고 외친다. 충분히 고무되었다면 단식을 중단하기에 앞서 두 끼 정도를 더 건너뛸 수도 있다. 36시간이라는 목표를 달성하고 공복인 상태로 이틀 더 지낸다는 대담한 선택을 한다면 우리의 몸은 아마 이렇게 말할 것이다. "음식 없이 48시간을 버티겠다고? 가능할 것 같은데!"

내가 36시간 간헐적 단식을 즐겨 하는 이유는 실천이 매우 쉽기 때문이다. 잠을 자고(그것만으로 8시간 단식이 가능하다.) 일어나 아침에 방탄커피를 마시면 활력이 넘치고 혈당은 떨어진다. 점심시간이 다가와도 배가 고프지 않다. 나는 스스로에게 저녁을 먹게 될지도 모른다고 말함으로써 몸이 음식 생각을 중단하게 한다. 막상 저녁이 되면 자신에게 이렇게 말한다. "저녁은 건너뛰고 그냥 자자. 단식을 8시간만 더 하면 32시간을 채울 수 있어!" 아침에 눈을 떠도 아침 식사를 하고 싶은 마음이 없다. 전혀 배가 고프지 않다. 그저 딱 한 끼만 건너뛰면 된다. 전날 밤 저녁 말이다. 거부감이나 극심한 공복감 없는 36시간 단식이 전적으로 가능하다.

식사 없는 36시간이 지났음에도 여전히 몸 상태가 좋은가? 그렇다면 단식을 120시간까지, 그러니까 5일간 또는 근무일 내내 지속할 수도 있다. 이는 영적인 단식Spiritual Fast(7장에서 더 자세히 다룰 것이다.)으로 나아갈 수 있는 더 발전된 단계의 단식이다. 그러나 이 단계는 조심스러운 접근이 필요하고 실제로 여러 단식을 경험해 본 뒤에 시도해야 한다.

36시간 정도의 공복 상태에서는 대부분 지방을 분해해 에너지를 얻는 온전한 상태의 케토시스 상태로 들어간다. 또한 포도당 신생 합성 과정을 통해 소량의 근육을 분해해 포도당으로 변화시키게 된다. 케토 다이어트를 장기적으로 하는 사람 중 일부는 이 상태가 아주 바람직하며 당분간 유지될 것이라고 말한다. 몸은 오래된 단백질을 먼저 분해할 것이기 때문이다! 유일한 문제는 단백질을 포도당으로 바꾸는 일이 생물학적으로 어렵다는 점, 그리고 우리가 장기 단식을 계속하고 싶어 하지 않으리라는 점이다.

하지만 지금 우리의 몸은 장기 단식 모드로 접어들었다. 정신적 고양감은 덜할지 몰라도 활력은 차고 넘친다. 만일 배가 고파 괴롭다면 물이나 커피 또는 차에 소량의 바닷소금을 타 마셔라. 고통이 금방 사라질 것이다. 포도당과 인슐린 수치가 오랜 시간 하락한 상태이기 때문에 대사 질환에 걸릴 위험이 줄어든다. 한편 체내 세포는 독소와 스트레스에 대한 더 강한 저항력을 갖게 된다. 그렐린 생산이 계속 줄어 배고프다는 느낌이 사라지고 케톤 수요가 증가해 케톤 생산량이 늘어난다. 이 같은 변화의 즐거운 부산물은 케톤이 그렐린 수치를 억누르는 데 도움이 된다는 것이다. 장기 단식은 두려워했던 만큼 고통스럽지 않다.

장기 단식은 건강에 상당히 이롭다. 체내에서 자가 포식이 이루어져 세포와 미토콘드리아가 재생되고 세포 쓰레기가 재활용된다. 간에서는 인슐린과 비슷한 구조의 호르몬인 인슐린 유사 성장 인자 1IGF-1, Insulin-like Growth Factor 1의 분비를 줄인다. IGF-1은 정상적인 신체 기능에 꼭 필요한 호르몬이지만 그 수치가 올라가면 암에 걸릴 위험이 높아진다. 장기적인 단식을 끝낸 뒤에 첫 식사를 할 때는 메뉴 선정에 주의를 기울여야 한다. 며칠 또는 일주일 정도 단식을 한 직후에는 식사에 단백질, 지방, 채소(탄수화물), 다량의 섬유질이 포함되어야 한다. 이 조합에 따라 식사를 하면 신진대사의 균형이 잘 맞춰질 뿐 아니라 장내 세균이 건강하게 유지된다.

4단계 단식(120시간 이상)
_단식이 낯선 이에게는 불가능처럼 보이는 미지의 세계.

120시간, 또는 5일 이상 단식을 지속한다고? 정말? 그렇다. 몸이 무엇을 필요로 하는지에 대해 극도로 관심을 기울인다면 장기간 케토시스 상태로 지내는 것도 가능하다.

이 단계에 이르면 단식의 외곽 지역에 들어온 셈이다. 아주 심각한 신진대사 문제가 없는 한 120시간 이상 단식을 할 때마다 체중이 상당히 줄어든다. 다만 체중 감소와 함께 찾아오는 문제도 고려해야 한다. 빠른 속도로 많은 지방을 소모하면 식품 업계와 대자연이 선사했던 중금속, 살충제, 지방에 저장된 곰팡이 독소 등이 모두 동시에 빠져나간다. 그에 따라 가끔 두통이 느껴지고 정신이 혼미해져 사람들에게 소리를 지를 수도 있다. 심리적 대비책이 필요한 순간이다.

4단계 단식을 하는 동안 몸은 일종의 전환 상태에 돌입해 오직 지방만 태우게 된다. 완전한 케토시스 상태의 새로운 신진대사를 반영해 이를 단식 최고봉Fasting High 이라 부르기도 한다. 이 단계에서는 방탄커피를 마실 필요도 없다. 체내의 용광로가 전속력으로 케톤을 생성하기 때문이다. 이때는 잠시 조용한 시간을 갖는 것이 좋다. 단식에 완전히 숙달된 사람이 아니라면 이 정도로 오래 단식을 할 경우 힘든 일에 집중할 수가 없다.

이 시점에 이르면 포도당, 인슐린, IGF-1 수치가 떨어진다. 인슐린 저항성의 악순환에서 벗어나게 되어 당뇨병에 걸릴 위험이 줄어든다. 신체의 총 에너지 소비량은 꾸준히 유지되지만 식욕은 낮은 수준으로 억제된다. 배고픔도 몸이 약해졌다는 느낌도 들지 않는다. 몸속에서는 자가 포식이 한창 진행되기 때문에 독소와 죽은 세포 부위가 정리된다. 미토콘드리아의 효과적인 활동 덕분에 활성 산소로 알려진 파괴적인 반응성 전하 분자의 방출도 줄어든다. 혈류 속의 NAD+ 수치가 올라가 세포의 지속적인 산화 작용이 지연된다. 이와 같은 메커니즘에는 노화 억제 효과가 있다.

이런 이점에도 불구하고 4단계 단식에 들어갈 때는 조심해야 한다. 일부 연구에 따르면 초장기 단식은 고혈압 완화에 도움이 되고[4] 암 환자가 받는 화학 요법 효과를 증진시킬 수 있지만[5], 극단적인 단식은 아주 위험하며 잘못하면 목숨을 위협할 수도 있다. 심장을 약화시키고 면역 체계를 억압하며 혈압을 낮추기 때문이다.

장기간 단식 중에는 해독이 극히 중요한데 체중이 감소할 때 모든 독소가 배출되기 때문이다. 따라서 해독 작용을 돕는 활성탄 복용을 권한다. 또한 전해질을 보존하기 위해 칼슘, 마그네슘, 칼륨 특히 나트륨 보충제를 섭취하면 좋다. 물만 마시는 단식 중이거나 커피와 차만 마시고 있다면 전해질 유지가 특히 중요한데, 장기간의 단식 끝에 전해질 수치가 너무 떨어질 경우 몸 상태가 안 좋아져 입원을 해야 할 수도 있다. 단식을 10일 이상 지속할 때는 의사의 조언을 듣는 편이 좋다. 또한 장기간 단식 중 운동은 권하지 않는다.

모순 예찬

실제로 각 단계의 단식을 시도해 보면 각각의 단식이 서로 다른 방식으로 신체에 영향을 끼치며 각 단계 특유의 이점을 가져다준다는 것을 알게 된다. 여러 유형의 단식을 섞어서 해 보는 것이 좋은 이유다. 어떤 날에는 원하는 만큼의 단식을 할 만한 에너지가 없다고 느낄지도 모른다. 그래도 괜찮다.

　인간의 본성은 좋다고 생각되는 것이 많으면 많을수록 그 효과가 더 좋을 것이라 착각한다. OMAD 단식으로 기분이 아주 좋아지고 더 건강해진다는 느낌을 경험했다고 치자. OMAD 단식을 매일 하면 더 좋지 않을까? 자연스레 이러한 생각의 꼬리가 따라붙을 것이다. 하지만 생각해 보라. 치즈 케이크 한 조각은 무척 맛있다.(만일 치즈 케이크 팬이 아니라면 좋아하는 다른 무언가를 떠올려 보라.) 두 조각은 어떨까? 더 좋은가? 음……, 아직까지는 괜찮아. 하지만 세 번째 조각이 놓인다. 이런 생각이 들기 시작한다. "와, 좀 과하지만 그래도 먹을 수 있을 것 같은데." 네 번째 조각이 나타나면 "제발 그만!"이라고 외칠 것이다. 하지만 아니, 아니, 안 된다! 당신은 많을수록 좋다고 했다. 그러니 계속 치즈 케이크를 먹어야 한다.

　내가 무슨 이야기를 하고 싶은 것인지 이해했으리라. 사람들은 흔히 엄격한 채식주의, 케토 다이어트, 단식에 대해 이러한 태도를 보인다. 특정 다이어트에 푹 빠지는 것처럼 단식에 푹 빠지는 일도 가능하다. 그런 현상을 나는 단식 함정Fasting Trap(10장에서 더 자세히 다루겠다.)이라 부른다. 단도직입적으로 말해 OMAD 단식을 계속한다면 절대다수가 스스로를 망가뜨리게 된다. 잠깐 동안은 기분이 아주 좋겠지만 어느덧 '무언가 잘못됐어.'라는 생각이 들기 마련이다. 여성이라면 월경 주기가 무너질 것이고 남성이라면 평상시의 아침 행사를 겪지 못할 것이다. 너무 무리하고 있다는 증거다. 그래서 나는 순환식 간헐적 단식을 추천한다. 서로 다른 주기의 단식 사이사이 완전히 단식을 멈추는 기간을 배치하는 것이다.

다이어트와 단식 안내 책자는 독자에게 규칙이라는 이름의 짐을 지우려 한다. 하지만 나는 그 책들이 좀체 하지 않는 이야기를 하겠다. **인체는 일관성을 아주 좋아한다. 일관성이 있는 세계에서는 생존을 위한 움직임이 줄어도 괜찮기 때문이다.** 문제는 덜 움직일수록 몸이 게을러진다는 것이다. 이 세계에 일관성이 없다는 신호를 보내면 몸은 스스로를 재건하고 그러한 세계에서 잘 지내려 할 것이다. 일관성을 깨뜨릴 경우 몸이 더 튼튼해지는 이유다. 스스로 도전함으로써 자신을 더 강하게 만들 수 있다.

자연 선택Natural Selection은 모든 생물에게 엄청난 진화적 압력을 가해 최대한 많은 음식을 섭취하고 최대한 적은 에너지를 쓰게 만든다. 뇌와 몸, 수천 조에 달하는 몸속 세포, 심지어 몇십억 년 전 동물 세포와 결합한 고대 세균도 똑같은 메시지를 전한다. 소파에 앉아라. 그리고 감자튀김 한 봉지, 칼로리원으로 사용될 음식을 대령하라. 모두 그렇게 프로그래밍되어 있다. 일관된 환경이 유지될 경우 계속해서 그렇게 할 것이다.

행동이나 자원에 변화를 주면 세포의 회복력은 더 강해질 수밖에 없다. 포식자가 나타나면 잠을 자다가도 벌떡 일어나 전력 질주해 달아나야 했던 세계에서는 회복력이 더 많이 필요했을지도 모른다. 강하고 유연한 신체 없이는 살아남지 못했을 테니 말이다. 오늘날에는 상황이 조금 달라졌다. 먹는 음식의 종류와 먹는 시간을 조정할 수 있고 이를 이용해 세포를 더 강하게 만들 수 있다. 식이요법은 운동과 대단히 비슷하다. 장기간 운동하지 않은 채로 지내면 건강에 아주 해롭다. 장기간 비슷한 식습관을 유지하는 것 역시 신진대사에 아주 해롭다. 경직된 CICO식 다이어트가 좋지 않은 또 다른 이유가 바로 이것이다.

많은 것을 섞고 일관성을 거부할수록 세포는 더 강해지고 더 유연해진다. 세포는 매일매일 새로운 상황에 걸맞은 준비를 해야 한다고 여길 것이다. 또 어떤 종류의 음식에서든 에너지를 뽑아 낼 채비를 할 것이다. 더 이상 특정 간식이나 위안용 음식을 갈망하도록 훈련받지도 않는다.

이 책을 읽는 것은 이미 일관성에서 벗어나고 각종 갈망으로부터 해방되기 위한 진지한 노력을 시작했다는 의미다. 스스로를 새로운 종류의 갈망, 즉 특정 스타일의 단식에 대한 갈망 속에 가두는 것이야말로 피해야 할 일이다. 휴식을 선물하고 온갖 방식을 뒤섞어야 한다. 어쩌면 이런 생각을 할지도 모른다. "탄수화물은 먹고 싶지 않아. 탄수화물을 먹은 뒤의 기분이 싫어. 두 번 다시 그 느낌을 느끼고 싶지 않아." 이런 생각에 대한 올바른 반응은 이렇다. "닥치고 가끔씩 탄수화물도 먹어." 물론 정제당도 먹고 싶지 않을 것이다. 솜사탕과 초콜릿 캔디를 권하려는 건 아니다. 그러나 고구마나 밥은 먹어야 한다. 유제품이 들어가지 않은 아이스크림을 먹어도 좋다. 그래도 괜찮다. 사실 괜찮은 것 이상이다. 신진대사를 유연하게 유지하는 법을 몸이 배우도록 하라.

칼로리 감시관보다 단식 감시관에게 당하는 구속이 더 최악일 수 있다. 다행히도 간헐적 단식은 본질적으로 유연하다. 지금 당장은 불가능해 보일 수도 있겠지만 단식은 원하는 기간만큼 할 수 있다. 일단 쉬운 단계를 숙달하면 더 길고 힘겨운 단계를 시도해 보자. 시간이 흐름에 따라 각 단계에서 얻게 되는 서로 다른 혜택과 느낌에 감사하게 될 것이다. 장기 단식을 시작하기에 앞서 항상 의사와 상의하고, 특히 긴 단식에 착수했다가 몸 상태가 안 좋아진다고 느끼면 단식을 일찍 끝내도록 하라.

믿기 힘들겠지만 지금까지 말한 단식의 효과는 간헐적 단식의 진짜 장점 근처에도 가지 못했다. 간헐적 단식은 자신도 모르는 새 스스로의 발목을 잡고 있는 그 무언가로부터 해방시켜 주는 강력한 힘이다. 자, 계속 가 보자.

제 4 장

장수를 위한
단식

비전 퀘스트를 할 동굴에 들어가기도 전에 나는 이미 특별한 장소에 왔다는 느낌을 받았다. 수백만 년에 걸친 지질 변화와 침식이 그 순간 비로소 완성된 듯했고 자연의 힘이 오묘하게 맞물려 완벽한 인스타그램용 사진을 빚은 듯했다.(대자연은 인스타그램을 좋아하지 않겠지만.) 근사한 붉은 바위 한쪽 벽에 위치한 동굴의 둥근 입구로 햇빛이 쏟아져 들어왔으며 동굴 벽은 아래쪽 계곡을 내려다보고 있었다.

동굴 입구 바닥에는 깃털이 하나 놓여 있었는데 마치 부적 같았다. 나는 본능적으로 깃털을 집어 들어 햇빛에 비추어 본 뒤 배낭에 붙였다. 비전 퀘스트를 끝내고 나서야 흰머리 독수리의 깃털이라는 사실을 알게 되었다. 당시에는 전혀 몰랐지만 법적으로 오직 원주민만이 흰머리 독수리 깃털을 소유할 수 있다고 한다. 비전 퀘스트에서 독수리 깃털은 영적으로 특별한 의미가 있다고 여겨지는데 많은 현지인에게 독수리가 지혜와 용기의 의미로, 또 그들의 깃털이 치유의 수단으로 사용된다. 그 깃털이 어쩌다 거기 있게 됐는지는 몰라도 발견한 것 자체가 행운이었다. 깃털은 돌아오는 길에 델릴라에게 건네주었다.

마치 영화 장면 같은 우연의 일치에도 불구하고 내 머릿속 목소리는 계속 잔소리를 했다. 비전 퀘스트는 눈부신 햇빛으로 샤워를 하거나 깃털을 이리저리 흔드는 방식이 아니다. 육체적으로나 정신적으로나 힘겨운 일이다. 나는 홀로 굶주림을 마주함으로써 더 강한 존재가 되기위해 이곳에 왔다. 지금 있는 동굴에서 몇 킬로미터 떨어져 오롯이 혼자 머물 수 있는 다른 동굴로 가고 싶었다. 그러나 그것은 분명 나의 운명이 아니었다. 모든 일을 일어나는 대로 내버려 두고 침묵하라는 델릴라의 지시를 존중하며 주어진 상황을 최대한 잘 활용하는 것이 내가 할수 있는 최선의 행동이었다.

동굴 안에서 몇 시간 동안 혼자(인 척) 앉아 있을 만한 비교적 평평하고 편안한 장소를 골랐다. 침낭을 놓고 내내 완전한 침묵을 연습했다. 온갖 노력을 쏟았지만 배에선 연신 꼬르륵거리는 소리가 났고 뇌에서는 배고파 죽겠다며 투덜대는 소리가 들렸다. 하루 종일 배고파 죽을 지경이었지만 갈망을 극복하기 위해 최선을 다했다. 첫날 밤에 나는 모든 짐을 싸서 델릴라가 말한 1.6킬로미터 거리의 다른 동굴로 걸어가는 상상을 했다. 그 동굴에 가야만 그야말로 나 홀로 배고픔에 직면하는 일이 가능할 것 같았다.

다음 날 아침, 내가 안전하다는 문자를 보내려고 의무적으로 휴대폰을 켜자마자 델릴라의 문자가 도착했다. "오전 8시 모든 짐을 싸서 출발 지점으로 오세요. 당신을 다른 동굴로 데려가려고 합니다." 우리를 원격으로 지켜본다던 그녀의 말은 농담이 아니었다.

나는 출발 지점까지 걸어갔고 델릴라는 자신의 낡은 픽업트럭을 몰고 나타났다. 그러고는 정말 놀라운 얘기를 꺼냈다. "지난 밤에 최초의 여성First Woman 동굴로 가고 싶고 그곳에서 비전 퀘스트를 하고 싶다는 생각을 했죠? 그곳에 데려다드릴게요."

진정한 주술사가 타인의 내적 필요와 욕구를 읽을 수 있다는 얘기를 듣긴 했지만 그런 능력을 발휘하는 모습을 직접 본 적은 그때가 처음이었다. 장담하건대 나는 그녀에게 아무런 말도 하지 않았다. 또 표정을 꽤 잘 숨겼다고 생각하고 싶다. 하지만 이 일은 비전 퀘스트 중에 일어난 불가사의한 여러 일 중 하나에 지나지 않는다. 직관에 대한 수많은 가설과 잘 구성된 과학적 연구가 타인의 생각을 정확히 읽어 내는 사람이 존재함을 암시한다. 어쩌면 델릴라도 동굴을 향해 가는 첫날 나의 내면에서 일어난 미세한 무의식적 망설임을 알아챘는지도 모른다. 아니면 정말로 멀리서 내 기운을 읽었는지도 모를 일이다. 과학적 방법의 첫 단계는 관찰이므로 나는 그저 이 일이 실제 있었던 일이라고 얘기할 수밖에 없다.

나는 종종 과학을 방해하는 함정에 빠지기를 거부했다. 증거를 보고도 "그런 일이 일어날 수 있다고 믿지 않아. 그러니까 그 일은 일어나지 않은 거야."라고 말해 왔다. 뭔가가 불가능하다고 주장하기 시작하면 증거 또한 묵살하게 된다. 하지만 이 과정에서 세계를 보는 시각을 바꿀 만한 중요한 무언가를 놓칠 수도 있다.

이를 자유로운 사고라 불러도 좋고 과학적 방법이라 불러도 좋다.

눈앞의 일을 편견이나 선입견 없이 관찰한다면 더 나은 삶을 살게 될 것이다. 음식을 섭취하지 않고 며칠 또는 몇 주를 버틴다 해도 몸이 굶주리지 않고 심지어 해를 입지도 않는다는 증거는 얼마든지 있다. 물론 믿기 어렵다. 거대한 식품 업계는 단식이 무해하다는 사실을 사람들이 믿지 않기를 바라고 우리의 몸은 그 사실을 믿지 않도록 잘 훈련되어 있다. 마치 주술사가 나의 생각을 알 수 있다는 사실을 내가 믿으려 하지 않았던 것처럼. 하지만 신념을 한쪽에 밀어 두고 새로운 경험을 향해 마음의 문을 활짝 연다면 놀라운 일이 일어날 수도 있다.

: 먹도록 진화했지만 이런 식은 아니다

인류 진화의 역사는 음식의 역사이기도 하다. 그리고 믿거나 말거나이긴 하지만, 한편으로는 단식의 역사이기도 하다. 인간의 몸과 뇌는 선천적으로 단식에 적응되어 있다.

호모 사피엔스의 초기 화석 증거에 따르면 인간 종種은 대략 30만 년 전에 생겨났다. 당시에는 하루 세끼 식사가 결코 일반적이지 않았다. 우리 조상은 기회가 생길 때마다 식사했다. 아프리카 평원에서 가젤, 영양, 얼룩말, 버펄로 같은 야생 사냥감을 찾아다니고 사냥 실패에 대비해 식물을 채집했던 사냥꾼이자 채집인이었다.[1] 그들은 무리를 지어 돌아다녔고 종종 사냥감을 찾기 위해 한 번에 수 킬로미터씩 걸어다녔다. 속도보다는 지구력이나 지능이 더 중요했다. 다른 동물이 인간에 비해 선천적으로 더 빨랐기 때문이다. 영양이나 가젤 같은 동물 사냥에 성공하면 모든 사람이 함께 나눠 먹었다. 하지만 고기의 양이 충분할 때가 드물었기에 며칠도 못 가 바닥나곤 했다.

음식이 다 떨어지면 동물을 더 사냥했으며 얼마 되지도 않는 식용 식물을 끌어모으기도 했다. 제철이어야 하고 독성이 적은 식물이어야 했다. **너무 적게 먹어서 다음 식사 때가 되기도 전에 모든 사람이 배고 픔에 시달릴 때도 있었지만 며칠 굶었다고 죽는 사람은 아무도 없었다. 결국 단식은 우리 조상의 생활 방식을 구성하는 일부였던 셈이다.** 사 실 여기에는 달리 선택의 여지가 없었다. 식사 후 단식이 이어지는 식 습관은 몇십 년, 몇백 년, 몇천 년 동안 계속되었다. 인간은 거의 29만 년 동안 풍성한 잔치를 즐긴 뒤 단식하는 생활 방식을 이어 갔다. 단식 생활 자체는 그보다 훨씬 더 오래되었는데, 대부분의 대형 육식 동물의 생활 방식인 까닭이다. 예를 들어 사자는 하루 세끼 식사하지 않는다. 큰 사냥에 성공했을 때에만 식사할 수 있다. 이후 사나흘이 지난 뒤에 야 또다시 그럴싸한 식사를 할 수 있다.

육식 다이어트Carnivore Diet라는 말을 들어 봤는가? 풀을 먹여 키운 고기 식단과 간헐적 단식을 합친 개념이다. 육식 다이어트와 관련한 희 소식이라면 식단에 배고픔을 촉발하는 식물성 독소가 포함되지 않아 단식이 정말 쉽다는 것이다. 육식 다이어트를 채소 단식이라고 생각해 보라. 육식 다이어트를 시도하는 대부분의 사람과 비슷한 상태라면 몇 주 동안 다이어트를 한 뒤 기분이 좋아질 것이다. 단식이 끝난 뒤에도 크립토나이트 식품이 포함되지 않은 샐러드를 먹을 수 있다. 이를 통 해 문제를 야기하는 식품을 제거하는 것이 기분을 좋아지게 만드는 얼 마나 효과적인 일인지 깨닫게 된다. 본격적으로 단식을 시작하면 부기,

뇌 안개, 신진대사 문제를 일으킬 수 있는 모든 식품을 멀리한다. 그런 단식을 하기로 했다면 다음 원칙을 따르도록 하라. 풀을 먹여 키웠거나 야생에서 잡은 동물만 먹고 콜라겐 섭취에 좋은 각종 내장을 비롯한 모든 부위를 먹으라. 앞에서도 얘기했지만 간헐적 **단식은 세상의 그 어떤 다이어트와도 잘 조화된다.**

인간을 다른 육식 동물과 구분하는 중요한 요소 한 가지는 인간이 도구, 그중에서도 불을 사용한다는 점이다. 현대 유전학 연구에 따르면 요리의 발명은 불에 굽지 않고는 먹을 수 없을 정도로 거칠고 독성이 강한 음식에서 영양분을 끌어내는 데 매우 중요했다. 요리 덕에 다른 동물보다 다양한 부위를 먹을 수 있었으며 고기를 덜 씹고도 먹을 수 있었다. 과학자들은 50만 년 된 요리용 난로를 발견하기도 했다. 하버드 대학교의 인류학자 리처드 랭햄Richard Wrangham 은 우리 조상이 거의 200만 년 전부터 요리를 시작했다고 주장한다.[2] 어느 쪽이 옳든 요리는 워낙 오래된 활동이기에 호모 사피엔스 시대보다 앞선다. 내가 거의 일 년 동안 생채소만 먹는 다이어트를 하다 건강을 잃기 전에 알았더라면 좋았을 텐데!

체내에 보다 많은 에너지와 지방을 제공하는 능력 덕분에 인간은 다른 어떤 동물보다 큰 뇌를 가지도록 진화하였다. 큰 뇌를 갖고 있으려면 몸 안에 많은 전기가 필요하다. 뇌는 체중의 단 2퍼센트만을 차지하지만 신진대사 에너지의 무려 15퍼센트에서 20퍼센트를 소비한다. 우리 내부의 정신적 슈퍼 컴퓨터 안에 있는 1000억 개 가까운 세포에 동력을 제공하려면 이토록 많은 전자가 필요한 것이 당연한 듯하다.

커다란 뇌야말로 우리 인간의 진화를 성공으로 이끈 비결이다. 뇌 덕분에 문제 해결을 위한 인간 고유의 방법을 생각해 낼 수 있었으며 많은 문제를 해결할 수 있었다. 진화 과정에서 우리의 경쟁자 중 일부가 더 두터운 두개골이나 더 큰 발톱, 또는 더 긴 목을 활용해 높은 나무에 매달린 잎을 먹는 동안 우리 인간은 큰 뇌를 활용했다. 언어, 문화, 과학, 기술, 대규모 협력, 미래에 대한 계획은 모두 이러한 진화의 부산물이다. 인간이 오늘날 지구에 이토록 엄청난 영향력을 미치게 된 까닭도 우리의 뇌가 유난히 크고 복잡하기 때문이다.

커다란 뇌가 가장 크게 이바지한 부분은 굶주림에서 벗어날 방법을 떠올렸다는 것이다. 사냥에 필요한 창과 그물, 활과 화살을 도입한 뒤에도 인류는 여전히 단식을 시속했으며 인류의 번성과 함께 인류의 뇌도 발전했다. 초기 인간의 평균 뇌 크기는 점점 더 커졌으며 전전두 피질Prefrontal Cortex이라는 뇌 부위가 팽창했다. 이마 바로 뒤에 있는 이 부위는 수만 년 동안 의사 결정, 계획, 인지 행동, 사회적 상호 작용 그리고 성격을 관장하는 기관으로 발전했다.

단식은 신체의 진화 적응력을 감소시키기는커녕 촉매제 역할을 했다. 사실상 인류는 일정 기간의 **단식 후** 지방질이 풍부한 동물성 식품을 섭취해 뇌에 동력을 공급하면서 한결 더 똑똑해졌다. 다음 식사 시간까지 6시간 이상 남았다면 공황 상태에 빠지는 이도 있을 수 있다. 하지만 우리의 몸은 이 상황의 의미를 잘 안다. 한동안 음식을 섭취하지 않으면 포도당을 토대로 움직이던 뇌가 케톤을 중심으로 움직인다. 이 같은 전환은 14시간 동안 음식을 섭취하지 않으면 바로 발생하며 단식을 시작한 지 24시간에서 48시간 사이에 가장 자주 일어난다. 적어도 한 번 전환이 이루어져 신진대사가 이런 유형의 전환에 익숙해지면 나중에는 자동적으로 거의 알아차릴 수 없게 진행되기도 한다. 지방을 처음 태울 때는 전환이 이루어지기까지 이틀에서 나흘 정도 걸리며 그 기간동안 몸 상태가 그리 좋지 않다. 이 책은 그 힘든 과정을 건너뛰기 위해 알아 두면 좋을 내용을 담고 있다. 우리의 동굴 속 조상은 전혀 활용하지 못했던 내용이다. 우리처럼 식단을 바꿀 능력이 없었기 때문이다.

진화 과정에서 얻은 힘은 평소에 숨어 있다가 단식을 통해 외부로 드러난다. 케톤은 포도당에 비해 그램당 전자 수가 더 많다. 즉 에너지 원료의 밀도가 더 크다. 세포 속에 케톤을 쏟아붓는다는 건 마치 주유소를 찾아가 경주용 고옥탄가 휘발유를 넣는 것과 같다. 지방은 설탕에 비해 그램당 칼로리가 높기 때문에 신체는 열을 더 많이 내기 위해 포도당 대신 케톤을 대사한다. 설탕 대신 지방을 먹는 것은 맥주 대신 보드카를 마시는 것과 비슷하다.(물론 지방을 먹은 경우에는 운전을 해도 되지만!) 설탕보다 지방이 훨씬 더 강력하기 때문에 몸에 미치는 영향 또한 다르다.

동물이 부상당했을 때 단식을 하는 데에는 그만한 이유가 있다. 우리가 인지하지 못하고 있을 수도 있으나 인간 역시 마찬가지다. 정말 몸이 아팠을 때를 떠올려 보자. 식욕이 있었는가? **아플 때는 음식에 대한 욕구가 자연스레 줄어든다. 신체가 음식을 소화하는 데 쓰던 에너지를 독소의 영향 없이 스스로를 치유하는 데 사용하기 때문이다.** 오랜 간격을 두고 식사를 할 때도 같은 일이 일어난다. 단식을 하면 우리 안에 있던 적응 및 치유 과정이 활성화된다. 점심을 건너뛰면 죽는 게 아닌가 두려워질 때마다 이 얘기를 떠올리자.

하루에 세끼? 도대체 왜?

대략 지금으로부터 1만 년 전 인간의 식습관에 가히 혁명적인 변화가 일어났다. 호모 사피엔스가 농사짓는 법을 배운 것이다. 먹거리를 찾기 위해 사바나 지역을 배회하고, 먹거리를 찾아다니고, 예측 불가능한 시간에 식사를 하는 대신 땅과 가축 떼에 매인 몸이 되었다. 인간은 정착해 머무르기 시작했다. 그곳을 떠나면 농사도 끝장이었기 때문이다.

농장을 중심으로 발전한 마을에는 다양한 직종의 일꾼이 필요했기에 점점 더 많은 사람이 이주를 멈추고 정착했다. 일상적으로 단식을 한 시 25만 넌노 더 시나 인류는 드디어 작은 농지에서 작물을 기르는 새로운 음식 수급 방법을 익혔고 매일 적어도 한 끼를 먹을 수 있게 되었다. 농사 기술이 발전하니 하루 두 끼 섭취도 가능해졌다. 인류가 오늘날처럼 아침, 점심, 저녁을 먹게 된 지는 2세기도 채 지나지 않았다.[3] 이후 인류의 삶에는 하루 세끼 사이에 텔레비전을 보면서 나초와 감자튀김을 섭취하는 계획이 추가되었다.

먹거리가 풍부해지자 모두 창의적인 천재가 될 수 있는 환경이 만들어졌다. 초기 농부들은 동물로부터 얻는 고기나 지방의 칼로리 대신 식물에서 얻을 수 있는 풍부한 탄수화물을 먹음으로써 CICO 다이어트의 씨앗을 뿌렸다. 그들은 오랜 단식을 끝내고 섭취할 영양가 높은 음식 재료로 옥수수와 밀을 선택했다. 적어도 정상에 있는 운 좋은 소수에게는 아주 멋진 시스템이었다. 대다수의 사람은 들판에서 힘든 노동을 했고 그들 덕에 엘리트층은 예술, 과학, 화학을 탐구할 수 있었다. 하루 종일 사냥하지 않고도 풀을 먹여 키운 동물에게서 나온 가장 비싸고 좋은 고기를 먹는 특권을 누리기도 했다. 들판에서 일하는 대다수의 사람은 늘 영양분이 결핍된 상태로 무료한 삶을 살아야 했다. 이러한 새로운 식습관은 평균 신장을 줄이는 원인이 되었는데, 장시간 스스로의 생물학적 기능과 싸워야 했기 때문이다.

19세기 초 산업 혁명이 시작되면서 서구 사회의 사람들은 모두 같은 일정에 맞춰 식사를 하기 시작했다. 그 전에는 시간 개념이 엄격하지 않았는데 정확히 몇 시인지 굳이 알 필요가 없었기 때문이다. 농부는 그저 해가 뜨고 지는 시간에만 신경을 썼다. 그러나 산업 혁명 이후부터 회중시계가 말할 수 없이 소중한 물건이 되었다. 열차가 언제 도착하고 출발하는지를 알아야 했기 때문이다. 열차는 정확한 일정대로 운행했고 이후 공장과 가게들도 정확한 시간에 맞추어 운영됐다. 시간과의 관계도 열차 일정에 맞춰 새로 만들어졌다. 더 나아가 사람들은 매일 특정한 시간에 맞춰 식사 계획을 짜기 시작했다. 실제로 배가 고프다는 감각이나 몸의 요구에 의해서가 아니라 열차를 중심으로 식사 일정이 짜여진 것이다.

자동차에 가솔린을 넣는다는 비유로 돌아가 보자. 만일 누군가가 매주 화요일과 목요일 오후 세 시에 주유소로 가서 가솔린 십 갤런을 넣어야 한다고 말했다 치자. 왜 그래야 하지? 이유를 전혀 듣지 못했지만 당신은 모두가 그렇게 하는 걸로 알고 있으므로 그게 정상적인 일이라고 생각한다. 차를 언제, 어디로, 얼마나 오래 몰았는지는 중요치 않다. 연료 탱크가 비어 있느냐 꽉 차 있느냐도 중요치 않다. 그저 매주 화요일과 목요일 오후 세 시에 연료 탱크를 꽉 채워야 한다. 규칙이니까.

가끔 주유소에 찾아가 가솔린을 넣으려는데 연료 탱크가 이미 꽉 차 있는 경우도 있다. 그러나 우리는 늘 가솔린을 십 갤런씩 사기 때문에 가솔린을 바닥에 뿌리거나 트렁크 안에 있는 별도의 작은 저장 통 안에 넣어 둔다. 음, 점점 이상해지는 거 같은데⋯⋯. 그래도 전통이 생긴 데에는 다 그만한 이유가 있지 않겠는가? 조만간 자동차 트렁크는 당장 필요도 없는 여분의 가솔린으로 가득 차게 될 것이다. 트렁크를 쓰레기로 가득 채웠다 해도 틀린 말이 아니다. 이처럼 정해진 일정에 따라 자동차에 가솔린을 가득 채우는 일이 비합리적이듯 매일 같은 시간에 같은 양의 음식을 먹는 것 역시 비합리적인 일이다. 조심하지 않으면 자동차 트렁크를 쓰레기로 가득 채우게 된다. 하지만 전통이라는 이유로 우리는 대개 별생각 없이 규칙적인 식사를 한다.

음식에 대한 기이한 태도 가운데 상당수는 우리의 진화론적 기원과 오늘날의 문화적 전통 간에 일어난 충돌에서 비롯되었다. 먹는 일은 생존에 꼭 필요하지만 순전히 생명을 유지하는 데 필요한 요소만은 아니다. 감각적 경험이자 공동체 의식이기도 하다. 서로를 위해 요리하고 먹여 주는 일은 친근함을 나타내는 행위이자 영적인 행위이다. 몸에 연료와 영양분을 제공하는 동시에 스트레스를 해소해 준다. 커다란 인간의 뇌는 많은 에너지를 필요로 하지만 동시에 단식과 재생의 시기도 필요로 한다. 하지만 우리의 뇌가 만들어 낸 사회 구조와 식품 업계는 늘 규칙적인 식사를 하고, 배가 고프든 아니든 늘 무언가를 먹으라고 이야기한다. 이것이 우리가 늘 먹을 것을 갈망하는 이유다.

그러나 이미 살펴봤듯 음식을 먹으면 에너지와 영양분 외에 각종 독소로 몸 안을 채우게 된다. 인간은 가장 먼저 에너지 수요를 채우는 데 집중하는 법을 배웠다. 그렇게 해야만 살아남을 수 있었기 때문이다.

그다음에는 맛에 집중하는 법을 배웠다. 맛이 좋다는 것은 영양가 있고 품질 높은 음식임을 나타내는 지표였기 때문이다. (일부 경우에는 지금도 그렇다.) 그러나 독소가 즉시 생명을 빼앗거나 장애를 일으키는 경우를 제외하고 독소를 피하는 방법을 제대로 배울 기회가 없었다. 결국 우리는 천천히 미묘하게 작용하는 음식 내 독소를 쉽게 감지하지 못한다. 솔직히 말해 대부분의 인류 역사에서는 독소와 칼로리를 두루 함유한 음식을 먹는 것과 굶어 죽는 것 중 하나를 선택해야 했을 때 언제나 독소를 포함한 음식을 선택해 왔다. 그게 합리적인 선택이다. 게다가 가끔은 그런 음식이 맛도 좋다!

그 놀라운 한 가지 예가 쌀이다. 현미는 백미에 비해 칼로리도 섬유질도 더 풍부하다. 그러나 역사적으로 쌀을 주식으로 먹어 온 문화권에서는 가능하다면 늘 백미를 우선으로 섭취했다. 현미는 오랜 세월 이른바 소작농의 음식으로 여겨졌다. 왜일까? 현미는 소화가 잘 되지 않아 먹고 난 뒤 몸 상태가 좋지 않다는 걸 모두 알고 있었기 때문이다. 오늘날 우리는 현미 안에 렉틴이 함유되어 있고 이 고약한 식물성 독소 때문에 동물들이 쌀을 멀리하며, 현미에는 백미보다 무려 80배 정도 많은 비소가 포함되어 있다는 사실을 안다. 백미가 만들어진 이유도 바로 이 때문으로, 방앗간에서 제분해 겉껍질에 있는 독소를 제거한 것이다. 그런데 이후 현대 과학이 개입해 독소는 무시한 채 쌀의 겉껍질에 포함된 여분의 섬유질과 적은 양의 비타민을 높이 평가하기 시작했다. 건강식품 전문가들마저 좋은 성분이 많이 포함되어 있으니 현미를 먹으라고 권했다. 렉틴, 비소 중독, 갈망으로 인한 장 문제라는 간접 비용은 계산에 포함하지 않았다. 하지만 현미를 먹고 난 뒤 배가 약간 부풀어 오르는 경험을 다들 하지 않았는가?

몸 안에 염증이 있다는 건 몸에 에너지를 제공해야 할 일부 전자가 힘 대신 염증을 안겨 주고 있다는 뜻이다. 이때 몸은 더 많은 음식을 섭취해 잃어버린 전자를 보충하길 바란다. 직접 시험해 볼 수도 있다. **현미는 백미보다 소화하기 힘들기 때문에 포만감을 조금 더 오래 유지시켜 주지만 이후에는 더 큰 갈망이 생겨난다. 백미는 빨리 소화되는 반면 갈망을 일으키지 않는다.** 우리 조상들은 현미 속에 들어 있는 여분의 영양소가 독소를 함께 섭취해야 할 만큼의 가치는 없다는 사실을 알고 있었다. 만일 쌀에 대한 이야기가 혼란스럽다면 슈퍼마켓을 걸어다닐 때 접히는 그 모든 감각 과부하와 서로 상충되는 정보들을 생각해 보라. 우리의 가엾은 뇌는 그런 정보를 다루도록 진화하지 않았다.

뇌는 이렇게 말한다. "가장 중요한 건 내가 많은 에너지를 확보하는 거야. 다음 식사가 언제일지 알 수 없기 때문이지." 이 기이하고도 본능적인 프로그래밍은 우리가 미처 생각할 기회도 갖기 전에 작동한다. 단식을 통해 뇌를 기준선으로 되돌리지 않는 한 말이다.

또 다른 예로 쿠키를 생각해 보자. 신체는 절대 에너지가 고갈되지 않도록 애쓰는 자동화 시스템을 가지고 있다. 만일 그 자동화 시스템을 제어해 시각화한다면, 그러니까 영화 〈매트릭스〉에 나오는 네오의 눈으로 쿠키를 볼 수 있고 몸의 운영 체제를 나타내는 1과 0을 볼 수 있다면 쿠키에 많은 에너지가 포함되어 있다는 사실을 알게 될 것이다. 지금 당장 에너지가 필요할까? 아마 그렇지는 않겠지만 뇌는 에너지가 있으면 기분이 좋아질 것을 안다. 쿠키 안에 영양분이 있을까? 그럴 수도 있고 아닐 수도 있지만 아무래도 상관없다. 영양분이 필요하다면 보충제를 먹어도 좋고 다른 음식으로 균형을 맞출 수도 있다. 아주 기본적인 추가 예산만 있다면 영양분이 부족해질 일은 없다.

쿠키 안에도 독소가 들어 있을까? 뇌는 전혀 알지 못할 것이고 쿠키 재료를 읽고 해독하지 않는 한(아니면 직접 쿠키를 만들어 보지 않는 한) 우리 역시 전혀 알지 못한다. 정보가 부족한 상황에서 뇌가 보내는 진화론적 메시지는 "계속 먹으라."다. 금세 눈치챘겠지만 우리 몸은 모든 음식을 먹으라고 말한다. 독소로 가득한 음식과 필요 이상의 에너지가 함유된 음식까지 말이다. 미토콘드리아 활동이 저하될 때 독소는 음식에 대한 더 큰 갈망을 유발한다.

당신은 이렇게 자문할 것이다. '내 몸은 왜 쿠키를 먹고 싶어 할까?' 쿠키를 먹고자 하는 충동은 전혀 이성적이지 않다. 사실 주로 감정에 의해 유발된다. 우리는 모두 안전하기를 원한다는 점을 기억하라. 다들 사랑받기를 바란다. 어머니 품에 안겨 보살핌을 받을 때만큼 사랑받고 있고 안전하다고 느낀 적은 없다. 우리의 이러한 감정이 일상 사고 아래에 항상 숨어 있기 때문에 단식을 하면 불편해지는 것이다.

우리는 음식과 감정적인 관계를 맺고 있다. 일부는 음식을 일종의 위안으로 삼고 있으며 몇몇 사람들은 음식과 열정적인 관계를 맺음으로써 한 발 더 나아간다. 내가 결국 동굴 안에까지 들어가게 된 이유도 그 때문이다. 음식에 대한 이러한 감정적 애착을 내 여정의 일부로 삼고 싶었다. 원치 않고 필요치도 않다는 걸 알면서도, 튼살 때문에 피부가 갈라지는 상황 속에서도 내가 왜 자꾸 입안에 음식을 집어넣는지 완전히 이해하고 싶었다. 이렇게 솔직한 이야기를 글로 쓰기란 쉬운 일이 아니다. 받아들이기 쉽지 않다는 것도 잘 안다. 하지만 이것이 현실이다. 궁극적인 해방을 위해서라도 이미 일어난 일을 직면해야 한다.

누군가에게 영양을 공급하는 건 친근함을 나타내는 행위다. 스스로 영양을 섭취하는 행동 역시 마찬가지다. 먹는 행위는 문자 그대로 주변 환경으로부터 음식을 가져와 몸속에 넣고 소화관을 통해 연료, 영양분, 독소를 흡수해 몸의 일부가 되게 하는 일이다. 인간은 대개 이와 관련한 온갖 종류의 감정적 응어리를 갖고 있다. 그리고 이들 대부분은 잠재의식 속에 위치한다. 실제로 먹고 싶어 하는 마음과는 별개로 몸속 세포가 음식 섭취를 바라기 때문이다. 오늘날에는 음식이 풍부한 환경에 놓이기 쉽기 때문에 욕구 또한 늘 활성화되기 쉽다. **따라서 안전과 사랑을 느끼지 않고도 살아가는 법을 스스로 훈련하지 않는 이상 욕구를 억누르기는 어렵다.**

하나의 생물로서 먹지 않으면 죽을 것이라 생각하고, 성숙하고 사려 깊게 진화된 뇌는 안전하다는 느낌을 받기 위해 음식이 필요하다고 말한다. 그리고 우리는 끊임없이 이들의 속삭임을 듣는다. 하지만 굳이 귀 기울일 필요가 없다. 그저 "양쪽 모두의 말은 전부 사실이 아니야."라고 말하면 된다.

⋮ 풍요로움의 대가

인류는 역사 내내 기근과 기아의 위협을 받아 왔으나 음식이 풍부한 오늘날에는 더 이상 그런 걱정을 할 필요가 없다. 그러나 이러한 변화로 우리는 단식의 기회를 잃었고 단식이 제공하는 모든 이점 또한 잃게 되었다.

존스 홉킨스 대학교의 신경 과학자로 전직 미국 국립 노화 연구소 신경 과학 연구소Laboratory of Neurosciences at the National Institute on Aging 소장이기도 했던 마크 맷슨Mark Mattson 은 2014년에 발표한 기사 〈건강 증진을 위한 간헐적 도전〉Challenging Oneself Intermittently to Improve Health에서 이 딜레마를 이렇게 요약했다. 그의 결론은 내가 동굴 안에서 내렸던 결론과 대체로 비슷했다. "소파에 앉아 과자를 먹으며 TV를 보는 현대 생활 방식이 자리 잡은 결과, 건강을 위협하는 환경과 질병 저항성 사이를 중재하는 유익한 효과와 관련한 신호 경로가 해체되었다." 이어서 이런 말도 했다. "도전 없는 생활 방식이 일으키는 유행병을 퇴치하기 위해서는 간헐적 단식, 운동, 식물 섭취를 재도입하기 위한 사회 전반적인 노력이 필요할 것이다."[4]

농업 초창기에는 많은 사람으로 북적대는 노동 환경, 가축과의 근접성, 마을에 집중적으로 쌓인 인간의 대소변 때문에 기생충과 전염병으로 인한 사망자가 유례없을 정도로 많이 발생했다. 당시 유행한 질병은 콜레라, 장티푸스, 나병, 천연두, 말라리아, 결핵, 포진 등으로 인류 역사 초창기 유행하던 것들이 모두 포함되어 있다. 시간이 지나면서 인간은 동물에게 이러한 질병을 옮겼고 나중에는 그 동물이 다시 우리에게 질병을 옮겼다. 호모 사피엔스는 적절한 시기에 아프리카를 떠나 우리가 현재 유럽이라 부르는 대륙으로 이동해 그곳에 이미 이주해 있던 인류와 유사한 종인 네안데르탈인과 이종 교배를 했다. 두 종은 질병을 공유했는데 호모 사피엔스가 옮긴 전염병 때문에 네안데르탈인이 멸종하게 됐다는 증거도 있다.

초기 농부들은 매일 같은 시간에 음식을 먹지 않았다. 앞서 언급한 대로 **우리의 식습관은 공장과 열차가 출현하고 산업 혁명을 거친 뒤에야 조직화되었다.** 하루에 세끼를 먹기 전까지만 해도 인간이 고혈압, 인슐린 저항성, 심장마비, 암으로 죽을 확률은 오늘날과 비교했을 때 현저히 낮았다. 과식과 비만은 수천 년 동안 인류에게 해당되지 않은 일이었다. 하지만 오늘날에는 전 세계적인 전염병이 되고 말았다. 매년 심혈관계 질환으로 죽는 사람이 1800만 명 이상으로 추산되며 세계 보건 기구에 따르면 전 세계 4억 명 이상이 당뇨병을 앓고 있다.[5]

간헐적 단식은 이처럼 망가진 균형을 회복하는 방법이다. 간헐적 단식을 통해 신화론석 사아와 현대석 사아의 소화를 회복해 내면의 살능을 완화할 수 있다.

간헐적 단식이 논란을 일으키는 새로운 개념으로 여겨지는 현재의 상황은 정말 재미있는 일이다. **간헐적 단식은 우리가 잃어버렸고 되찾아야 할 깊은 지혜에 더 가깝다. 의도적인 단식의 역사는 수천 년에 이른다.** 이는 단순히 음식을 거부하는 행위라기보다 행복, 장수, 개인적 성장과 깊은 관련이 있는 활동이었다. 단식은 3000년 전 인도에서 개발된 의학 체계인 아유르베다Ayurveda의 핵심 요소이기도 하다. 고대 그리스 철학자 피타고라스는 단식을 깨달음의 수단으로 삼아 시험을 보기 전 제자들에게 40일간의 단식을 지시했다고 한다. 르네상스 의학 혁명을 이끈 16세기 스위스 의사 파라셀수스Paracelsus는 단식이 '내부의 의사'라고 선언했다. 1800년대 말 미국의 의사 에드워드 H. 듀이Edward H. Dewey는 자신의 유명 저서인 《삶의 진정한 과학》The True Science of Living에서 단식에 토대를 둔 '아침 식사 없는 계획'을 널리 알림으로써 이런 개념을 되살리려 애썼다. 그는 현대적인 거의 모든 질병이 '습관적인 과식'에 의해 생겨난다고 주장했다.[6] 맞는 말이다.

많은 아메리카 원주민 문화에서도 마찬가지다. 원주민 부족은 개인적으로 또 공개적인 의식의 하나로 단식을 연습했다. 일부 초기 이주 부족에서는 이 과정을 사춘기 때 시작했는데 보통 하루에서 나흘간 혼자 단식과 기도를 진행했다. 성인의 경우 사냥이나 전쟁같이 중요한 행사를 앞두고 단식을 했다. 심지어 공동체 의식을 높이기 위해 모든 부족 구성원이 함께 단식하는 경우도 있었다. 체로키 원주민 부족의 한 영적인 지도자는 이런 말을 했다. "단식은 세속적인 음식을 절제함으로써 인간의 본성을 정화하고 영적인 시력을 다듬는 수단이다."[7]

세계의 거의 모든 종교 역시 영적인 발달을 꾀하는 수단으로 단식을 선택했다. 기독교, 유대교, 이슬람교, 불교, 힌두교 신앙은 모두 영적인 깨우침을 얻기 위한 단식을 지지한다. 구약 성서 안에서 모세와 다니엘은 신앙심을 돈독히 다지기 위해 단식을 했다. 이후 예수는 사막에서 40일간 밤낮으로 단식을 했다. 전통적으로 가톨릭 신자는 재의 수요일, 성금요일, 사순절 기간에 육류를 멀리한다. 유대인은 자신의 공동체 및 신과의 관계를 재정비하는 방법으로 속죄일에 단식을 한다. 이슬람교도의 신성한 달인 라마단은 단식을 바탕에 두고 있으며 해뜰녘부터 해질녘까지 모든 음식과 음료를 철저히 삼간다.

여러 종교의 많은 성직자가 매일 정오 이후 아무것도 먹지 않음으로써 가뜩이나 금욕적인 삶을 더 금욕적으로 만든다. 인상적인 사례로 모한다스 간디Mohandas Gandhi의 경우가 있다. 그는 정치적인 이유로 적어도 열네 번 단식을 했으며, 그중 세 번은 최소한 21일씩 지속했다. 간디는 물과 소금만 먹고 버텼다. "두 눈은 외부 세계를 위한 것이고 단식은 내부 세계를 위한 것이다." 간디가 한 말이다.

일리 있는 얘기다. 고에너지 케톤을 공급받고 음식 획득에 대한 집착에서 해방되어 고도로 진화된 인간의 뇌는 가장 높은 측면의 인지 능력 탐구를 준비한다. 물론 단식의 영적인 측면은 신경 과학이 발달한 최근에 이르기 전까지 과학 탐구로 드러나지 않았다. 하지만 명상과 단식 경험이 있는 사람이라면 전극을 직접 대 보지 않아도 단식을 할 때 다른 수준의 의식에 도달하기 쉽다는 사실을 입증할 수 있다. 이렇게 고양된 수준의 의식 중 하나를 삼매三昧, Samadhi라 부르는데, 힌두교 요가에서 말하는 삼매는 깊은 수순의 황홀감이자 초의식적 인식 수준이다. 이 상태에서는 자신이 전 우주와 하나이고 신과 한 몸이라고 느낀다. 단식은 이런 수준에 도달하는 과정을 가속화한다.

다시 말해, 동굴 안으로 들어가 단식에 몰입하기로 마음먹은 나는 단순한 괴짜가 아니었다. 인류 역사 내내 많은 현자들 역시 깨우침과 자아실현을 위해 비슷한 일을 했다. 내가 역사에 나오는 위대한 현자의 발끝에도 미치지 못한 것은 분명한 사실이지만 동굴 안에 앉아서 실시한 단식은 정말 효과가 있었다. 그 효과 중 얼마큼이 동굴이라는 물리적 환경 덕이고, 얼마큼이 고독 덕이며, 얼마큼이 단식 덕이었을까? 나역시 잘 그것까지는 모르겠다. 하지만 그 경험을 끝낸 뒤 나는 확실한 변화를 경험하고 동굴 밖으로 나왔다.

그렇다면 오늘날 왜 이토록 소수의 사람만이 단식을 하는 것일까? 종교적 의식의 일환(아니면 자기 부정을 토대로 하는 비참한 칼로리 계산식 다이어트의 일환으로)이 아니면 단식을 시도하는 사람은 매우 드물다. 대개는 특히 1단계 단식과 관련한 아주 불쾌한 감정과 상태 때문에 단식을 꺼린다. 어쩌면 우리의 조상이나 진화 과정을 비난하고 싶어질지도 모르겠다. 음식이 차고 넘치는 오늘날에도 뇌에는 이런 신호가 입력되어 있다. "단식하지 마. 단식은 위험이자 고통이야."

우리가 할 대답은 간단하다. "도대체 무슨 헛소리야?"

식사가 중요하듯 단식 역시 중요하다. 말도 안 되는 소리처럼 들리는가? 물론 살기 위해서는 먹어야 한다. 그러나 잘 살기 위해서는 단식도 해야 한다. 먹는 데에는 노력이 필요하지 않다. 단식을 마무리하는 능력을 기르는 데에도 큰 노력이 필요하지 않다. 이 책에서 단식에 필요한 기술과 사고 방식을 배운다면 말이다. 때때로 식사를 건너뛰어도 된다. 몸과 마음이 더 나아질 것이다. 하고 싶은 모든 일을 의식적으로, 의도적으로, 자유롭게 하는 에너지를 가질 수 있을 것이다.

⠇ 뇌를 위한 음식

단식을 하면 더 예리해진다. 굶주린 동물이 어떻게 행동하는지 생각해 보라. 먹이를 찾기 위해 최대한 주변 환경에 적응한다. 이는 또 다른 보편적이고 기본적인 진화적 압력으로, 오늘날의 호모 사피엔스에게 아주 큰 영향을 준 것이기도 하다.

크리스Chris 라는 내 오랜 친구의 이야기를 해보자. 그는 적지 안에서 장거리 초계 임무를 수행하는 특수 부대에서 복무했다. 그가 속한 소규모 팀은 훈련 기간 중 음식 하나 없이 이틀에서 사흘씩 버티며 무거운 배낭을 짊어진 채 거친 지형을 돌아다녀야 했다. 그 훈련의 목표는 단식 중 불가능해 보이는 임무를 마칠 수 있는지 증명해 보이는 것이었다. 음식을 먹지 않은 상태로 36킬로그램이나 되는 배낭을 메고 산을 탈 수 있다는 사실을 증명하고, 굶어 죽을 것 같다는 느낌은 사실이 아니라는 걸 깨닫게 하는 훈련이었다. 게다가 단식을 통해 감각이 얼마나 예리해지는지 보여 주기 위해 훈련 담당자는 목적지에 위치한 나무에 치즈 버거 하나를 매달아 놓기도 했다.

크리스는 3킬로미터 밖에서도 그 치즈 버거 냄새를 맡을 수 있었다고 말했다. 그의 말이 믿기지 않는가? 나도 처음엔 그랬다. 그러나 그는 사실이라고 맹세했다. 그는 정말 정직한 사람이다. "장담하는데 우리 모두가 그 치즈 버거 냄새를 맡았어. 담당자는 거기 치즈 버거를 걸어 놓을 거라고 말하지 않았는데 우리가 그냥 냄새를 맡은 거야. 그게 거기 있다는 걸 알고는 냄새에 조금씩 끌려갔지."

그것이 바로 신체와 뇌가 힘을 합쳐 일할 때 발생하는 놀라운 힘이다. 24시간 내내 식사를 건너뛸 경우 감각이 예리해지고 집중력이 높아진다. 혈류와 림프계 안에 독성 물질이 적을수록 추론 능력이 더 좋아진다. 평소 장기가 소화를 시키는 데 쓰는 엄청난 양의 에너지가 뇌로 몰리기 때문이다. 일단 독소가 제거되면 뇌는 독소가 없는 건강한 혈액을 받아들이기 시작하며 자원을 보다 효율적으로 이용할 수 있게 된다. 원하는 무언가에 집중하는 능력 또한 발휘되는데 뇌가 더 이상 음식에 의해 산만해지지 않기 때문이다. 단식을 통해 일에 집중할 수 있고, 느낌에 집중할 수 있고, 명상에 집중할 수 있고, 원하는 모든 것에 집중할 수 있게 된다. 복잡한 문제가 쉽게 해결될 수도 있다.

많은 사람이 단식을 한 뒤 그동안 느끼지 못했던 자신에 대한 통찰을 얻게 됐다고 말한다. 장기적인 단식으로 정서적 안정감과 행복감을 얻어 삶을 바꿀 수도 있다. 왜 모든 위대한 종교의 관행에 단식이 포함된다고 생각하는가? 왜 전 세계 서로 무관한 문화에서 단식과 영적 깨우침을 연결하는 걸까? 뇌를 예리하게 만들면 모든 능력을 예리하게 만들 수 있기 때문이다.

자, 이제 기대치를 관리하는 게 중요하다. 처음 단식을 할 때 뇌는 높은 깨우침에 별 관심을 보이지 않을 것이다. 그리 쉽게 될 일이었다면 인간은 절대 단식을 중단하지 않았으리라. 이때는 차라리 쿠키나 갈망의 대상인 다른 그 무엇에 대해서 생각하지 않도록 스스로를 단련해야 한다. 모든 생각에는 에너지가 필요하다는 사실을 명심하라. 결국 에너지가 필요한 것이다. 휴대폰 앱이 배터리 전원을 빨아들이듯 머릿속 생각은 지적 능력을 빨아들인다.

연구에 따르면 우리는 매일 '저녁은 뭘 먹을까? 지금 당장 음식을 먹어야 하나?'라는 고민을 반복하며 생각의 15퍼센트를 허비한다고 한다.[8] 만일 다이어트 중이라면 그 수치는 50퍼센트에 가까워질 수도 있다. 음식에 대한 집착은 사랑나 맹장처럼 더 이상 유용하게 쓰이지 못하는 진화론적 유물이다.(물론 맹장은 마이크로바이옴의 활력을 유지하는 데 도움을 줄 수도 있다.[9] 따라서 갈망은 맹장보다 덜 유용하다.) 간헐적 단식은 신진대사를 활발하게 하고 케톤을 이용해 신경 세포를 활성화함으로써 우리의 뇌가 더이상 음식에 대한 강박적인 생각으로 시간을 허비하지 않는 법을 가르쳐 준다.

이 책에 나오는 기법을 이용해 기본적인 단식을 하고 나면 음식에 대해 생각하는 시간이 줄어들 거라고 장담한다. 염증을 유발하는 음식까지 줄인다면 음식에 대한 생각을 이토록 빠르게 멀리할 수 있다는 점에 놀라게 될지도 모른다. 인간은 뇌의 10퍼센트밖에 쓰지 못한다는 오래된 신화가 있는데(전혀 사실이 아니지만) 이 신화 때문인지 많은 이들이 진화된 오늘날의 뇌를 제대로 활용하기만 한다면 정말 놀라운 일들을 해낼 수 있으리라 상상하곤 한다. 하지만 이와 같은 잘못된 신화에 기대지 않고 실제로 입증 가능한 방법이 있다. 간헐적 단식을 통해 음식 관련 생각을 줄여 절약한 시간과 에너지를 다른 일에 쓰는 것이다.

생각에 대해 말하자면, 뇌 속에는 두 종류의 중요한 세포가 있다. 두 가지 세포 모두 음식이나 배고픔과의 관계에 영향을 준다. 그중 하나는 모두가 알고 있는 뇌의 슈퍼 스타, 신경 세포다. 다른 하나는 신경 세포만큼 다량 존재함에도 훨씬 덜 유명한 신경 아교 세포Glial Cell 또는 교세포Glia다. 뇌 안에는 약 1000억 개의 교세포가 있다. 교세포는 신경 세포에 영양분을 제공하며 구조적인 지원, 절연, 관리 등의 서비스를 제공한다. 특히 뇌의 면역 체계 역할도 수행한다. 또한 교세포는 뇌를 가지치기하고 유지하는 일도 한다. 그런데 염증에 오염된 뇌는 교세포를 교란한다. 이렇게 교란된 교세포는 통증과 과식을 유발할 수 있다.[10] 물론 이는 우리가 원하는 바가 아니다.

신경 세포와 교세포는 둘 다 포도당이나 지방을 연료로 사용할 수 있지만 그 둘의 취향은 근본적으로 다르다. 교세포는 자신이 쓸 수 있는 포도당이 체내에 있을 때 가장 잘 운용되고 혈당이 너무 낮게 떨어질 때는 스트레스를 받는다. 신경 세포는 지방에서 케톤을 끌어내 연료로 사용할 수 있을 때 가장 잘 운용되고 당분을 예비 연료로 둘 때 행복해한다. 단식을 하면 케톤 수치가 높아지고 신경 세포가 행복해져 기분이 좋아진다. 탄수화물이 들어간 음식을 먹으면 신경 세포의 활기가 줄어들겠지만 행복한 교세포가 뇌를 잘 관리할 수 있다. 어느 쪽이 더 좋을까?

신경 세포가 에너지를 극도로 갈망한다는 사실을 기억하라. 이 세포는 제대로 생각하기 위해 많은 화학 연료를 필요로 한다. **심각하게 배가 고프고 혈당이 낮으며 케토시스 상태에 놓여 있지 않은 상황에서는 명료하게 생각할 수 없다.** 반응 시간이 지연되며 신경 세포가 전기를 만들 정도의 원료를 갖지 못하기 때문에 스스로 느리다고 느낀다. 그러나 만일 뇌와 몸이 포도당 대신 케톤으로 움직인다면 놀라운 일이 발생한다. 케톤은 소염 작용을 하기 때문에 교세포 염증을 완화한다. 단식은 케톤을 제공하고 케톤은 교세포 염증을 완화시키고 교세포는 신경 세포 기능을 향상시키며 신경 세포는 생각을 더 예리하게 만들어 준다.

그렇다면 목적을 달성한 셈이다. **여러 날에 걸쳐 단식을 한 끝에 몸이 지적 능력 같은 최우선 기능을 사용하고자 포도당을 필요로 한다면 이른바 포도당 신생 합성 상태로 들어가게 된다.** 구석기 다이어트_{Paelo} Diet(농경 생활 이후 섭취를 시작한 곡류를 제한하고 육류, 생선, 채소, 과일 등으로 식단을 꾸리는 다이어트—편집자)와 더티 케토 다이어트의 일부 지지자는 포도당 신생 합성에 집착한다. 그들의 주장에 따르면 일단 이 상태에 들어서면 신체가 필요로 하는 모든 탄수화물을 몸속 단백질로 만들어 낼 수 있다. 기술적으로는 사실이다. 굶주리거나 아주 오래 단식을 하면 근육이 소실되는데 몸이 근육 속 단백질을 분해해 탄수화물을 만들기 때문이다. 문제는 단백질로 당분을 만들려면 생물학적으로 아주 많은 비용이 든다는 사실이다. 게다가 이 과정에서 암모니아를 비롯한 온갖 종류의 노폐물이 몸속에 남는다. 노폐물은 염증으로 발전하니 다시 갈망이 생겨나고 뱃살이 튀어나온다.

더티 케토 다이어트를 하는 사람들은 이 상황이 왜 좋은지에 대한 나름의 이론을 갖고 있다. 단기간의 단백질 결핍은 자가 포식 증진에 도움이 된다는 면에서는 옳다는 것이다. 그러나 아무리 좋은 것이라 해도 너무 과할 필요는 없다. 단식과 케토 다이어트를 끝없이 반복할 경우 세포가 탄수화물을 제대로 다루지 못해 신진대사의 유연성이 떨어진다. 가끔 단식을 하고, 가끔 케토시스 상태에 이르고, 탄수화물을 단식함으로써 탄수화물을 태우는 상태에 들어가는 편이 더 낫다.

최대한 빨리 포도당 신생 합성 상태에 도달하고 최대한 빨리 케토시스 상태로 들어가야 한다. 이것이 바로 간헐적 단식의 목표다. 방탄 간헐적 단식은 그 목표를 달성하는 데 도움을 주기 위해 고안되었다. 케톤을 태우면 교세포가 (진화가 설정한 의무인) 뇌 관리와 소염 작용을 효율적으로 하도록 도울 수 있다.

기억 기계 조정하기

간헐적 단식은 순간적인 정신적 명료함뿐 아니라 뇌의 장기적인 건강 면에서도 중요하다. 하지만 간헐적 단식이 뇌 건강에 미치는 영향에 대한 명확한 임상 자료를 수집하는 일은 아주 어렵다. 이 연구를 위해서는 오랜 시간 관찰이 필요하며 식습관의 영향을 다른 일들이 미치는 영향에서 분리할 필요가 있다. 다행히 최근에는 동물 실험을 통해 매우 고무적인 증거가 쏟아져 나오고 있다.

설치류에 대한 각종 연구에서 간헐적 단식이 기억, 학습, 신경 세포 발생에 도움을 주는 것으로 밝혀졌다. 2019년 싱가포르 국립대학교의 한 연구 팀은 간헐적 단식이 특히 해마 내 새로운 신경 세포 성장에 도움이 된다는 사실을 발견했다.[11] 해마는 학습과 관련한 뇌 부위로 단기 기억을 장기 기억으로 전환시키는 역할을 한다. 존스 홉킨스 대학교의 신경 과학자 마크 맷슨은 단식과 운동이 뇌 유래 신경 영양 인자BDNF, Brain-derived neurotrophic Factor라고 불리는 단백질 수치를 높이는 것으로 보인다고 말했다.[12] BDNF는 해마 내에서 에너지를 생성하는 미토콘드리아의 수를 증가시키고 신경 생성도 촉진한다. 더욱 흥미로운 점은 맷슨과 그의 동료들은 단식을 하면 또 다른 단백질인 시르투인 3SIRT3, Sirtuin 3 수치가 올라가 해마 내 미토콘드리아가 더 효율적으로 작동한다는 사실도 알아냈다는 것이다.[13] 아니나 다를까 간헐적 단식 중인 실험 쥐 역시 학습과 기억력 평가에서 더 뛰어난 성과를 보였다.

이 결과를 인간에게도 그대로 적용할 수 있을까? 나는 그렇다고 믿는다. 기능적 자기 공명 영상fMRI, Functional Magnetic Resonance Imaging을 이용해 나의 해마 부피를 측정했을 때 내 연령대에서 상위 13퍼센트에 해당한다는 결과를 얻었다. 통상적으로 시간이 지나면서 해마의 부피가 줄어든다는 점을 감안하면 내 해마는 줄어들지 않았거나 적어도 다시 회복됐다는 의미다. 나는 20대 때 독성 곰팡이로 인해 뇌 손상을 입었기 때문에 이 점을 고려한다면 해마가 다시 회복됐을 가능성이 높다. 어찌 됐든 나는 그렇게 알고 있기로 했다!

뇌 내 이상이 생길 경우 단식이 도움이 되는 듯한데 우리의 친구 맷슨과 그의 동료들이 실시한 또 다른 설치류 연구 결과가 이를 잘 보여준다. 그들의 연구는 단식을 하면 뇌 내 염증이 완화되고 손상된 신경 세포가 빠르게 치료되어 뇌졸중에서 더 빨리 회복된다는 사실을 증명하였다.[14]

2018년 한국에서 실시한 설치류 연구에서도 희망적인 보고가 나왔다. 물론 단식을 통해 알츠하이머병과 파킨슨병 같은 신경 퇴행성 질환을 어느 정도 예방할 수 있는가에 대한 결론이 나온 것은 아니다.[15] 다만 한 가지 생각해 볼 만한 연결 고리는 포도당과 달리 케톤은 뇌 속에 파괴적인 플라크Plaque(뇌 내 단백질이 변형되어 신경 세포 표면에 달라붙은 것으로 알츠하이머병을 유발한다고 알려져 있다. ─편집자)를 축적하는 데 일조하지 않는다는 것이다. 서던 캘리포니아 대학교의 노인학자 발터 롱고Valter Longo가 더 많은 퍼즐 조각을 맞추고 있는데, 그의 연구에 따르면 단식이 심혈관 질환과 암은 물론 당뇨병(알츠하이머병의 위험 인자)의 생화학적 표지를 줄인다고 한다. 그는 단식이 뇌의 신진대사를 새로 프로그래밍하고, 다발성 증후군을 야기하는 자기 파괴 면역 세포 등 제 기능을 못하는 세포를 제거하는 데 도움을 준다는 결론을 내렸다.[16] 높은 수준의 BDNF는 진행 중인 파킨슨병, 알츠하이머병, 헌팅턴병, 다발성 경화증의 위험을 낮춘다. 또한 뇌 내 염증을 억제함으로써 혈액순환을 개선해 인지 능력을 보존하는 데 도움이 되는 것으로 보인다.

단식이 건강에 이렇게 많은 도움을 준다는 사실을 믿기 어려울 수도 있다. 어떻게 이런 일이 가능할 수 있는 것일까? 답은 간단하다. 우리의 몸은 수리와 회복 메커니즘으로 가득 차 있다. 수천 년, 아니 수백만 년, 아니 수십억 년에 걸친 진화 과정에서 형성된 메커니즘이다. 우리의 조상은 죽음과 멸종으로부터 도망쳐 왔다. 우리는 상상하기 힘들 만큼 잔혹한 걸러내기 과정에서 살아남은 존재다. 만일 우리가 건강 보존 세포와 분자를 갖고 있지 않았다면 인류는 아마 지금 이 자리에 없을 것이다.

단식을 통해 우리는 스스로 만든 식이 장애를 제거할 수 있으며 진화가 준 선물을 최대한 잘 이용할 수 있다. 또한 40억 년이라는 진화 과정을 통제할 수 있다.

단식은 여러 가지 방법으로 뇌를 통제한다. 그중 가장 중요한 방법은 자신감을 높여 주는 것이다. 우리는 음식을 하루의 특정한 시간, 가족 모임, 정서적 위안('위안 음식'Comfort Food 이라는 표현이 왜 존재한다고 생각하는가?)과 연결시킴으로써 음식에 아주 큰 의미를 부여하곤 했다. 반면 이 과정에서 어떤 음식을 어떻게 먹는지에 관한 문제는 외면했다. 편안함이나 보살핌을 받고 있다는 느낌으로부터 멀어지기 때문이다. 음식 숙취는 그야말로 실질적인 현상이다. 독소를 포함해 염증을 일으키는 저질 음식에 탐닉한 대가다. 우리는 그런 음식을 갈망하고 그런 음식을 섭취해 단기적인 위안을 얻곤 했다.

음식에 대한 자신의 인식을 점검해 보라. 하루 동안 식사를 끝마칠 때마다 우리 몸이 어떤 반응을 보이는지 주의 깊게 지켜보는 것이다. 집중이 필요한 과정이다. 특정한 음식을 먹은 뒤 나른해지는가? 아니면 활기차지는가? 속이 약간 불편한가? 아니면 많이 불편한가? 오락가락하는 기분과 불안감에도 관심을 기울여라. 뇌와 몸이 어떻게 반응하는지 살펴보자.

인류 역사를 통틀어 급격히 높은 칼로리를 전달할 만큼 당분이 풍부한 음식은 흔치 않았다. 현대 음식의 주요 성분 상당수는 몇백 년도 채 되지 않는 기간 동안 인간이 만들어 낸 것이다. 인체가 그 성분에 적응하기엔 너무도 짧은 시간이다. 현대의 밀에는 탄수화물이 가득하다. 현대의 과일은 시큼한 야생 사과에 비하면 달콤한 사탕에 가깝다. 당분이 가득 든 현대의 옥수수는 최근까지만 해도 세계적으로 흔치 않았다. 카놀라유는 '유채씨 기름'으로 알려져 있었으며 정교한 산업적 해독 과정을 거치기 전까지는 먹을 수 없다고 여겨졌다. 현대의 과일, 채소, 곡물이 꼭 나쁘다는 뜻이 아니다. 다만 여러 연구 결과에 따르면 대부분의 현대 농작물에는 필요 이상의 당분이 함유되어 있으며 그중 일부(옥수수, 콩, 밀 등)는 장내 세균이나 신진대사에 해롭다. 간헐적 단식을 하면 해로운 음식의 영향력을 줄이는 데 도움이 된다.

가공식품을 먹을 때 나타나는 염증 또한 뇌가 정신 건강을 인지하는 방식에 큰 영향을 미친다. 환원 오렌지 주스(농축액을 물로 희석해 만든 오렌지 주스―옮긴이) 한 잔은 설탕물에 가깝다. 영양가가 높지만 그래도 역시 너무 많은 설탕이 들어 있기 때문에 마시는 즉시 혈당이 급격히 오르고 곧바로 빠르게 떨어진다. 뒤이어 분노와 배고픔이 뒤따르기도 한다. 설탕이 들어간 탄산음료 역시 비슷한 작용을 한다. 영양소가 존재하지 않는다는 차이가 있을 뿐이다. 혹 다이어트 탄산음료 섭취가 우울증으로 이어질 수도 있다는 사실을 아는가? 오늘날의 인공 감미료는 워낙 설탕과 비슷한 맛을 내기 때문에 우리 위 속 수용체가 실제 탄산음료와 다이어트 탄산음료를 잘 구분하지 못한다. 따라서 인슐린이 똑같이 분비된다.

설탕과 액상 과당을 쓰지 않아 이른바 가볍다고 여겨지는 샐러드 드레싱이나 소스 등도 마찬가지다. 이 소스들에는 우울증과 연관된 인공 감미료인 아스파탐이 들어간다. 케첩에는 설탕이 잔뜩 들어 있으며 파스타와 흰 빵은 고도로 가공된 흰 밀가루로 만들어지는 경우가 많아 먹자마자 바로 혈당이 치솟는다. 또 에너지 급증, 우울증, 불안감 등을 유발한다. 사탕, 패스트리, 가공육, 정제된 시리얼과 마찬가지로 튀김, 피자 도우, 케이크, 쿠키, 심지어 크래커도 우울증을 유발할 수 있다. 이런 음식은 모두 우리의 식생활 진화와 일치하지 않는다. **단식을 자주 할수록 식품 업계에서 권하는 저질 식품의 유혹에 더 강하게 대응할 수 있다.**

뇌는 세포 복구 메커니즘 외에 보다 높은 차원의 감정 복구 메커니즘을 갖추고 있으며 언제든 제 기능을 발휘할 준비를 하고 있다. 단식이 끝난 뒤 뇌는 부신(신장의 상단 좌우에 위치한 조그만 삼각형 내분비 기관 두 개)에게 카테콜아민Catecholamines을 분비하라고 지시한다. 이 화학 물질은 신경전달물질로 집중적인 신경 반응을 촉발하는 분자다. 조상들이 먹고살기 위해 주로 사냥을 했고 종종 아무것도 먹지 못한 채 여러 날을 보내던 시절, 카테콜아민은 사냥꾼이 늘 낙관적으로 목표를 위해 최선을 다할 수 있도록 도우며 생명을 유지하는 데 더없이 중요한 역할을 했다. 카테콜아민 안에는 아드레날린, 노르에피네프린, 코르티솔, 도파민 등 기분에 영향을 주고 활력을 높이는 유명한 화학 물질이 여럿 포함되어 있다. 의사가 우울증과 스트레스 퇴치를 위해 처방하거나 화학적 표적으로 삼는 물질이기도 하며, 단식 기간 중 혈당이 너무 낮을 때 이 물질을 사용해 혈당을 안정시킨다.

단식을 하는 동안 우리의 몸이 자연스레 기분 상승제를 생산해 낸다니, 얼마나 멋진 일인가? 덕분에 비전 퀘스트를 끝낼 무렵 나는 '뭐든 할 준비가 된 기분'을 느낄 수 있었다. 약의 도움 없이 누구나 언제라도 느낄 수 있는 기쁨이자 행복감인 것이다.

음식은 인간 진화 역사의 일부이며 음식 섭취를 제한하는 것이 미래의 행복을 여는 열쇠가 될 수 있다.

제5장

보다 나은 수면을 위한 단식, 보다 나은 단식을 위한 수면

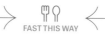

드디어 나는 처음부터 동경해 마지않았던 고독한 모험에 나서게 되었다. 델릴라는 나를 새로운 출발 지점까지 데려다주었고 협곡 아래 800미터쯤에 위치한 '첫 번째 여성' 동굴을 찾아가는 길을 알려 주었다.

델릴라는 내게 엄숙한 어조로 경고했다. 그 동굴은 신성한 곳으로 1만 년 동안 각종 의식을 위해 사용되어 왔다고 했다. 그 동굴은 애리조나주 야바파이족의 신화에 따라 '첫 번째 여성'으로 불렸다. 야바파이족은 부족원 모두가 그들의 아담과 이브에 해당하는 카말라푸키아라는 여성의 자손이라 믿고 있다. 카말라푸키아가 자식을 낳은 곳이 바로 이 동굴이며, 동굴의 입구가 거대한 질 모양으로 생겨 첫 번째 여성이라는 이름이 붙여진 것이다. 차를 타고 가까이 다가가 보니 정말 비슷해 보였다.(주의: 이 동굴은 관광용 동굴이 아니다. 나는 일부러 세부적인 사항을 모호하게 설명하고 있는데 이는 동굴 출입 허가를 받은 사람들의 정당한 사용을 보호하기 위해서다. 온라인에서도 관련 정보를 찾을 수 없다.)

비전 퀘스트를 하기 위해 동굴 안에 자리 잡은 것이 두 번째였지만 나는 마치 처음인 듯한 기분이 들었다. 소노란 사막의 10월은 낮에는 뜨겁고 밤에는 쌀쌀했다. 침낭이 있다는 사실이 너무 기뻤다. 뉴멕시코에서 보낸 어린 시절의 가을날이 떠오르는 날씨였다. 뉴멕시코의 날씨란 땀이 날 정도로 덥든가 얼어붙을 듯 춥든가 둘 중 하나다. 첫째 날 과감히 동굴에서 나와 뜨거운 태양 아래로 나섰을 때 나는 셔츠를 벗어던졌다. 내가 아직 부끄러워하던 튼살(비만과의 힘겨웠던 싸움에서 이긴 대가로 얻은 상처)을 아무도 보지 못할 것이라는 사실을 알았기 때문이다.

비전 퀘스트를 시작한 지 이틀째, 그리고 내가 최초로 장기 단식을 시작한 지 이틀째 되는 날 나는 배낭을 메고 1.6킬로미터가량을 걸었다. 단식 초보자는 단식 이틀째 날 가장 배가 고프다. 나 역시 그랬다. 동시에 이틀째 날에는 마음이 들뜬다. 나 역시 그랬다. 고마워, 카테콜아민!

나는 주변의 세세한 물질적 환경에 적응해 갔다. 동굴 안의 먼지 하나하나가 눈에 보이는 듯했고 너무 작아 눈에 보이지 않는 먼지 입자가 공기 중에 그득하다는 것이 느껴지는 듯했다. 끝없이 울퉁불퉁해 보이는 동굴 바닥 어디쯤에 캠프를 설치해야 할지 고민하며 동굴 안을 최대한 멀리까지 훑어봤다. 그 동굴은 깊이가 9미터, 너비가 3.5미터가량 되는 건조한 사암 동굴로 손이 닿을 만큼 천장이 낮았다. 주변 모든 곳에서 오랜 역사가 만져지는 것 같았다. 대체 얼마나 많은 화재가 일어났기에 천장에 덕지덕지 두터운 그을음이 붙어 있는 걸까? 그동안 누가 여기에 왔고, 누가 나와 비슷한 생각을 했을까? 마침내 나는 동굴 중간에 멋지게 튀어나온 평평한 바위 위에 작은 캠프를 설치하기로 마음먹었다. 수천 년 전 천장에서 무너져 내려온 부분인 것 같았다. 물과 침낭을 꺼낸 뒤 동굴 밖으로 나가 불을 피울 나뭇가지를 모았다.

그 후에는 전갈, 방울뱀, 혹은 몇몇 커다란 포식 동물이 다가오진 않을까 걱정하는 것 외엔 달리 할 일이 없었다. 나는 동굴 안에 혼자, 온전히 혼자 있었다. 다른 사람의 도움도 생필품도 없었다. 춤추는 불길의 그림자가 환각처럼 일렁였고 나는 이미 공복 명상에 접어든 상태였다. 수만 년간 의식을 치르던 동굴에서 같은 벽에 무늬를 그리는 비슷한 그림자를 쳐다봤을 다른 모든 사람들에 대해 생각했다. 내 마음은 두려움과 외로움의 으스스한 구석을 비롯해 온 사방을 배회했다.

칠흑같이 어둡고 외로운 동굴 안에서는 불가능한 일 같았지만 나는 약간의 휴식을 취하려 애썼다. 내 몸의 리듬에 귀를 기울이고 음식과 인간관계에서 해방된 느낌을 만끽하려 했다. 아주 커다란 뱀이 나를 잡아먹으려 스르르 미끄러져 오는 상상이 자꾸 들었지만, 결국 수마를 이기지 못하고 내 의식은 슬그머니 사그라들었다.

자는 동안 깨끗해져라

숙면은 단식의 효과를 높이는 가장 강력한 방법 중 하나다. 단순한 관점에서 봐도 숙면과 단식 간의 연관성은 명백하다. 잘 때는 먹지 않기 때문에 16:8 단식 수행 시 수면을 이용하면 음식 없이 시간을 보내기가 훨씬 더 쉽다. 하지만 실제 연결 고리는 그 이상이다. 단식과 마찬가지로 수면은 몸 전체의 세포 및 생화학적 과정에 영향을 준다. 간헐적 단식에 건강한 수면 패턴(연구자들이 '좋은 수면 위생'이라 부르는)을 보태면 놀라운 상승 효과가 일어난다.

수면이 어떤 영향을 미치는지는 정확히 모른다 해도 수면이 얼마나 중요한지는 쉽게 이해할 수 있다. 평균적으로 우리는 삶의 무려 3분의 1을 잠을 통한 무의식 상태로 보낸다. 수면을 취하는 동안에는 움직이지 않으며 시각과 청각 자극에 반응하지 않는다. 현대인은 아늑한 침실 안에서 단잠을 잘 수 있다. 반면 우리 조상들에게 수면 시간이 어떤 의미였을지 생각해 보자. 그들은 공격에 완전히 무방비한 상태로 하루의 3분의 1을 보내야만 했다. 생존 전략 면에서 수면은 너무 끔찍하기 때문에 진화를 통해 바로 사라져야 할 것처럼 보이기도 한다. 그럼에도 여전히 모든 사람이 잠을 잔다.

살아 있는 모든 동물 역시 수면을 취한다. 과학적 측면에서 살펴보면[1] 지구에 동물이 처음 나타난 5억 년 전 에디아카라기_{Ediacaran Period} 이후로 지금까지 계속 그래 왔다.[2] 진화는 무자비할 정도로 효율적이다. 따라서 수면이 여전히 존재한다는 것은 수면이야말로 삶에 꼭 필요한 존재라는 의미다. 심지어 우리를 식량으로 삼는 육식 동물로부터 달아나는 것보다 더 중요하다. 우리는 이 사실을 받아들이고 존중해야 한다.

잠을 자지 않고 하룻밤을 보내거나 혹은 그 이상 수면을 취하지 않고 지낼 때 죽을 것 같은 느낌을 받은 적이 있는가? 수면 부족으로 생명을 잃는 경우는 실재한다. 1989년 시카고 대학교 연구팀은 한 유명한 연구[3]를 통해 실험 쥐에게서 그런 일이 일어난다는 것을 밝혀냈다.(다만 인간에게 똑같은 실험을 한다는 건 너무도 비윤리적인 일이다. 똑같은 위험이 인간에게도 존재한다고 생각할 만한 이유는 얼마든지 있다.) 인간은 음식 부족으로 죽기 훨씬 전에 수면 부족으로 죽을 수도 있다. 물론 대부분의 사람들은 본능적으로 식사 대신 수면을 선택할 것이다.

반면 편안한 수면을 취한 뒤 얼마나 집중력이 좋아지고 예리해지는지 아는가? 그러한 상쾌한 기분의 원인을 밝히고 숙면의 이점을 과학적으로 입증하는 연구 역시 속속 발표되고 있다. **활동을 하지 않는 밤 시간은 정신과 육체 모두에게 새생의 기회를 제공한다. 이때 무의식은 마음속 문제를 해결하고 근육은 휴식을 취하며 단백질 생산을 증가시켜 더 튼튼해진다.**

수면 시간 중에는 최근에 발견된 글림프계Glymphatic System[4]에 의해 뇌 내 염증이 씻겨 내려간다. 글림프계에서 교세포가 쓰레기통을 열어 뇌척수액에서 나오는 세포 노폐물을 제거하는 것이다. 글림프계의 정화 기능은 알츠하이머병과 기타 뇌 질환의 발병 위험을 줄이며 뇌의 전반적인 노화를 늦춘다고 알려져 있다. 매일 밤 6시간 반에서 8시간씩 수면을 취하면 고혈압이 억제되어 심장마비 발병 위험이 줄어든다. 숙면이 멜라토닌 수치 상승, 염증 감소, 단백질 소화 효소를 통한 세포 회복 등 다양한 메커니즘을 통해 암 발병 위험을 줄인다는 증거도 있다.

그러나 미국 질병 통제 예방 센터CDC에서 수집한 통계에 따르면 미국인의 35퍼센트가 하루에 7시간 이하로 수면을 취한다.[5] 어쩌면 우리도 그중 한 사람일 수 있다. 특히 CDC가 7시간 이상 수면을 취하는 사람들에게 숙면을 취하고 있는지 묻지 않았을 가능성은 100퍼센트다. 수면과 단식 간의 강력한 관계를 고찰해 보기에 앞서 먼저 수면 그 자체의 중요성을 생각해 볼 필요가 있다.

- 수면은 스트레스를 줄인다.
- 수면은 염증을 줄인다.
- 수면은 치유 속도를 높인다.
- 수면은 인지 기능과 기억력을 향상시켜 예리하고 기민해지도록 돕는다.
- 수면은 성적 욕구를 높인다.
- 수면은 체중 감량을 돕는다.

언제든 육식 동물이 어둠을 틈타 공격할지 모르는 정글에서 살지 않는 이상 숙면을 취해서 나쁠 건 전혀 없다. 그리고 단식은 숙면에 도움이 된다.

엄밀히 말하자면 수면 시간은 단식 시간이다. 아침 식사를 뜻하는 영단어 Breakfast란 말은 문자 그대로 '단식을 중단한다'라는 의미다. 잠에서 깨 아침 식사를 건너뛴 채 몇 시간만 더 보내는 것으로 이미 간헐적 단식을 시작한 셈이다. 잠에서 깨어난 뒤 몇 시간 더 단식을 해보라. 인슐린 분비가 현저하게 감소하고 성장 호르몬HGH, Human Growth Hormone 분비는 증가한다. 성장 호르몬은 세포 수리를 지원하고 지방 연소를 독려하며 군살 없이 근육량을 늘리는 데 도움을 준다.

이 과정의 이점을 극대화하려면 기상 후 6시간 이상 기다린 뒤 첫 번째 식사를 해야 한다. 수면 주기는 마지막 식사 시간을 정하는 데에도 도움이 된다. 만일 밤 늦게, 특히 취침 시간이 다 돼서 식사를 했다면 밤새 누워 있는 동안 여전히 소화 과정은 진행될 것이다. 이때 장으로 이동한 음식은 일주기 시스템에 아직 대낮에 가까운 시간이라고 신호한다. 인간은 야행성 동물이 아니기 때문이다! 이렇게 신진대사 에너지를 몽땅 소화하는 데 써 버리면 잠들기 더 어려워질 수 있다. 혈당과 인슐린 수치는 낮에 음식을 먹을 때보다 밤에 뭔가를 먹고 난 뒤 더 오래 높은 상태를 유지한다. 그 결과 포도당 과민증, 제2형 당뇨병, 고혈압에 걸릴 위험이 높아질 수 있다. 지난 여러 해 동안 당뇨병 환자를 위해 고안된 지속적인 혈당 모니터링 장치를 사용해 확인한 결과, **저녁 식사 시간이 늦어질수록 간헐적 단식을 진행 중임에도 다음 날 아침 공복 혈당 수치가 더 높게 나왔다. 그러니 늦은 저녁은 건너뛰도록 하라!**

늦은 저녁식사 후 잠이 든 뒤에도 높은 혈당과 인슐린 수치 때문에 자주 깨어나게 될 수도 있다. 체내에서 여전히 소화 활동이 진행 중이기 때문이다. 물론 반쯤 잠이 들어 있기 때문에 밤새 숙면을 취하지 못했다는 사실을 채 인지하지 못할 수 있다. 그러나 아침에 일어나면 정신이 맑지 못하고 집중력이 떨어졌다는 사실을 깨닫게 된다.

수면의 질을 알아볼 수 있는 간단한 방법은 시중에 판매되는 수면 추적 장치를 구매하는 것이다. 현재 내 기준에서 가장 뛰어난 장치는 오라 링Oura Ring으로, NBA에서 활동하는 프로 선수들이 수면 수준을 추적하는 데 사용하는 장치다. 최고의 수면 추적 휴대폰 앱으로는 슬립 스페이스SleepSpace를 추천하는데 밤중에 몇 번이나 깼는지 정확히 알 수 있다. 이런 장치들을 통해 결과를 확인하면 늦은 밤 간식을 먹기 전한 번 더 생각하게 될 것이다. 바람직한 수면 위생과 바람직한 단식 습관은 이처럼 서로 밀접한 관련이 있다.

식사 시간과 취침 시간 사이에는 적어도 3시간 간격을 두는 것이 이상적이다. 캘리포니아 대학교 샌디에이고 캠퍼스의 건강 연구원 루스 패터슨Ruth Patterson과 도로시 시어스Dorothy Sears는 최근 식사와 취침 간 상관관계에 대한 각종 문헌을 철저히 검토해 보았다.[6] 그 결과 마지막 식사와 취침 시간 사이의 간격을 3시간 늘릴 때마다 혈당 수치가 상승할 확률과 염증 지표인 C-반응성 단백질 수치가 현저히 떨어진다는 결론을 내렸다. 다른 연구에 따르면 야간 근무를 할 경우 취침 직전에 식사를 할 때만큼이나 부정적인 생체 반응이 일어나며 단식으로 그러한 문제를 상쇄할 수 있음을 발견했다.

다시 강조하건대 바람직한 수면 위생과 바람직한 단식 습관은 밀접한 관련이 있다. 지금부터는 그 이유를 살펴보자. 아주 흥미진진할 것이다.

생체 시계

우리의 몸은 일주기 리듬이라고 알려진 생체 시계를 따른다. 이 시계가 언제 잠이 들고 어떻게 깨어날지를 결정한다. 또한 잠들어 있는 동안 당분 대신 지방을 태우게 만드는 등 세포가 서로 다른 에너지 발생 화학 경로들을 언제 활성화시켜야 하는지도 알려 준다. 예를 들어 취침 시간에 너무 가까운 시간에 음식을 먹으면 일주기 리듬과 충돌해 신진대사 장애가 일어난다. 이 사태를 일으킨 범인은 단순히 음식만이 아니라 몸 그 자체, 특히 눈 바로 뒤에 위치한 시교차 상핵Suprachiasmatic Nucleus이라는 조그만 뇌 부위다. 시교차 상핵은 신체 내 수석 시간 기록원으로 우리가 언제 잠들고 언제 일어날지를 지시하는 화학적 신호를 보낸다.

대체로 일주기 리듬은 수면-기상 주기를 일출 및 일몰에 맞추도록 진화했다. 단순히 낮과 밤에 반응하는 것이 아닌 생체 시계를 작동하는 생체 리듬의 존재는 기원전 640년 그리스 시인 파로스의 아르킬로쿠스Archilochus of Paros에 의해 처음 언급됐다. 그는 "어떤 리듬이 인간을 지배하는지 알아야 한다."라고 썼다.(아르킬로쿠스는 "여우는 많은 것을 알지만 고슴도치는 단 한 가지 중요한 것을 안다."라는 통찰력 있는 경구를 남긴 사람이다. 여러 가지 사소한 일에 관심을 분산시키는 여우가 되느니 근본적인 진리에 관심을 쏟는 고슴도치가 되는 편이 훨씬 가치 있는 일이라는 뜻이다.)

하지만 이후 생체 시계에 대해 더 많은 걸 알게 되기까지는 놀랄 만큼 오랜 시간이 걸렸다. 프랑스 천문학자 장-자크 도르투 드 메랑Jean-Jacques d'Ortous de Mairan은 아르킬로쿠스 시대로부터 2000년도 더 지난 1729년 식물에게 규칙적인 생체 리듬이 존재한다고 추론했다. 동물에게도 동일한 리듬이 존재한다는 사실이 밝혀진 것은 20세기 초의 일이다. 이 분야의 발전 속도는 워낙 느려서 2017년에 이르러서야 '일주기 리듬을 통제하는 분자 메커니즘의 발견'으로 생물학자 제프리 C. 홀Jeffrey C. Hall, 마이클 로스바쉬Michael Rosbash, 마이클 W. 영Michael W. Young이 노벨 생리의학상을 수상했다![7]

이제 우리는 일주기 리듬이 유기체의 기능과 생존을 위해 다양한 신진대사 과정을 조절하고 매일 최적의 시간에 반복된다는 것을 알게 되었다. 햇빛은 이 리듬을 초기화하는 데 도움을 주지만 생체 시계는 일출과 일몰을 보지 못하더라도 몸 안에서 끊임없이 째깍거린다. 정해진 일정에 따른 오늘날의 식사 패턴이 진화에 따른 식사 패턴과 상반되듯, 유감스럽게도 오늘날의 생활 방식이 늘 생체 시계의 흐름과 일치하는 것은 아니다. 우리를 통제하는 시계는 사교 행사, 휴대폰이나 TV 시청 시간, 취침 10분 전 집어 삼킨 야식 등 외부의 자극에 의해 쉽게 영향을 받는다.

수면 연구자들은 이런 자극을 차이트게버_{Zeitgeber}라 부르는데, 이는 독일어로 '시간을 주는 자'라는 뜻이다. 차이트게버는 밤이 되어 간과 근육과 지방 조직이 기능을 멈추어야 할 때 이들의 활동을 촉진한다. 이런 일이 일어나면 뇌는 혼란에 빠지고 특정 장기와 조직이 활발히 움직이는 순간에도 정상적인 수면 패턴과 시간에 따라 몸이 잠자리에 들 준비를 하도록 만든다. 그 결과 일주기 리듬에 혼란이 생기고 염증이 발생하며 면역 반응이 바뀐다. 그로 인해 또다시 리듬이 망가지면서 악순환이 반복되는 것이다.

2017년 호주 시드니 대학교에서 실시한 연구에 따르면 일주기 리듬이 무너질 경우 만성 폐쇄성 폐질환, 알레르기성 비염, 천식 등 염증성 호흡기 질환 위험이 급증한다고 한다.[8] 간단히 말해 '문제'가 발생하는 것이다.

몇 시간 동안 TV를 몰아서 보거나, 인스타그램 스크롤을 계속 내리거나, 적절치 못한 시간에 간식을 먹는 행동은 차이트게버로 몸을 모욕

하는 일이다. 하지만 먹는 시간에 제약을 가하면 일관적인 수면 습관을 가지는 데 도움이 된다. 규칙적인 수면 습관을 통해 잠들기가 더 수월해지고 귀에 거슬리는 자명종 소리 없이도 더 쉽게 잠에서 깰 수 있다. 단식 중에는 몸에서 엔도르핀이 분출되어 자연스레 기분이 좋아지기 때문에 어떤 약도 필요 없다. 숙면을 취하기 위해 수면제를 먹거나 다른 약리학적 도움을 받을 필요가 없어진다. 그저 일주기 리듬을 작동시키기만 하면 된다.

앞서 한 말이 마치 도전을 과소평가하는 것처럼 보일 수 있다는 사실을 잘 안다. 넷플릭스나 소셜 미디어, 위안을 주는 음식 없이 어떻게 인생을 살아가겠는가? 하지만 기억하라. 뭔가를 멀리하며 지낸다는 건 모든 것을 멀리하며 지낸다는 뜻이 아니다. 또 한 가지 기억해야 할 사항은 통제력을 강화하고 고통에서 멀어지게 만들어 줄 온갖 바이오해킹법을 내가 이 책을 통해 공유할 것이라는 점이다. 우리의 신체가 어떻게 작동되는지 또 언제 음식을 먹어야 하는지만 정확히 알고 있다면 케이크를 비롯한 어떤 음식이든 먹어도 좋다.

፡ 잠깐 눈을 붙이면 단식이 더 쉬워진다

간헐적 단식은 수면에 도움이 되는 바이오해킹이며, 편안한 숙면은 단식을 하는 데 도움이 되는 바이오해킹이다. 멋지지 않은가?

단식 이틀째 밤에는 더 적게(또는 더 오랫동안) 자는 경우가 흔하다. 사실 며칠 동안 간헐적 단식을 하거나, 혹은 그저 염증을 유발하는 음식을 덜 먹기만 해도 매일 밤 1시간씩 잠을 줄이는 것이 가능하다. 뇌 속 각성을 자극하는 신경 화학 물질은 단식 기간 중 낮 시간에 그 생산 이 늘어나지만 밤에는 수치가 떨어지는 경향이 있어 숙면을 지원한다. 건강한 수면 곡선이 작동하는 방식은 앞부분 절반의 수면 시간 동안 깊 은 잠을 자는 것이다. 나머지 절반 동안에는 급속 안구 운동 수면Rapid Eye Movement이라고도 불리는 이른바 REM 수면을 취하면서 강렬한 꿈을 꾼다. 단식 기간 중 1시간 일찍 잠에서 깨면 REM 수면 시간이 줄어든 다. 1시간 늦게 잠자리에 들면 숙면 시간이 줄어든다. 어느 쪽이든 단 식을 시작하기 전보다 더 상쾌하게 기상할 수 있다.

단식을 선물이라고 생각하라. 잠자는 데 쓰는 시간 외의 시간은 뭔 가를 읽고 쓰고 명상하고 친구 및 가족과 함께하고 자기 자신을 아끼는 소중한 시간으로 활용할 수 있다. 1년간 하루에 1시간씩 운동을 하면 무려 24시간씩 무려 15일을 운동한 셈이다. 혹은 하루에 8시간씩 무려 6주 가까이 운동했다고 할 수 있다. 밤늦게 먹는 야식이 선물같이 귀한 이 시간을 내던질 만큼 정말로 가치가 있을까?

단식을 일시 중단하고 맘껏 먹을 수 있는 일정을 마련해 두면 이런 이익을 얻는 데 큰 도움이 된다. 우리 사회는 이미 규칙적인 식사 시간 에 맞춰져 있기 때문에 실천은 의외로 수월하다. 언제든 시작할 수 있 는 준비가 되어 있는 셈이다. 남은 일은 그러한 일정을 실제로 꾸려 보 는 것이다. 나의 경우 해가 빨리 지는 겨울에는 식사 시간을 정오부터 저녁 6시까지로 정해 두고, 여름에는 오후 2시부터 오후 8시까지로 정해 둔다. 식사 시간은 빠를수록 더 좋다. 어두워진 뒤에는 아무것도 먹지 않는 게 더 이상적이다. 이런 일정이 자신의 생활에 잘 맞는 것 같다면 이렇게 말할 수도 있다. "나는 오전 10시부터 오후 2시까지만 먹을 거예요." 핵심은 자신에게 맞고 편안하게 지속할 수 있는 일정을 따르는 것이다. 어쩌면 늦은 밤에 먹는 업무용 식사가 걸림돌이 될 수도 있다. 나는 보통 그런 상황에서 나의 계획에 맞는 저녁 식사를 한 뒤 업무용 식사 자리에 나간다. 그리고 샐러드라도 조금씩 집어먹으며 다른 사람이 민망해하는 일이 없도록 한다.

물론 단식을 중단하는 6시간 내지 8시간 동안 원하는 건 뭐든 다 먹어도 된다는 의미는 아니다. 우리는 더티 케토 다이어트나 콜라와 과자 섭취를 이용한 다이어트를 하고 있지 않다. 콜라와 과자가 식물성이라고 해도 먹어서는 안 된다. 이러한 음식 대신 간편하고 건강한 음식을 먹는다면 훨씬 더 행복해질 것이다. 설사 콜라와 과자를 섭취할 경우에도 적당량만 먹고 취침 전 3시간 안에 다른 음식을 먹지 않는다면 여전히 체중은 감량된다. 더 나은 수면도 취할 수 있다.

실행 가능성이 가장 높은 간헐적 단식 일정은 아침은 건너뛰고 점심과 저녁을 먹는 것이다. 이렇게 단순한 지침을 바이오해킹이라 부르는 건 과해 보일 수도 있다. 하지만 이는 바이오해킹이 맞다. 수면 리듬을 뒷받침해 줄 식사 리듬과 모든 걸 뒷받침해 줄 일주기 리듬을 만들라. 너무 늦은 시간에 야식을 먹지 마라. 아침 식사를 건너뛰는 단식은 아주 실용적이다. 가장 강력하고 현실적인 일주기 리듬 지원 일정은 마음껏 먹는 식사 구간을 오전으로 계획하는 것(아침과 점심을 먹고 저녁은 건너뜀)이다. 하지만 사회생활을 하면서 저녁 식사를 건너뛰기란 아주 어렵기 때문에 이 일정을 계속 고수할 수 있는 사람은 별로 없다.

일부 사람들, 특히 나처럼 제시간에 자거나 정해진 시간에 잠들기 힘든 사람은 '어두워진 뒤 음식 섭취 금지' 원칙을 엄격히 따르라. 단식의 영향은 훨씬 더 커질 것이다. 수면성 무호흡증을 앓는 사람이 취침 시간 즈음 칼로리를 섭취하면 수면 장애가 늘어나(목구멍 폐쇄로 뇌에 산소 공급이 부족해지기 때문에) 평온하고 깊은 수면이 어려워질 수 있다. 한편 단식 초보자에게는 저녁을 완전히 건너뛰는 방식은 어려울 수 있다.

배고픔을 느끼지 않으면서 훨씬 더 빨리 잠들 수 있는 팁을 하나 소개한다. 저녁 식사 시간에 흰 쌀밥 약간과 작은 크기의 고구마 한 개를 먹어 보라. 내가 나의 얘기를 부정하는 것 같이 느껴질지도 모르겠다. 탄수화물은 케토시스 상태의 적이니까 말이다. 이를 미세 조정이라 생각하고 단식에 약간의 융통성을 줘 보자. 과식은 금물이지만 저녁 시간 약간의 탄수화물 섭취는 육체적 불안감을 줄이는 데 진정한 도움이 될 것이라 장담한다. 탄수화물이 숙면에 도움이 된다고 알려진 세로토닌이라는 신경전달물질을 만들어 내기 때문이다. 취침 3~4시간 전 약간의 탄수화물이 포함된 저녁을 먹음으로써 보다 깊고 평온한 잠을 잘 수 있다.

저녁 식사에 적절한 양의 탄수화물과 MCT 오일을 곁들인다면 케토시스 상태를 유지할 수 있다. 심지어 일주일에 한두 번씩은 몇 그램의 설탕이 포함된, 더 이상적으로 접근하자면 가공하지 않은 소량의 꿀 원액이 포함된 작은 디저트를 즐겨도 좋다. 잠시 동안은 케토시스 상태에서 벗어나겠지만 단기간의 단식 후에 다시 회복될 수 있다. 꿀 원액을 권하는 이유는 꿀이 간의 글리코겐 수치를 올려 주기 때문이다. 간 글리코겐은 우선적으로 뇌에 공급된다. 숙면을 취할 때는 근육이 재생되고 원기를 회복하는데 그 휴식 기간으로 가장 많은 이익을 취하는 건 뇌다. 또 이러한 정화와 재생 작업을 위해서는 충분한 에너지 공급이 필요하다. 이처럼 제대로 된 수면, 제대로 된 식사, 제대로 된 뇌 건강은 서로 밀접한 관련이 있다.

미리 알고 있어야 할 사실이 하나 있다. **단식을 하는 동안 자다가 한밤중에 깨어나는 일이 발생할 수 있다는 점이다.** 단식을 처음 시작했을 때 특히 그렇다. 하지만 너무 신경 쓸 필요 없다. 전혀 잘못된 게 아니다. **더 나은 수면과 보다 나은 인지 기능을 향한 과정이며 코르티솔 효과를 경험하고 있는 것이다.** 코르티솔은 몸 안에서 경보 신호처럼 작용하는 호르몬으로 탄수화물을 조금씩 먹어야 한다든가 간헐적 단식을 하루 이틀 건너뛰어야 한다는 메시지를 보낸다.

종종 코르티솔이 마치 적인 것처럼 말하는 사람도 있다. 대부분의 의학 기자들도 코르티솔을 지나친 스트레스나 커피 소비, 앉아서 보내는 시간, 부정적인 감정 등과 관련된 호르몬이라고 묘사한다. 어떤 사람은 높은 수치의 코르티솔을 부신 피로 증후군과 연결 짓는데 이는 정말 큰 문제다.(내가 증명할 수 있다. 예전에 부신 피로 증후군을 앓아 봤기 때문이다. 부신 피로 증후군은 무기력, 통증, 수면 장애, 소화 문제 등을 일으킬 수 있다.)

그러나 몸이 만들어 내는 모든 화학 물질과 마찬가지로 코르티솔 또한 존재 이유가 있다. 코르티솔 수치가 낮은 상태는 수치가 높은 상태보다 훨씬 나쁘다. 코르티솔이 충분치 않으면 에너지를 만들고 염증을 제어하고 기본 혈압을 유지하는 능력이 손상된다. 신진대사가 단식에 적응하는 동안 세포는 포도당을 태우는 상태에서 케톤을 태우는 상태로 쉽게 전환되고, 보다 많은 에너지를 갖게 된다. 코르티솔 수치는 골디락스Goldilocks(영국의 전래 동화에 나오는 주인공 소녀—옮긴이)가 좋아하는 의자와 비슷하다. 무엇이든 너무 크지도 않고 너무 작지도 않고 딱 적절한 편이 좋다!

단식을 통해 에너지(특히 포도당)가 부족해졌다고 여겨질 경우 신체는 응급 처치를 하듯 코르티솔을 뿜어낸다. 코르티솔은 생명을 유지하는 메커니즘에 따라 곧바로 혈당을 올린다. 이는 위험에 처해 있다고 느낄 때 에너지를 충전시키는 투쟁-도피 반응Fight-or-flight Response과 비슷하다. 뇌가 제일 먼저 하는 일은 비상사태를 선포하는 것이다. 그러면 아주 빠르게 코르티솔 및 아드레날린 분비가 일어나 혈당이 올라가고 몸 전체가 비상 경계 상태에 돌입한다. 내가 야간 코르티솔 분비를 화학적 비상 경보라 부르는 이유다.

그런데 단식을 시작하면 비상 대응 절차가 특히 불편한 순간인 새벽 3시경 시작되기도 한다. 이 시간은 뇌의 입장에서 수면 주기상 아주 중요한 시간이다. 각종 독소로부터 자유로워지기 위해 많은 에너지를 쓰는 시간이기 때문이다. 글림프 순환Glymphatic Circulation이라 불리는 이 과정은 기억을 통합해 장기 기억으로 이동시키는 데 아주 중요하다. 한밤중에 이루어지는 뇌 청소의 일환으로 신경 세포는 물을 퍼내고 낮에 비축된 독성 단백질을 제거한다. 그다음 뇌가 신선하고 깨끗한 뇌척수액을 보충하므로 우리는 기분 좋게 잠에서 깨어날 수 있다.

제대로만 진행된다면 이는 아주 아름다운 과정이다. 그러나 이제 막 단식을 시작한 사람이나 끊임없이 케토 다이어트를 찬양하는 사람은 밤 시간 동안 예기치 않은 투쟁-도피 반응이 일어나 깜짝 놀랄 수도 있다. 뇌는 코르티솔과 아드레날린을 분비해 글림프 순환에 필요한 에너지를 바로 확보한다. 신경 세포는 행복하고 깨끗해진다.

그러나 지금 이 책을 읽고 있는 대부분의 사람들은 그리 행복하지 않을 것이다. 새벽 3시에 잠이 깨면 이런저런 생각에 잠기게 되고 다시 잠들기가 어려울 테니 말이다. 만일 이런 일이 일어난다면 잠자리에 들기 전에 꿀 원액을 조금 먹으라. 몸이 단식에 적응하기 전까지 잘 견딜 수 있게 하는 쉬운 해결책이다. 약간의 단맛은 뇌를 제대로 유지하게 하고 우리 자신도 제대로 유지하게 해 준다. 탄수화물이 효과가 없을 경우에는 MCT 오일이 도움 될 수 있다. 적은 양으로도 순환되는 케톤 수치를 늘리기 때문에 뇌에 필요한 대체 에너지를 제공할 수 있다.

삶의 리듬을 존중하라

이제 우리는 일주기 리듬을 통제해 생물학적 기능을 제어하는 프로그램의 일부로 만들기 시작했다. 앞으로 더 잘해 나가기 위해서 생체 시계가 어떻게 작동되는지 자세히 알고 싶을 것이다. 일주기 리듬은 단순히 잠들고 깨어나는 시간을 통제하는 것보다 훨씬 더 많은 일을 한다. 건강한 신진대사와 면역 체계 유지에도 도움을 주며, 숙면이 우리에게 광범위한 긍정적 영향을 주는 이유를 설명하는 데도 도움이 된다.

일주기 리듬은 몸 안에 있는 30조 개의 세포 전체에 복잡하면서도 정교한 영향을 끼친다. 그리고 그 이상의 파급 효과를 낸다. 활성 세포 안에는 수백에서 수천 개의 미토콘드리아가 포함되어 있다. 미토콘드리아는 음식에서 화학 에너지를 추출해 신진대사를 촉진한다. 가장 이상적인 상황은 각각의 미토콘드리아가 언제가 낮이고 언제가 밤인지를 잘 알고 있고, 모든 미토콘드리아가 마치 한 덩어리처럼 움직이는 것이다. 일주기 리듬의 화학 신호에 반응해 하루 동안의 기분 전환, 에너지 수치, 활동 수준 등을 조정하는 상황이 바람직하다 할 수 있다.

그러나 이 정교한 움직임이 일주기 리듬과 충돌하는 감각 신호에 따라 무너질 수도 있음을 유의해야 한다. 가장 강한 신호는 뇌를 향해 낮인지 밤인지를 알려주는 신호, 즉 빛이다. 눈 안의 세포는 지속적으로 주변 빛의 색과 강도와 각도를 측정하며 수집한 정보를 시교차 상핵과 그 너머로 실어 나른다. 눈에 보이는 빛만을 이야기하는 것이 아니다. 훨씬 더 미묘한 관찰, 그러니까 신체에 큰 영향을 주면서도 의식적으로 인지하지 못하는 관찰에 대한 얘기다. 일주기 리듬은 자연의 빛 주기에 따라 부단히 적응하고 재설정된다. 주변을 인공 빛으로 에워싸 부자연스러운 시간에 부자연스러운 색의 빛을 쬐면 리듬이 변하고 미토콘드리아가 변한다. 정교하게 진화한 생화학적 춤이 신진대사 장애로 변모할 수도 있다. 빛으로 인해 미토콘드리아 기능이 변하면 혈당 수치 또한 영향을 받는다.

나는 의도적으로 최적의 수면 환경을 조성한다. 밤에는 쓸데없는 빛을 걸러 주는 안경을 쓰고, 잠자리에 들 때는 최대한 빛을 낮추거나 수면을 취하는 데 유리한 전구를 사용한다.(후에 더 자세히 다루겠다.) 창문은 빛을 차단하는 암막 커튼으로 가리고 침실을 나만의 개인적 동굴로 만들어 두었다. 아직 그 정도까지 할 준비가 되어 있지 않더라도 야간 조명에는 많은 신경을 써야 한다. 특히 단식 기간 중에는 밤에 불을 끄는 게 아주 중요하다. 그러지 않으면 낮에 했던 좋은 일의 효과가 다 사라진다. 그렇다. **밤에는 밝은 빛 단식을 해야 한다.**

한꺼번에 꺼 버리는 것이 어렵다고는 해도 취침 시간이 가까워지면 스마트폰이나 컴퓨터 화면을 보는 시간을 계속 줄여 나가야 한다. TV를 보지 마라. 노트북도 보지 마라. 스마트폰도 안 된다. 잠들기 1시간 전이 가장 중요하다. 전자 스크린은 한낮의 태양 광선과 비슷한 형태의 파란색을 강화한 빛을 방출한다. 미세하게 조정된 눈의 광학 수용체는 그 빛에 속아 아직 낮이라고 인식한다. 광학 수용체는 호르몬 분비를 야기해 계속 깨어 있게 하고 잠을 유도하는 호르몬인 멜라토닌의 수지 상승을 억제한다. 마침내 잠이 든다 해도 파란빛이 도는 화면의 여운 때문에 싶은 수면에 빠지기 힘들고 수면 시간이 평온하지 못할 것이다.

킹스 칼리지 런던의 폴 그린가스Paul Gringas는 2015년 연구를 통해 이 문제에 대한 대중의 경각심을 높이는 데 일조했다.[9] 이후 많은 전자 기업이 휴대폰에 더 어둡고 붉은 야간 모드를 추가했다. 2008년에 나는 수면을 방해하는 빛을 차단하는 맞춤형 안경을 구했고 그 뒤로 연구를 계속하며 각종 특허를 출원했다. 또한 밤에 햇빛과 유사한 광선에 노출되는 일을 줄이기 위해 특수 전구와 안경을 제작하는 트루다크TrueDark라는 기업을 설립했다.(내가 만든 안경을 사용하지 않고도 이 책에 나오는 모든 일을 할 수 있지만, 그 안경은 분명 효과가 있기 때문에 공유한다.) 사실 조명을 낮추고 특수 안경을 쓰고 화면을 아주 어둡게 하면 취침 시간 바로 전까지 화면을 들여다봐도 무방하다. 나는 종종 그렇게 하고 아기처럼 푹 잔다. 하지만 빛에 노출되는 것에 대해선 늘 경계해야 한다.

이런 바이오해킹이 결코 전등 스위치를 내리는 것만큼 좋을 수는 없다. TV나 각종 전자 장치를 들여다보는 시간을 제한하는 것은 도파민 단식을 향한 아주 중요한 첫걸음이다. 어떻게 해야 하는지에 대해서는 제10장에서 보다 자세히 다루겠다. 이 시점에서 내가 하고 싶은 가장 중요한 얘기는 파란 빛이 아니라 동영상, 메시지, 소셜 미디어 등 중독성 있는 모든 매체를 덜 봐야 한다는 것이다. 이는 당신이 제어할 수 있는 또 다른 갈망이다. 제어에 성공한다면 보다 활기찬 삶을 살고 있다는 느낌이 들 것이다.

수면 위생에 영향을 주는 모든 요소에 관심을 쏟아 수면과 간헐적 단식이 서로를 최적의 상태로 지원할 수 있도록 해야 한다. **잠을 제대로 못 자면 단식이 더 어려워진다.** 첫 번째 단식을 시작하기 전에 제대로 수면을 취하기 위한 노력을 시작해 두면 좋다. 대부분 몸이 원하는 시간이나 자신에게 가장 좋은 시간에 잠들기보다는 습관과 의무감에 맞추어 잠자리에 든다. 매일 밤 꾸준히 6시간 반에서 8시간까지 휴식을 취할 계획을 짜라. 언제 잠자리에 들고 언제 깨고 싶은지에 대해 생각해 보는 것이다. 그러면 '수면 구간', 즉 회복 기간을 어떻게 정할지 결정할 수 있다.

몸에게 수면 구간을 알려 주는 존재는 두 가지다. 밝은 빛(특히 햇빛)과 이용 가능한 칼로리다. 수면 시간을 새로 설정하고 싶다면 우선 실험을 해 보라. 만일 그 시간이 현재 당신의 몸이 하고 있는 일과 맞지 않는다면 단식과 빛으로 바이오해킹할 수 있다.

⠿ 일주기 리듬 재설정 단식법

나는 수면과 단식의 진화론적 패턴을 활용하는 또 다른 방법을 **일주기 재설정 단식** Circadian Reset Fast이라 부른다. 우리는 수면/기상 주기를 바꾸거나, 시차로 인한 피로감을 덜거나, 교대 근무 문제를 해결하기 위해 잠깐 동안 이 방법을 활용해 우리가 원하는 삶에 잘 맞도록 조정할 수 있다.

나는 지난 14년간 내 수면 패턴을 추적 관찰해 왔다. 작가로서, 또 깊은 연구에 몰입하기를 좋아하는 사람으로서 나는 특히 생산적인 집 필 시간이 존재함을 알게 됐다. 한데 공교롭게도 아주 늦은 밤 시간이 었다. 사방이 조용해서 집중에 유리하며 집 안에 깨어 있는 사람이 없기 때문에 혼자 일하기에 더없이 좋은 시간이다. 하지만 늦은 시간을 즐기는 만큼 대가도 치러야 한다. 아침이 되면 평상시와 동일하게 아이들을 학교에 데려다주어야 한다. 새벽 2시까지 깨어 있다가 5시간 후에 일어나는 생활을 반복하면 점점 지치게 된다. 누구나 마찬가지다. 이러한 상황이 장기간 지속된다면 곧 아침마다 기분이 좋지 않은 상태가 될 것이고 늦은 밤 창의력 폭발에 신나 하는 것이 과연 가치 있는 일인지 갈등하게 된다.

그래서 나는 책 집필을 끝낸 뒤 정상적인 수면을 취하는 데 도움이 될 바이오해킹이 있는지 알아보기로 했다.(지금은 새벽 3시다. 내가 가장 좋아하는 집필 시간이다.)

수면 문제를 바이오해킹하려면 수십억 년에 걸친 진화 메커니즘을 바이오해킹해야 한다. 동물의 기원, 심지어 수면 그 자체의 기원보다 앞선 메커니즘 말이다. 지구상에서 가장 복잡한 생명체가 바닷 속을 떠다니는 단세포 세균이던 때의 얘기다. 당시에는 가장 많은 영양분을 태양이 가장 높은 곳에 떠 있는 정오에 얻을 수 있었다. 태양이 뜨면 우리의 원형인 세균이 차갑고 깊은 바닷속에서 수면 위로 떠올랐다. 그들은 수면에 도달해 아침 햇빛을 받는데 그때의 햇빛은 빨간색이었다. 만일 원시 바다를 떠다니면서 해 뜨는 모습을 봤다면 그렇게 보였을 것이다. 세균들은 태양에서 에너지를 얻기 시작했고 주변 물속에 있는 것들을 맘껏 먹기 시작했다. 그 모든 유산이 여전히 우리 내부에 살아 있다. 빛과 영양분의 일주기는 세포 속에 암호화되어 있고 오랜 세월 유지되고 있는데, 덕분에 우리는 계속 지구와 조화를 이루며 살아갈 수 있다. **선택적으로 음식이나 인공 빛 또는 전자 장치 없이 지냄으로써 고대의 체내 리듬과 다시 조화를 이룰 수 있는 이유다.**

뇌를 속여 수면 구간을 바꾸기 위해서는 식사와 수면 시간을 조절하면 된다. 생체 시계에 영향을 주는 자극이 무엇인지 생각해 보라. 첫 번째 자극은 빛의 색깔과 강도와 각도다. 두 번째 자극은 소비한 칼로리다. 단식을 통해 이를 수정할 수 있다. 만일 하루 세끼를 건너 뛸 경우 굶어 죽을 거라고 믿는다면 수면 구간이 계속 통제력을 벗어난 상태에 머물 것이다. 내 이론을 확실하게 뒷받침하는 연구는 아직 없지만 내 추정에 의하면 빛이 통제하는 일주기 리듬의 비율은 약 70퍼센트이며 나머지 20퍼센트는 음식이 통제한다. 남은 10퍼센트는 실내 온도가 통제하고 있을 것이다. 바로 이들이 일주기 리듬을 재설정하기 위해 해킹하게 될 변수다. 내가 만든 공식의 핵심은 이렇다.

- 자명종의 도움을 받거나 혹은 받지 않고 새로운 기상 시간에 일어난다.
- 밝은 실내 전등(할로겐 전등이 최고다.)을 켜거나 선글라스 없이 밖으로 나간다.
- 깨어난 뒤 30분 이내에 커피를 마시고(버터와 C8 MCT 오일을 추가해서) 적어도 30~50그램의 단백질을 섭취한다.
- 점심으로 풍부한 지방과 풀을 먹여 키운 동물의 단백질을 먹는다.
- 오후 2시부터 단식한다.
- 잠자리에 들기 2시간 전에 불빛을 낮추거나 트루다크 안경을 쓴다.
- 이틀 일수일산 반복하고 저녁에 아무것도 먹지 않는다. 이것은 오전 식사 구간에 모든 칼로리를 섭취하는 '역 간헐적 단식'Reverse Intermittent Fasting 일정이다.

이 공식은 놀랄 만큼 효과적이다. 나는 지난 14년 동안 새벽 2시에서 4시 사이에 안정적으로 잠자리에 들었다. 그때까지 피곤하지 않았기 때문이다. 하지만 위의 기법을 이용한 뒤 지금은 오후 11시에 잠들고 6시간 반에서 7시간 후 자명종 없이 잠에서 깬다. 낮에 일을 하던 시절에 수면 해킹 방법을 알았더라면 좋았을 텐데!

반면 당신이 드물게도 오후 9시에 잠들고 오전 4시에 잠을 깨는 사람이며, 그렇기에 자신의 시계를 재설정하고 싶다면 동일한 기본 기법을 사용해 취침 시간을 바꿀 수 있다.

- 해가 지고 나서 1시간 뒤에 풍부한 단백질과 약간의 탄수화물을 곁

들인 저녁을 먹는다.

- 해가 지고 난 뒤에도 1~2시간 동안 밝은 불을 켜 둔다.

- 밤에는 카페인 섭취를 삼간다.

- 아주 어두운 방에서 잠을 잔다.

- 최대한 늦은 시간에 일어난다.

- 잠이 깬 뒤 1시간에서 2시간 동안 낮은 조도의 불을 켜거나 트루다크 안경을 쓴다.

- 잠이 깬 뒤 2시간 이내에는 커피를 마시지 않는다.

- 아침에는 어떤 형태의 음식도 먹지 않는다. 만일 배가 고프다면 커피에 버터와 C8 MCT 오일을 추가해 마신다.

- 오후 2시에 풍부한 지방과 풀을 먹여 키운 동물의 단백질을 곁들여 늦은 점심을 먹는다.

- 이를 일주일간 되풀이한다.

단식과 빛을 잘 활용해 체내 시계를 재설정하는 일은 정말이지 놀랍다.

무질서한 수면에 질서 부여하기

지금까지 우리는 보편적인 수면 문제에 대해 살펴봤다. 잠들기까지의 어려움, 휴식이 되지 못하는 수면, 기상 시 어려움, 불충분한 수면 등 사실상 우리 모두가 겪고 있는 수면 문제 말이다. 수면 구간과 식사 구간을 조정하면 이러한 문제를 개선할 수 있다. 이 외에 많은 사람이 겪고 있는 더 구체적인 수면 장애 역시 간헐적 단식과 수면 일정 조정으로 극복 가능하다.

가장 잘 알려진 수면 장애는 코골이다. 코골이에서 한 단계 더 나아간 증상은 수면 무호흡증이다. 수면과 관련한 설문 조사에 따르면 전 인구의 7퍼센트 정도가 수면 무호흡증을 앓고 있다고 한다.[10] 코골이(공식적으로는 공기가 목 안의 이완된 조직 위를 흐르는 동안 조직이 진동하면서 내는 소리) 증상이 있는 사람의 수는 훨씬 더 많다.

취침 시간을 몇 시간 앞두고 식사를 중단해 소화 과정의 첫 번째 단계를 마치면 전반적인 수면의 질 향상에 도움이 된다. 가벼운 코골이를 억제할 수도 있다. 문제는 많은 사람이 바쁜 삶을 살아가기 때문에 늘 이상적인 식사 패턴을 따르진 못한다는 점이다.

우리가 살고 있는 도시에서 멀리 떨어진 곳에 중요한 고객이 살고 있고 현재 그 고객을 방문한 상황이라 가정해 보자. 그 고객과 함께 저녁 식사를 마치고 호텔로 되돌아 오니 저녁 식사 이후 1시간밖에 지나지 않았다. 우리는 현재 수면을 위한 최적의 상황이 아니라는 사실과 더불어 우리 신체가 아직까지 음식을 에너지로 바꾸느라 바쁘게 움직이고 있다는 걸 잘 알고 있다. 일주기 리듬은 밤이 되어 쉬려 하는데 신진대사 기능은 오히려 더 활발해지고 있다는 사실도 잘 안다. 하지만 이러한 상황 속에서도 나름의 최선을 다할 수는 있다. 우선 TV를 켜지 않는다. 또 암막 커튼을 쳐 외부의 빛이 임시로 빌린 우리의 성을 침범하지 않도록 한다. 스마트폰의 슬립스페이스 앱 등을 이용해 백색 소음을 만들어 집과 비슷한 환경을 조성할 수도 있다.

그러나 이러한 노력이 무색하게 밤새 뒤척이던 우리는 입안이 건조한 상태로 깨어난다. 밤새 입을 벌리고 잤다는 뜻이다. 틀림없이 코도 골았으리라. 아침에 커피를 한 잔 홀짝여 정신을 다시 예리하게 만들려 하지만 피로감은 피할 수 없다. 무엇이 잘못된 걸까?

첫째, 취침 시간인데도 위가 여전히 꽉 차 있었다. 위가 꽉 차 있다는 것은 횡격막이 팽창되고 수축될 공간이 적다는 뜻이다. 장기들은 복강을 가득 채우고 있으며 출퇴근 시간대의 지하철 승객들처럼 서로를 밀어 댄다. 이렇게 위가 꽉 차서 위쪽 횡격막을 누르는 상태에서는 폐에 압력이 가해져 완전히 팽창하지 못한다. 왼쪽으로 누워 자면 위에 가해지는 압력이 줄어든다는 증거가 있으니 배가 부른 상태에서 잠을 잘 때 참고해도 좋다. 이런 경우를 제외하고는 오른쪽으로 누워 자는 편이 심장에 더 좋다.

둘째, 민감한 반응을 일으키는 음식을 먹었을 가능성이 있다. 스스로는 인식하지 못했을 수도 있지만 특정 음식에 예민한 반응을 보여 섭취 시 위산 역류가 일어나거나 불안감을 느낄 수도 있다. 그런 음식은 식도와 위를 분리하는 밸브를 푼다. 산성 식품은 목구멍 내벽을 자극해 위산 역류Acid Reflux 현상을 유발하는데, 이는 음식이 위로 들어갔다가 식도를 따라 기도로 되돌아 나올 때 발생하는 질환이다.(라틴어에서 flux는 '흐르는'flowing이라는 뜻이며 reflux는 잘못된 방향으로 흐른다는 뜻이다.) 위산 역류는 코골이로 이어질 수 있는 주요 증상인 후비루Postnasal Drip를 일으킬 수도 있다. 이는 콧구멍과 목구멍 뒤에 과도한 점액이 축적되는 증상이다. 유제품, 밀, 술이 흔히 점액 형성을 촉발한다.

늦은 식사는 위산 역류로 이어지고 위산 역류는 후비루 증상으로 이어지며 이 모든 상황은 기침이나 기도 과민증이나 염증으로 이어진다. 기침은 코골이의 또 다른 주요 원인이므로 모두가 서로를 부추기는 작용을 한다. **나쁜 음식에 나쁜 타이밍이 더해져 나쁜 수면을 만들어 내는 셈이다.**

　제대로 된 수면을 방해하고 그 결과 불쾌한 아침을 맞게 만드는 모든 요소를 통제하는 것이 불가능하다고 생각할지도 모르겠다. 하지만 분명 통제할 수 있었던 일들이다. 우선 저녁 식사 시간을 통제할 수 있었다. 주문할 음식(와인? 탄수화물? 치즈 스틱?)도 통제할 수 있었다. 또한 **확실히 잠자리에 드는 시간만큼은 마음대로 할 수 있었다. 이 경우 잠자리에 조금 더 늦게 드는 편이 현명하나. 더 나은 수면의 질을 위해 수면의 길이를 조금 희생하는 것이다.** 전체적으로 수면 시간은 줄었지만 수면의 질은 상승한다. 좋은 거래다. 숙면을 위해 멜라토닌, 마그네슘, 5-하이드록시트립토판 5-HTP, 5-hydroxytryptophan 과 같이 수면에 도움을 주는 보조제를 복용할 수도 있다.

　만성 폐쇄성 수면 무호흡증처럼 보다 심각한 문제는 관리하기가 더 힘들다. 죽음에 이를 수 있는 잠재적 위험성을 가진 이 수면 교란 증상은 목구멍 안의 부드러운 조직이 완전히 이완되면서 기도를 막아 버릴 때 발생한다. 이 증상을 가진 사람은 밤에 숨을 헐떡이거나 컥컥거리며 수십 번씩 깨어나며 대개 파트너가 잠을 잘 수 없을 만큼 큰 소리로 코를 곤다. 벽이 흔들릴 정도의 코골이는 섹시한 것과는 아주 거리가 멀다. 다른 방에서 자 달라는 불가피한 요청 때문에 인간관계에 금이 갈 수도 있다. 엎친 데 덮친 격으로 수면 무호흡증의 주요 부작용은 고혈압, 야간에 흘리는 땀, 그리고 성욕 상실이다.

단식만으로는 수면 무호흡증을 완전히 고치지 못한다. 수면 무호흡증을 앓고 있다면 무엇보다 먼저 전문 클리닉에 방문해 자신의 수면 상태를 파악하고 턱을 앞으로 내밀게 해 주는 보조 도구나 지속 기도 양압기CPAP를 이용해 치료해야 한다. 그러나 단식으로 체중 감량이 가능하다면 이는 상당한 도움이 될 수도 있다. 수면 무호흡증의 가장 중요한 원인이 비만으로 인해 상부 기도에 축적된 지방 침착물이라 추정되기 때문이다. 최근 펜실베이니아 대학교 퍼렐먼 의과대학이 수행한 연구에서 이와 관련한 위험 인자를 발견했다. 과도한 혀 지방을 가진 사람은 수면 무호흡증으로 인해 지나친 고통을 받는다는 것이다.[11] 유감스럽게도 혀 지방 흡입술을 할 방법은 없다. 일부 연구에 따르면 잠자리에 들기 전 칸나비노이드Cannabinoid(정신에 영향을 미치는 대마 추출 화합물—옮긴이) 약제인 드로나비놀Dronabinol을 복용할 경우 도움이 되기도 한다. 그러나 **확실하게 효과적인 대책은 체중을 줄이는 것이다.** 연구에 따르면 체중이 10퍼센트 줄었을 때 수면 무호흡 증상이 20퍼센트나 줄어든다고 한다.[12] 단식이 이번에도 사람을 구했다!

윌리스—에크봄 질환Willis-Ekbom Disease 이라고도 불리는 하지 불안 증후군Restless Legs Syndrome(다리가 저리는 등 다리에서 느껴지는 불쾌함 때문에 휴식이나 숙면을 취하지 못하는 질환—옮긴이)은 수면 무호흡증에 비해서는 훨씬 덜 알려진 질환이다. 하지만 흔히 볼 수 있는 대표적인 수면 장애 중 하나다. 현재 일반 인구의 약 5퍼센트가 하지 불안 증후군을 앓고 있으며 65세 이상 인구에서는 약 10퍼센트가 이 질환을 앓고 있다.[13] 병명만 봐도 짐작되듯이 이 질환의 대표적 증상은 통제 불가능한 다리 움직임이다. 이 증상은 주로 밤에 일어나는 일련의 작은 근육 경련으로 휴식의 질에 큰 영향을 미친다. 실제로 많은 사람들이 스스로가 이 증상을 갖고 있다는 사실조차 알지 못한 채 단지 수면의 질이 낮고 피곤이 풀리지 않은 상태로 잠에서 깬다고 느낀다.

수면 무호흡증만큼 확실하진 않지만 하지 불안 증후군 역시 비만과 서로 관련이 있는 것으로 보인다.[14] 각종 독소, 중금속, 곰팡이가 있는 환경, 알레르기 유발 음식 섭취 때문에 생기는 가벼운 신경성 염증과 신경계 장애 때문에 발생한다는 증거도 있다. 식단에 포함된 독소가 원인인지 알아내는 쉬운 방법이 있다. 단식 실험을 해 보는 것이다. 하루 동안 단식하고 잠자리에 들어 보라. 만일 하지 불안 증후군이 마법 같이 지유되었다면 식단이 원인이었을 가능성이 높다. 나는 한때 하지 불안 증후군 증상을 겪곤 했는데 히스타민, 렉틴, 특히 곰팡이 독소가 많은 음식을 식단에서 제거하자 증상이 사라졌다. 단식을 시도하라. 지금 경험하고 있는 하지 불안 증후군이 음식 때문인지 아니면 다른 원인 때문인지 곧바로 알 수 있다.

술은 필요 없다

어떤 프로그램을 실천하든 수면의 질을 개선하고 식단을 통제하기 위해서는 독소 문제를 다뤄야 한다. 사실 많은 사람들이 독소가 포함되어 있다는 사실을 알면서도 그 음식에 열광한다.

술이 대표적이다. **술을 마시면 즐겁지만 건강에는 단연코 해롭다. 일주일에 며칠 밤 와인 한 잔씩만 마셔도 수면의 질은 하락한다.** 수면 추적 반지나 손목 모니터를 활용해 바로 확인할 수 있다. 아무리 사실이 아니길 바란다 한들 이는 변하지 않는 분명한 사실이다. 저명한 정신과 의사이자 뇌 건강 전문가인 다니엘 아멘Daniel Amen 박사는 일주일에 며칠씩 와인 한 잔을 마신 사람들의 뇌를 3D 스캔해 공개했다. 그 결과 술로 인한 뇌 대사 기능 장애가 뚜렷하게 나타났다.

하지만 음주가 즐거운 일임은 부정할 수 없다. 만일 음주를 해야 한다면 가장 비싼 술을 마시도록 하자. 즐거움은 가장 클 것이고 마시는 양은 줄어들 테니 말이다. 그러나 술을 마시면 의도가 그렇지 않다 하더라도 단식을 중단하는 것이며 다음 날 혈당이 불안정해진다는 사실을 명심하라. 음주 이튿날 아침에 시도하는 간헐적 단식은 아마 평상시보다 훨씬 힘들 것이다. 하지만 모두에게 탐닉의 대상이 있음을 인정한다. 그러니 적당히 마시도록 하라. 우리의 목표는 고통도 아니고 금욕주의도 아니니까.

술이 갖고 있는 음식으로서의 가장 놀라운 특성은 스트레스 반응을 유발함으로써 열 충격 단백질Heat Shock Protein 이라는 보호 분자를 분비하게 만드는 것이다. 음주에 대한 논쟁에서 친구들에게 깊은 인상을 주고 싶다면 이 사실을 전달해 보자. 술을 마시면 단기적으로 체온이 오르며 그 결과 열 충격 단백질 수치 또한 상승한다. 이 때문에 눈 위를 달리는 구조견은 한때 목걸이에 작은 브랜디 통을 매달고 다녔다. 저체온증에 걸린 사람이 브랜디를 마셔 바로 체온을 올릴 수 있었기 때문이다. 이 효과는 무려 40년간 1373명의 건강을 추적한 그 유명한 쥐트펀 연구Zutphen Study 결과에도 드러나 있다. 이 연구에는 가벼운 음주와 심혈관계 질환으로 인한 사망률 사이의 긍정적인 상관관계가 잘 드러나 있다.[15] 불행히도 음주의 단점이 장점보다 훨씬 크기 때문에 심장을 보호하기 위해서라면 음주 대신 단식을 하는 편이 훨씬 더 효과적이다. 정말 유감스러운 소식이긴 하지만 말이다.

단식을 하고 있거나 단지 염증을 낮추고 있는 중이라면 독소가 적고 당분 함유량도 적은 술을 선택하자. 'daveasprey.com/alcohol'에는 단식을 하거나 좀 더 오래 사는 데 가장 좋은 술을 선택할 수 있게 해주는 알코올 로드맵이 있다. 지혜롭게 술을 마시는 데 도움이 될 것이다. 첨가물이 들어 있지 않은 보드카, 테킬라, 위스키 등의 증류주가 가장 좋다. 그다음으로 좋은 술은 드라이한 화이트 와인, 레드 와인이며 가상 나쁜 술은 맥주다.

술이 많은 즐거움을 주며 사회 전통에 깊이 뿌리내리고 있는 것이 사실이다. 하지만 음주의 진짜 영향을 염두에 두지 않고 술을 마시는 이가 너무 많다. 특히 이 점을 명심하라. **알코올은 수면제가 아니다.**

'잠자리에 들기 전 술 한잔'을 하는 것이 오랜 전통이긴 하지만 사실 **밤에 마시는 술은 수면에 방해가 된다.** 물론 술은 빨리 잠들게 만든다. 그러나 술을 마신 뒤 찾아오는 수면은 꿈을 꾸게 하고 뇌를 회복시키는 깊은 REM 수면이 아니다. 한밤중이 되어 알코올 기운이 사라지면 결국 수면 주기가 교란되기 때문이다. 취침 시간 직전에 많은 음식을 먹는 경우와 마찬가지다. 취침 시간 전에 술을 마시면 목구멍의 연조직이 이완되고 심지어 목구멍을 완전히 막으면서 수면 장애를 일으킨다. 잠들기 직전 술을 마실 경우 몽유병이나 잠꼬대, 기억 문제 등을 겪을 수도 있다.

간헐적 단식을 하는 기간 동안 지켜야 할 엄격한 음주 규칙은 없지만 반드시 먼저 위를 채우라. 칼로리를 마시진 말라는 얘기다. 술을 마시든 단식을 하든 우리 몸이 더 많은 수분을 필요로 하게 되므로 반드시 많은 양의 물을 마셔야 한다. 가장 중요한 건 균형이다. 만일 단식 중이라면 극단을 피하라. 늘 적절히 마시고 먹어라. 우리는 완벽하지 않으니 너무 스스로를 몰아세우지 마라.

알코올이 성생활의 보조제가 아니라는 사실 또한 반드시 언급해야겠다. 더 나은 성생활을 위해서라면 수면의 질을 높이고 간헐적 단식을 시작하는 편이 더 낫다. 미국 루이지애나주 배턴 루지의 패닝턴 바이오메디컬 리서치 센터Pennington Biomedical Research Center는 이와 관련한 연구를 진행했다. 이 단식에 대한 장기 연구에 참가한 218명은 모두 건강한 체중으로(비만이 아니고 식이 장애도 앓고 있지 않은) 모두 2년 넘게 칼로리 섭취를 25퍼센트 줄이는 것을 목표로 했다. 그 결과 칼로리를 줄이기 위해 단식을 선택한 사람은 평균 약 7.6킬로그램의 체중을 감량했으며 더 잘 자고 더 행복했다. 또 더 나은 성생활을 즐겼다고 보고했다.[16]

여기서 가장 중요한 것은 단식 기간 중 어떤 음식을 먹느냐 하는 문제다. 단식을 하지 않는 시기에 단백질이 풍부하고 건강한 지방이 함유된 식사를 하면 성욕이 더 강해질 가능성이 높다. 그러나 식단에 건강한 단백질과 지방이 부족하다면, 다시 말해 이전에 언급한 콜라와 과자 식단을 이어 가고 있다면 침대 위에서 이런저런 문제에 부딪히게 될 것이다. 내가 자주 하는 말인데, 간헐적 단식은 평소 식습관이 어떻든 도움이 되지만 줄 수 있는 도움에는 한계가 있다.

간헐적 단식은 테스토스테론 수치에 큰 영향을 미친다. 테스토스테론 수치는 180퍼센트나 증가하고 테스토스테론 전구체인 황체 형성 호르몬은 67퍼센트 증가한다. 그러나 보다 긴 단식은 역효과를 낸다. 사흘 이상 단식을 할 경우에는 오히려 이 수치가 감소한다.[17] 앞서 언급했던 단식의 가장 큰 이점 중 하나를 다시 소개하면 인슐린 수치가 줄어들 경우 테스토스테론 수치가 상승하는 것이다. 그런데 이러한 효과는 건강한 발기 기능에도 극적인 영향을 미친다. 이슬람교의 라마단 기간에 실시된 또 다른 연구에 따르면 간헐적 단식은 인슐린 민감성을 높이는 아디포넥틴Adiponectin이라는 호르몬의 수치를 상승시켜 테스토스테론 수치를 높인다.[18]

하지만 간헐적 단식에 동반되는 몇 가지 복잡한 요인도 함께 살펴봐야 한다. 식욕을 자극하는 '공복 호르몬' 그렐린은 파트너를 찾고 섹스를 하게끔 동기를 부여한다. 적어도 실험 쥐의 경우 그렐린 수치가 높을수록 성적 욕구가 높았고 그렐린 수치가 낮을수록 성적 욕구 역시 낮았다. 단식을 조정해 그렐린이 유발하는 공복감을 줄이면 성적 욕구를 어느 정도 억누를 수 있다는 얘기다. 간헐적 단식 때문에 성적 욕구가 줄었다고 말하는 사람은 거의 없지만 사실 대부분 단식 기간 중 성적 욕구를 덜 느낀다.

생리학 너머를 살펴보면 성적 욕구와 성적 매력에 가장 큰 영향을 주는 요인 중 하나는 자신감이다. 너무 많은 체지방을 계속 유지하면 테스토스테론 수치가 줄어들고 성적 욕구도 줄어든다. 그 과정에서 자신감 역시 의심할 여지 없이 하락한다. 약 136킬로그램에 달했던 예전의 내가 이 사실을 증명할 수 있다. 단식과 수면, 그리고 적절한 일주기 건강 패턴은 체지방을 줄이고 테스토스테론 수치와 성장 호르몬 수치를 올리며 성적 욕구를 높여 줄 것이다.

결국 우리 모두의 소망은 스스로에게 좋은 감정을 갖는 것이다. 우리는 자신을 제어할 수 있기를 바라고 잠재력을 실현 중이거나 적어도 그런 방향으로 나아가기를 바란다. 단식과 수면이 그 꿈을 이루도록 도와줄 수 있다.

⋮ 수면 미션

식단에 관심을 쏟고, 금주 중이며, 전자 기기와 일정 거리를 유지하고, 다른 좋은 수면 위생 습관에 신경 쓰고 있다 해도 가끔은 여전히 잠 못 이루는 밤을 보내게 된다. 이는 지극히 정상적인 일이다. **단식과 마찬가지로 수면 문제에서도 의미 있는 변화와 개선은 곧바로 일어나지 않는다.** 또한 우리는 친구, 가족, 직장을 비롯한 수많은 걱정과 산만함의 원천 속에서 살아간다. 적응할 시간이 필요하다. 기대치가 너무 높으면 오히려 스트레스가 가중되어 상황이 더 악화될 수도 있다.

우리 몸이 음식을 먹지 않으면 굶어 죽는다고 믿도록 프로그래밍되어 있듯, 대부분의 사람은 피곤에 대해 무의식적인 두려움을 갖고 있다. 이 문제를 다시 생각해 보자. 물론 음식과 수면은 둘 다 우리 삶의 필수 요소다. 그러나 우리는 스스로 생각하는 것보다 훨씬 더 강한 회복력을 갖고 있다.

수면 박탈은 네이비 실Navy SEAL 훈련법 중 하나다. 10분간의 짧은 수면 후 곧바로 일어나 배낭을 메고 달려야 한다. 이 훈련의 목표는 몸이 완전히 지친 상태에서도 무엇이든 해낼 수 있다는 사실을 깨닫는 것이다. 군대에서는 이것을 수면 훈련Sleep Conditioning이라 부른다. 쉬지 못한 상태, 그러니까 일주기 환경이 완벽하지 못한 상태에서도 신체가 모든 일을 제대로 해내게끔 훈련하는 것이다. 응급실 의사는 그들 나름의 수면 훈련을 한다. 나의 아내가 응급실 의사이기 때문에 잘 알고 있다. 응급실 의사는 레지던트 시절부터 수면 부족을 극복하는 요령을 익힌다. 생명을 구하는 일에 즉각 뇌가 몰입할 수 있을 때까지 수면 부족을 견디는 법을 배우는 것이다. 장기간의 수면 부족을 견디는 일은 그 누구에게도 좋지 않다.(잊지 마라. 음식이 부족해 죽기 전에 잠이 부족해 죽을 수도 있다.) 하지만 응급실 의사는 훈련을 통해 아주 적은 잠을 자고도 맡은 일을 해낼 수 있다는 자신감을 키운다. 물론 이를 통해 피로감에 대한 두려움은 줄일 수 있다. 하지만 안타깝게도 치료 중 실수를 할 가능성은 더 높아진다. 우리는 그저 담당 의사가 건강한 일주기 리듬을 갖고 있길 바랄 뿐이다!

우리는 우리 몸의 의학적 구세주이자 자기 개선 임무를 수행 중인 엘리트 군인으로서 자신감을 가지고 자신의 일에 임해야 한다. 수면 박탈을 겪을 준비를 하라. 적어도 단기적인 수면 장애가 배고픔보다 더 큰 피해를 입히진 않는다는 사실을 알아 두자. 장기 단식의 초기 며칠 동안에는 수면 장애가 오리라고 예측해야 한다. 수면 장애를 처음 겪게 되면 아마 혼란스러울 수도 있다. 피곤한 상태로 잠에서 깨어나 그날 하루를 제대로 보낼 수 있을지 확신하지 못할 것이다. 곧 케톤과 충분한 코르티솔과 아드레날린이 분비되어 몸이 아주 활기차질 거라고 말해도 혼란에 빠진 뇌는 그 말을 믿지 않는다. 보다 나은 자신으로 다시 태어난 느낌이 들 거라 말해도 소용없다.

배고픔을 느낄 때와 마찬가지로 장기간의 단식 중 수면 장애를 겪을 경우 우리 머릿속에서는 어리석은 걱정이 넘쳐난다. 하지만 이를 무시하거나 제압해야 한다. 가끔은 4시간만 자도 괜찮다. 방탄커피 기업을 설립할 당시 나는 대기업에서 부사장으로서 근무 중이었다. 당시 나는 4시간에 채 미치지 못하는 수면 시간을 유지하면서 간헐적 단식을 수행했고 방탄 다이어트도 개발했다. 수면 부족 문제를 해결하기 위해 단식을 이용했고 일주기 리듬을 최대한 잘 유지하기 위해 수면 위생 바이오해킹을 한 것이다. 이 해킹법은 모두에게 유용하다.

가능하다면 밤새 푹 자고 그럴 수 없다면 낮에 조금씩 쉬면서 여유를 가져라. 스스로를 보다 잘 통제하기 위해 아무리 노력한들 비명과 고함을 통해서는 절대 통제력을 얻을 수 없다. 머릿속의 그 어리석은 목소리가 우리를 향해 "너무 힘들어. 너무 오래 걸려. 너무 지쳤어. 너무 배고파. 이건 효과가 없어."라며 요란하게 외칠 때에도 되받아치지 마라. 그저 우리의 미션을 상기해 보라. 우리 모두 할 수 있다.

FAST THIS
WAY

제6장

건강과 힘을 위한 단식

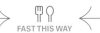

비전 퀘스트를 시작한 지 사흘째 되는 날 나는 여전히 뱀들이 우글거리는 꿈에 시달리다 눈을 떴다. 본능적으로 뱀에 물린 곳이 없나 몸을 살폈고 아침 태양 빛이 날카롭게 비추는 먼지투성이 바닥도 훑어보았다. 뱀이 지나간 흔적은 전혀 없었다. 나는 살아 있었고 고독한 느낌에 적응해 가고 있었으며 이상하게 배고픔을 덜 느꼈다. 뭐, 적어도 그 순간에는 그랬다.

그때 잠재의식 어디에선가 스토아 철학자 마르쿠스 아우렐리우스Marcus Aurelius의 말이 떠올랐다. **"만일 외부의 대상 때문에 고통스럽다면 그 고통은 대상 때문이 아니라 대상에 대한 우리의 추정 때문에 일어난다. 우리는 언제든 추정을 철회할 힘을 갖고 있다."** 아우렐리우스는 서기 161년부터 180년까지 로마를 통치한 황제로 더 잘 알려져 있다. 할리우드 스타일의 상상력에 의해 그는 영화 〈글래디에이터〉Gladiator에서 악인으로 나온 적이 있으나 실제로 권력을 잡았을 때 그는 통찰력 있는 일련의 스토아 철학 에세이를 썼다. 그 에세이를 모아 놓은 책이 바로 걸작 《명상록》Meditations이다. 앞서 언급했던 인용문은 바로 이 책에서 나왔다.

스토아 철학에 따르면 두려움과 질투 같은 감정은 세상에 대한 잘못되고 피상적인 인상이다. 도덕적이고 지적인 깨달음을 얻은 현자는 그런 감정을 직시해 무력하게 만들어야 한다. 그래야만 선과 행복의 최고 형태인 미덕의 삶을 직접 추구할 수 있다. 그때의 나는 스스로가 특별히 고결하다고 생각하지는 않았지만 자기 소모적인 감정을 정복한다는 것이 어떤 일인지 처음으로 희미하게나마 느낄 수 있었다. 유감스럽지만 내 몸의 물리적 한계 역시 여전히 절감하고 있었다.

하지만 바로 그 순간 나는 평소와 다른 상태에 놓여 있었다. 태어나 처음으로 오랜 시간 동안 음식 없이 지내고 있었기 때문이다. 그리고 어쨌든 적어도 수백 년 동안 다양한 영적 의식에 활용된 동굴 안에서 잠을 잤다. **하루 이상 단식을 해 본 적이 없다면 우리 몸은 1분에도 몇 번씩 음식에 대한 생각을 주입하려 애썼을 것이고, 주변에 뭐든 먹을 게 있다면 한 입은 먹을 것이다.** 만일 의지력이 이길 경우 (또는 주변에 우리를 유혹할 음식이 없을 경우) 몸은 대단히 분개할 것이며 머릿속에서는 예의 그 목소리가 다시 들려올 수도 있다. "어떻게 감히 네가 나를 무시해! 내가 누군지 몰라? 케이크 생각을 해 봐! 음식을 먹지 않으면 넌 죽어. 이봐, 어디서 브라우니 냄새가 나는 것 같지 않아?" 나는 뉴멕시코주 앨버커키에서 어린 시절을 보낼 때 방울뱀을 먹었던 일, 언젠가 베이징 여행 중 하마터면 튀긴 전갈을 먹을 뻔했던 일을 떠올렸다. 그것은 현지에서 내가 선택할 수 있는 유일한 음식이었다. 단백질 바를 몰래 배낭 속에 넣지 않아서 다행이었다. 그랬더라면 머릿속 목소리가 분명히 이겼을 것이다.

나는 한때 뚱뚱했던 사람이었기에 그 목소리를 잘 알고 있다. 체중이 10킬로그램에서 15킬로그램 정도 줄어들 때마다 방해 공작을 벌여 원래 체중으로 되돌리거나 더 늘어나게 만든 장본인이었다. 시도했던 모든 다이어트에 결국 실패할 때마다 그 목소리가 등장해 내 의지력을 조금씩 꺾어 버렸다. 나는 그 목소리가 나를 지배하고 있다는 사실을 알고 있다. 아무 음식도 없이 동굴 안에 혼자 있으면 그 목소리가 얼마나 화를 내든 간에 그 상황을 이길 수 없으리라는 것도 알고 있었다. 나는 마르쿠스 아우렐리우스의 말을 인용해 가며 이성적인 목소리로 답했다. 배고픔은 순수한 필요에 의해서가 아니라 두려움에 의해 생겨나는 것이다. 실제로 우리는 음식 없이 아주 오랜 시간을 견딜 수 있다. 사람이 아무것도 먹지 않았다는 이유로 죽으려면 3개월은 걸린다.

머릿속 목소리는 거짓말 중이었다. 우리 몸이 아무리 소리를 질러 댄다 해도 그 말은 사실이 아니다. 나는 그 목소리를 무시한 채 계속 더 나은 자아를 추구해 나가야 했다. 끝내 배고픔의 목소리를 이길 수 있는 힘을 손에 넣으리라 굳게 다짐했다. 그러나 내 비전 퀘스트가 끝나려면 아직 멀었다. 거짓말하는 머릿속 목소리는 그리 쉽게 포기하지 않는다. 내 머릿속 목소리가 어딘가에서 브라우니 냄새가 난다고 설득하려 했다는 얘기를 했던가?

몸속 전자의 지배자

나는 이 책을 읽는 독자들이 용기와 총명함 그리고 정직함을 지지하는 마음을 가지고 이 장을 읽어 주기 바란다. 마르쿠스 아우렐리우스 황제의 철학(그가 이끈 전투나 굶주린 사자에게 기독교인을 던진 잔혹함 말고 스토아 철학의 측면)을 받아들이는 것이다.[1]

접시 위에 있는 것, 또는 접시 위에 없는 것을 보고 만족할 수 있기를 바란다. 우리 스스로가 내면의 두려움이나 갈망보다 더 강하다는 사실을 깨달았으면 한다. 몸과 마음은 아직 개발되지 않은 온갖 능력으로 가득하다는 점을 알아채기 바란다. 위가 텅 빈 상태에서도 운동할 수 있고 더 똑똑하고 더 빨라지고 더 강해질 수 있다는 사실을 알았으면 한다.

호모 사피엔스가 아프리카에서 가장 새로운 인간 종이었던 30만 년 전부터 현재에 이르기까지 인간에게 힘은 매우 중요했다. 야생에서 살아남기 위해서는 힘이 필요했다. 현대 사회에서는 체력이 생사를 결정할 만큼 중요한 문제가 아니지만, **여전히 건강하고 활동적인지 여부가 사회적 성공과 자신의 일을 즐기는 능력을 측정하는 척도로 쓰인다.** 더 강해지는 일의 중요성은 세포 이하의 차원에 깊이 각인되어 있는 셈이다. 이러한 힘의 궁극적인 척도는 몸이 얼마나 많은 전자를 빠른 속도로 모을 수 있느냐다. 그래서 단식을 할 때 몸이 하는 첫 번째 일은 **미토콘드리아 생합성**Mitochondrial Biogenesis이라는 과정을 통해 약한 세포를 없애고 더 많은 미토콘드리아(세포 속의 신진대사 발전소)를 성장시키는 것이다.

세포 피트니스 훈련Cellular Fitness Training이라는 이 식이요법은 우리의 힘을 기를 수 있는 가장 기초적인 방법이다. 단식을 하면 화학 에너지를 만들어 내는 능력이 커진다. 효율성이 향상된 덕분에 신체는 훨씬 더 많은 연료를 처리하고 더 많은 에너지를 만들어 낸다. 이는 마치 자동차의 액셀러레이터를 밟는 것과 같다. 타이어에 얼마나 빨리 힘을 전달할 수 있을까? 가장 먼저 해야 할 일은 충분히 강력한 엔진을 갖는 것이다. 그다음에는 엔진과 변속기를 거쳐 타이어에게 힘을 전달하는 모든 구성 요소 역시 강했으면 하고 바라게 된다.

단식도 이와 비슷하다. 특히 간헐적 단식은 미토콘드리아에서부터 근육 세포, 신경 세포, 각종 장기와 봄 전체에 이르기까지 힘을 전달하는 능력을 강화한다. 세포 이하 수준에서 더 강해질 때 우리 신체 내부에서부터 스스로를 재건하고 개선할 수 있다. 그 결과 한 인간으로서 더 강해지고 더 유능해진다.

단식이 우리를 강하게 만드는 또 다른 방법은 에너지를 낭비하지 않는 훈련이다. 궁극적으로 모든 생각과 모든 행동은 하나의 분자에서 다른 분자로 전자를 이동시킴으로써 가능하다. 두려움 등의 부정적인 감정 역시 전자를 소모한다. 하지만 이런 감정은 에너지를 비생산적인 감정과 행동으로 이끈다.

의지력도 전자를 사용하므로 최대한 효율적으로 적용해야 한다. 의지력이 정신적 근육이라고 생각하면 의지력 운동도 충분히 가능하다. 단식을 배우면 의지력이라는 근육을 더 강하게 만들 수 있다. 먹지 않는 편이 더 나은 머핀이나 감자튀김 등 질 낮은 음식에 대한 갈망을 거부하기가 훨씬 더 쉬워지는 것이다. 일단 욕구가 더 고분고분해지도록 훈련시키면 예전에 비해 적은 에너지를 요구하게 된다. 결국 두려움과 불안감에 에너지를 덜 낭비하고 이를 제어하는 의지력에도 더 적은 에너지를 투자하게 된다. 이로써 우리는 더 강해질 수 있다. 배고픔을 향해 미소 지을 수 있게 되고 헬스클럽에서 두 배의 운동 효과를 볼 수 있다. 몸이 더 힘든 길을 갔다면 불가능했을 일이다.

세포 운동과 정신 운동은 영성, 회복력, 감정 상태, 체력을 모두 향상시킨다. 이 운동의 목표는 살면서 어떤 일에 부딪히든 원하는 대로 살아가는 법을 배우는 것이다. 그게 정확히 무슨 뜻인지는 우리만이 알고 있다. 어떤 일에 직면하고 어떤 일을 성취하고 싶든 상관없이 단식은 목표를 이루는 데 도움을 준다. 단식을 통해 스스로에 대한 통제권을 가질 수 있다는 것, 또한 그래야 한다는 것을 깨달을 수 있다. 우리는 단식을 통해 더 강해질 것이다. 운동을 통해 더 강해질 것이다. 적절한 방식으로 단식과 운동에 접근한다면 우리의 힘을 최대한 강하게 연마할 수 있다.

하지만 우선, 운동과 음식에 대한 우리의 기본적인 믿음에 몇 가지 근본적인 조정이 필요할지도 모른다.

⋮ 적절한 설탕 균형 맞추기

나는 운동과 오랜 관계를 유지 중이며 지금도 그 관계는 계속 발전하고 있다. 중학생 시절 체중이 불기 시작했을 때 솔직히 나는 운동만으로 건강해지고 날씬해질 수 있으리라 믿었다. 하지만 이는 많은 사람이 갖고 있는 잘못된 믿음이다. 나는 열세 살 때 아주 열심히 축구를 했다. 이후에는 산악자전거와 로드 레이스 분야에서 장거리 사이클 선수로 활동하면서 몇몇 경주에 참여했고 수백 킬로미터 코스를 여러 차례 완주했다. 겨우 열세 살이었는데 끝까지 달렸다. 그런데도 나는 여전히 뚱뚱했고 스스로가 실패자라고 생각했다.

물론 어떤 면에서는 나의 이러한 노력이 결실을 맺기도 했다. 나는 훈련과 규율을 즐겼고 끝없이 자신을 밀어붙여 더 멀리, 더 빨리 가고자 노력했다. 하지만 체중만큼은 예외였다. 어찌 된 일인지 몸무게가 계속 늘었다. 몸 안에서 무슨 일인가 일어나고 있는데 나는 전혀 이해하지 못하고 있었다.

지구력을 필요로 하는 운동을 할 때면 몸속 연료는 결국 바닥나게 된다. 달리기나 자전거 타기를 1시간 이상 지속하거나 끊임없이 운동장을 뛰어다니는 축구 경기에 참여하면 매번 그런 현상이 일어난다. 당시 나는 에너지를 보충하고 계속 버티기 위해 다른 사람들처럼 물병에 아주 달달한 '스포츠 음료'를 가득 채웠다. 연료 보충을 위해 약간의 소금이나 전해질을 곁들인 바나나를 먹었고 그밖에 단 음식을 많이 먹었다.

큰 체육 행사를 치르기 전날 밤에는 탄수화물을 충분히 섭취하는 게 좋다는 얘기를 어딘가에서 읽은 적이 있다. 1980년대에는 그런 전략을 '탄수화물 적재'Carb Loading 라고 불렀다. 근육에 연료로 쓸 글리코겐을 가득 채우기 위해 지나칠 정도로 많은 양의 빵과 파스타를 먹는 식이다. 꽤 많은 사람이 지구력 운동을 하다 봉크 현상Bonking (장거리 자전거 주행 중에 체력이 소진되어 몸 상태가 갑자기 나빠지는 현상으로 단어의 본래 의미는 성행위다.—옮긴이)을 겪곤 했기 때문에 그러한 섭취법이 등장한 것이다. 그러나 사실 봉크 현상은 성행위와 아무 관계가 없다. 오히려 정반대 의미라고 봐야 한다. 지구력 운동을 하는 선수라면 내가 무슨 말을 하는지 알 것이다. 봉크 현상은 근육이 몸 안에 비축된 당분을 다 써 버릴 때 겪게 되는 끔찍한 느낌을 일컫는다.

이 현상의 실체를 알고 나면 결코 경험하고 싶지 않을 것이다. 우선 몸이 떨리기 시작하고 속이 메스꺼워진다. 생각을 하는 것 자체가 힘들다. 뇌가 정지한 것 같고 그저 태아처럼 몸을 잔뜩 오그라뜨린 채 눕고 싶다. 발산할 힘이 하나도 없는 것 같다. 단순한 착각이 아니다. 단식을 해 본 적 없고 신진대사 유연성을 기른 적 없는 사람에게 봉크 현상은 현실이며 덫에 빠진 우리를 구할 수 있는 존재는 단 하나, 설탕뿐이다. 몸은 다른 어떤 연료원도 인식하지 못한다. 만일 바로 단식을 시작한다 해도 신체가 직접 케톤을 만들어 내는 데는 나흘 정도 걸리기 때문이다.

스포츠 음료 대신 스테이크로 배를 가득 채운다 해도(자전거로 160킬로미터를 달리는 도중에도 어떻게든 스테이크를 찾아낼 수 있다고 가정하고) 봉크 현상을 막는 데는 별 도움이 되지 않을 것이다. 몸이 당분에서 에너지를 끌어오도록 훈련되어 있다면 결국 당분을 손에 넣을 방법 또한 알아낸다. 스테이크를 먹어 보라. 신진대사가 기꺼이 단백질을 당분으로 전환시킬 것이다. 엎친 데 덮친 격으로 단백질을 당분으로 전환하는 과정에서 체내에 염증성 부산물과 많은 양의 암모니아가 들어가게 된다. 몸 상태는 서서히 좋아진다. 적어도 근육이 글리코겐을 다 사용할 때까지는 말이다. 하지만 장기적으로는 독소와 염증으로 인해 아주 끈질긴 고통에 시달리게 될 것이다.

오늘날 우리는 운동 중에 연료를 잘 공급받을 수 있는 더 나은 방법을 쓴다. 스팅어Stinger, 젤 팩Gel Pack, 에너지 검 같은 제품이 그러하다. 스팅어는 꿀이 가득 들어 있는 바삭하고 조그만 와플 샌드위치로, 자전거를 타거나 달리기를 하는 사람이 먹으면 근육에 꾸준히 글리코겐이 공급된다. 꿀은 즉각적인 에너지 상승 효과를 제공하는 달콤한 에너지원이다. 젤 팩과 에너지 검에는 대개 말토덱스트린Maltodextrin이 함유되어 있다. 이는 설탕보다 혈당 지수(포도당을 혈류로 방출하는 속도)가 훨씬 높은 다당류 분자다. 하지만 이런 제품에도 나름의 단점이 있다. 말토덱스트린은 옥수수, 쌀, 감자 녹말, 가끔은 밀에서 추출하는데 이 곡물들은 세포 넘승의 원인이 될 수 있다. 위에서 말한 세 가지 제품 모두 설탕이나 설탕과 비슷한 제품을 이용해 에너지 비축량을 높인다. 최근에 개발된 모든 에너지 음료 안에도 엄청난 설탕이 들어 있다. 설탕이나 탄수화물을 먹을 때마다 우리 몸은 아주 빠른 속도로 글리코겐을 비축한다. 그야말로 즉효약인 셈이다.

하지만 설탕을 너무 많이 섭취하면 또 다른 다른 문제에 직면하게 된다. 글리코겐은 우리 몸속 두 군데에 저장된다. 우리 뇌가 더 선호하는 공간이자 글리코겐을 즉시 쓸 수 있는 간, 그리고 근육이다. 체내에 저장되는 모든 글리코겐은 1그램당 약 3그램의 물을 보유한다. 설탕과 탄수화물을 과도하게 소비할 경우 몸이 붓고 숨이 차는 건 이 때문이다. 맥주를 마시는 사람은 내가 무슨 말을 하는지 알 것이다. 활력이 넘치고 기분은 좋아지겠지만 기본적인 힘은 쌓지 못한다. 그저 단기적인 에너지 상승 효과를 볼 뿐이다. 하지만 우리는 이보다 더 나아질 수 있다. 아니, 적어도 더 나아질 것이다.

분자로 근육 기르기

단식을 통해 우리는 신진대사의 힘을 기를 수 있다. 가장 기본적인 훈련 방법은 설탕에 대한 갈망을 끊는 것이다. 어떤 이는 설탕을 코카인에 비유하기도 한다. 설탕에도 중독성이 있으며 설탕과 코카인 모두 도파민을 활성화하기 때문이다. 게다가 양쪽 모두 일시적인 에너지 상승 효과를 일으키며 둘 다 백색 분말 물질이다. 이런 비교가 지나치게 단순하긴 하지만 그 속에는 진실의 일면도 분명 포함되어 있다.

분명히 해 두자. 그 누구도 마약을 하듯 설탕을 먹지는 않는다. 어떤 마피아도 코카인을 밀매하듯 설탕을 0.45킬로그램당 1000달러에 판매하지 않는다.(정확한 코카인 밀매가가 얼마인지는 모르겠지만.) 미국 국립 약물 남용 연구소에서는 코카인의 효과를 이렇게 설명한다. "소량의 코카인을 흡입하면 대개 행복해지고 에너지가 넘치며 말이 많아지고 정신적으로 기민해지며 (중략) 음식과 수면에 대한 필요성이 일시적으로 줄어든다." 부작용으로는 두근거림, 짜증, 발작, 뇌졸중, 혼수상태 등이 꼽힌다. 그런데 설탕 역시 더 미묘한 방식으로 이 모든 증상을 일으킨다.

콜라 중독자가 콜라 없이 살 수 없듯 설탕 중독자는 설탕에 의존한다. **많은 사람이 설탕에 중독되어 있다.** 우리의 운동 패턴을 통해 이러한 상황이 미치는 사회적 영향을 명확히 볼 수 있다. 운동을 하다 지칠 때마다 우리는 설탕을 먹는다. 단기적 가용성과 단기적 사고를 위한 연료 관리는 주요 대사 전략이 되었다. 장거리 자전거 경주와 같은 지구력 운동을 하기 전날 밤에 탄수화물 적재를 해야 한다는 생각에도 분명 장점이 있다. 하지만 삶은 자전거 경주가 아니다. 그리고 오늘날 최정상급 선수들은 설탕이 아닌 케톤으로 달린다! 만일 남은 여생 동안 매일 1980년대 지구력 운동선수처럼 먹는다면 설탕 때문에 몸이 완전히 망가질 것이다. 또한 형편없이 쇠약해질 것이다.

자, 그렇다면 어떻게 강해질 수 있는지 살펴보자. 별 노력 없이도 당분을 태우는 상태에서 지방을 태우는 상태로 전환하는 훈련을 한다면 어떨까? 헬스클럽에 있는 사람들에게는 나의 제안이 정신 나간 말처럼 들릴지도 모른다. **당분은 에너지고, 지방은 에너지가 아니다.** 그렇다면 어떻게 지방만 가지고 격한 운동을 계속할 수 있단 말인가? 놀랍게도 연구 결과에 따르면 지방을 태우면서도 격한 운동을 할 수 있다고 한다. 일단 지방을 태우는 상태로 전환하고 나면 몇 가지 아주 흥미로운 일이 일어난다.

지방 분자는 탄수화물 분자보다 더 많은 에너지를 함유하고 있다. 좋은 유형의 지방은 운동을 할 때 특히 중요하게 쓰이는 소염제다. 본질적으로 운동은 염증 반응을 촉진한다. 격한 신체 운동은 근육 세포를 손상시키고 염증 반응을 일으킨다. 격한 운동 후에 통증이 생기는 건 바로 그 때문이다. 방금 막 마라톤을 완주했거나 역기를 힘들게 들어 올린 사람의 혈액을 검사해 보면 염증 징후가 뚜렷하게 나타난다.

하지만 정확히 말하자면 그건 문제가 아니다. 염증은 운동의 자연스럽고 생산적인 측면이다. 회복 주기 동안 세포 차원에서 염증을 치유하고 분자를 수리하기 때문에 결과적으로 더 강해진다. 발달한 근육은 해당 과정의 부산물이다. 반면 염증을 줄이기 위해 약을 복용하거나 순전히 얼음 목욕에 집중할 경우 치유 과정이 중단되고 근육 발달이

어려워진다. 때문에 격한 운동을 한 다음 날 몸이 아프더라도 이부프로펜Ibuprofen(비스테로이드성 소염 진통제의 성분명—옮긴이)은 복용하지 않는 편이 낫다. 이 약은 항염증제이기 때문에 운동 목적에 맞지 않는 일을 한다. 체내의 수리 메커니즘들이 진화 목적에 맞는 방식으로 작동되도록 내버려 두라. 몸은 스스로를 고칠 뿐 아니라 더 강하게 만들 것이다.

체내의 메커니즘을 진정으로 돕고 싶다면 설탕은 고려 대상에서 아예 빼 버리고 대신 항염증 지방을 연료원으로 써라. 몸이 곧바로 치유 및 강화 과정으로 넘어간다. 더 많은 에너지를 확보하는 동시에 더 적은 염증이 생겨나게 될 것이다.

내가 아는 한 지방에서 추출해 낸 케톤을 중심으로 움직이는 케토시스 상태로 철인 3종 경기도 완주할 수 있다고 나서서 말한 최초의 사람 중 한 명이 바로 나다. 여기서 아주 중요한 경고를 하나 하겠다. 나 역시 케토시스 상태에서 철인 3종 경기를 하는 건 어리석은 일이라고 말했다. 가능하긴 하지만 신진대사에 해롭다. 내게 증거가 있다. 이름을 밝힐 수는 없지만 케토시스 상태에서 정식 철인 3종 경기(수영 3.9킬로미터, 사이클 180킬로미터, 마라톤 42.195킬로미터)를 마친 사람의 담당 의사와 얘기를 나눈 적이 있다. 실험실에서 검사를 진행한 결과 내 예측대로 그의 몸 상태는 말 그대로 재난 상태였다. 몸 곳곳이 염증투성이였고, 신진대사 기능도 엉망진창이었다. 케톤과 탄수화물을 동시에? 로켓 연료로 써도 좋겠다! 정말이지 그렇게 했으면 좋겠다.

이 책의 목적은 단식을 통해 올바른 선택을 할 수 있도록 돕는 데 있지 손상을 가하는 극단적 선택을 부추기는 데 있지 않다. **무언가를 할**

수 있다고 해서 꼭 해야 하는 것은 아니다. 이는 인생 전반에 적용되는 말이기도 하지만 특히 단식에 더욱 그렇다. 단식의 목표는 고통을 겪거나 스스로를 한계까지 몰아붙이는 것이 아니다. 모든 측면에서 더 잘, 더 활기차게, 더 자신감 있게, 더 강하게 살 수 있는 사람이 되는 것이 목표다.

신진대사가 지닌 힘의 중심 요소는 신진대사 유연성이다. 즉 세포가 설탕을 태우던 상태에서 지방을 태우는 상태로 쉽게 또 빨리 전환할 수 있는 능력이다. 세포 속 미토콘드리아는 당이나 지방을 이용해 1차 에너지 저장 분자인 아데노신 3인산ATP, Adenosine Triphosphate을 만드는 데 필요한 화학적 도구를 이미 전부 가지고 있다. 하지만 대부분의 경우에는 오직 한 세트의 도구만 활성화된다. 사람들은 탄수화물을 분해해서 당분을 얻는 등 설탕을 태우는 일에서 대개 헤어나지 못한다. 하지만 세포가 설탕 연소 모드에 갇혀 있는 상태에서는 체중을 줄이기가 어렵고 쓸 수 있는 에너지 양을 제한하기는 더 어렵다.

운동과 단식을 하면 세포는 예측 불가능성에 빠진다. 설탕은 가끔씩만 확보 가능하다는 생화학적 신호를 받게 되는 것이다. 그 외의 시간에는 지방을 토대로 돌아갈 준비를 해야 한다. 또한 그 어떤 일에도 대비하고 있어야 한다. 그에 대한 응답으로 세포는 내부 구성과 조직을 조정해 여러 형태의 신진대사가 이루어질 수 있도록 준비한다. 유연성 있는 세포는 체중 감량과 에너지 증대에 도움을 줄 뿐만 아니라 인슐린 저항성을 억누르고 불쾌감 없이 쉽게 케토시스 상태에 적응하도록 돕는다. 비유하자면 벽면 콘센트는 물론 자동차 내 케이블을 통해서도 충전할 수 있는 휴대폰과 같다. 한 가지 방법으로만 휴대폰을 충전할 수 있다면 큰 제약이 생긴다. 어디서든 충전할 수 있는 휴대폰이 훨씬 더 유용하고 안정적이며 사용하기에도 편리하다. 물론 우리 모두가 그런 사람이 되기를 바란다.

단식과 운동을 동시에 하기

자, 이제 자신의 지방을 연료로 사용해 운동을 하는 보다 현명한 방법을 생각해 보자. 이런 운동이 가능한 까닭은 케톤에 소염 기능이 있고 에너지 밀도가 설탕과 탄수화물보다 더 높기 때문이다.

나는 이 책을 쓰면서 경기 중에 지방을 태우는 방법을 배우고 있는 철인 3종 경기 선수나 울트라 마라톤 선수(정식 마라톤 경기 풀코스인 42.195킬로미터보다 긴 거리를 달리는 마라톤 선수—옮긴이) 등 극단적인 지구력 운동을 하는 선수에 대한 글을 읽고 있다. 그들은 전면적인 케토시스 상태에서 지방을 태우지 않는다. 오히려 경주 전이나 경주 중 소량의 탄수화물을 섭취함으로써 케토시스 상태를 끝낸다. 탄수화물을 소량만 섭취해도 근육에 글리코겐이 가득 찬 상태를 유지할 수 있지만 지방 대사를 통해 더 강력한 연료이자 수화 작용Hydration(수용성 분자 등이 물 분자와 결합하는 현상—편집자)의 재료를 얻을 수 있다. 선수들은 가능하면 언제든 케토시스 상태에서 훈련을 하는데 테스토스테론 수치를 높이기 위해 수시로 케토시스 상태를 벗어나 탄수화물과 단백질을 섭취한다. 다른 사람들과 경쟁을 벌일 때도 풍부한 글리코겐과 (설탕 또는 MCT 오일과 케톤으로부터 에너지를 얻어) 바람직한 신진대사 기능으로 무장한 채 경주에 임한다.

이는 내가 보증할 수 있는 식이요법이다. 단식과 운동을 적절히 섞어 효과를 극대화할 수 있는 지혜로운 방법이다. 앞 장에서 수면과 운동을 적절히 섞는 방법을 안내한 것과 동일하다. 체중 감량을 위해서든 고강도의 인터벌 트레이닝을 위해서든 운동을 한다면 사전에 먼저 가벼운 단식을 수행하라. 운동하기에 가장 좋은 시기는 단식을 끝냈을 때다. 간헐적 단식을 하는 사람에게는 대개 오후 1시 또는 2시 무렵이다. 운동이 끝난 후 우리의 몸이 근육을 회복하고 새롭게 만들 준비가 되었을 때 식사를 하라. 단백질과 지방을 조금씩 섭취해야 한다. 케토시스 상태를 벗어나고 싶다면 탄수화물도 섭취하라. 단식을 했기 때문에 운동은 더 힘들었겠지만 결과는 훨씬 더 좋을 것이며 운동을 마치고 먹는 음식은 더 맛있을 것이다.

장거리 지구력 경주에 참가한다면 C8 MCT 오일 형태로 케톤을 보충하라. 적지 않은 프로 운동선수가 방탄커피와 L-글루타민L-glutamine 같은 아미노산을 사용한다. L-글루타민을 먹으면 케토시스 상태에서 벗어나지만 빠른 속도로 에너지를 높일 수 있다. **경주에서의 목표가 케토시스 상태에 머물러 있는 것이 아니므로 유용하다. 케톤, 포도당, 아미노산 등 모든 경로를 통해 최대한 많은 에너지를 확보하는 것이 우리의 목표다.** 특히 경주 후반에는 자신이 좋아하는 탄수화물 에너지원을 섭취해도 좋다. 몸 상태가 더 좋아질 것이다.

몸이 지방을 태울 때 지방 분자 속의 탄소와 수소는 이산화탄소와 물의 형태로 존재하는 산소와 결합된다. 신체는 호흡을 통해 이산화탄소를 내뿜고 물을 이용하기 때문에 사실상 몸에 수분을 공급하게 된다. 낙타가 지방이 많은 혹 속에 물을 저장하는 것과 동일한 원리다. 만일 장거리 경주에 참여 중이고 훈련 중 단식을 해 왔다면(경주 중에는 꼭 그렇지 않더라도) 몸은 케톤으로부터 확보한 에너지를 더 잘 대사하게 될 것이다.

연구 결과 역시 지방을 우선시하고 단식의 효율을 높이는 이 운동 방법의 효과를 입증한다. 이는 수백만 년의 진화 과정에서 형성된 화학적 경로를 더 많이 활용하는 방식이다. 간헐적 단식을 통해 지구력이 향상된다는 사실은 미국 국립 노화 연구소National Institute on Aging in Baltimore에 재직 중이던 크리스티나 마로시Krisztina Marosi가 이끈 중요한 연구에 기록되어 있다. "진화 측면에서 고려해 보면 인간의 몸은 음식이 결핍된 상태에서 더 잘 기능하도록 최적화되어 있는 것처럼 보인다. 음식이 결핍된 상태에서는 지방산과 케톤 대사 물질이 근육 세포를 위한 주요 연료원이 된다." 이 연구에서 마로시와 그녀의 동료들은 이렇게 결론지었다.[2]

탄력적이고 융통성 있는 몸을 만드는 것이 우리의 도전 과제다. 많은 케톤을 확보한 상태에서 시작해 설탕을 태우는 상태로 전환하는 것이다. 간헐적 단식이 그 전환을 도와줄 도구다. 인간의 몸은 설탕이나 당분을 태우게 만들어졌지만 설탕이 없다면 잠시 투덜댄 뒤 지방에서 나온 케톤을 태우기 시작한다. 자연 상태에서 케톤과 포도당은 절대 동시에 존재하지 않는다. 그러나 보충제의 마법을 통해 우리 몸을 속임으로써 케톤과 포도당이 체내에 동시에 존재하게 만들 수 있다!

케톤 보충제를 복용하면 엄격한 케토 다이어트(탄수화물을 전혀 먹지 않는 다이어트)를 하지 않고도 케토시스 상태를 유지할 수 있다. 신진대사가 유연할 때 특히 효과적이다. 세포가 케톤과 포도당이라는 두 연료원을 동시에 사용할 수 있기 때문이다. 한 가지 좋은 훈련 방법은 운동용 물병에 차가운 방탄커피를 넣는 것인데 이때는 버터를 아주 조금만 넣는 게 좋다. 방탄커피에 들어가는 MCT 오일은 케톤 수치를 올린다. MCT 오일이 베타−하이드록시뷰티르산이라는 케톤으로 바로 전환되기 때문이다. 심지어 탄수화물이 있을 때도 이 전환은 일어난다.

주목할 만한 부분은 일부 운동선수가 물병에 넣는 케톤 소금이란 제품이 현재 시중에서 판매 중이라는 점이다. 케톤 소금은 미네랄에 결합된 BHB 분자로 이루어져 있다. 개인적으로 케톤 소금을 규칙적으로 섭취하는 것은 좋은 생각이 아니라고 본다.

케토시스 상태에 대해 40년 이상 연구한 세계적인 케톤 연구자 리처드 '버드' 비치Richard "Bud" Veech는 세상을 떠나기 전에 나와 마지막 인터뷰를 했는데, 그때 그는 케톤 소금이 미토콘드리아에 손상을 입힌다고 말했다. 그렇다면 경주 기간에만 사용하는 등의 단기간 섭취는 안전할까? 거의 확실히 그렇다. 혹시 케톤 소금을 규칙적으로 섭취하고 싶은가? 아마 그렇진 않을 것이라 장담한다.

그래서 나는 그 소금을 팔지 않는다. 마찬가지로 나는 케톤 에스테르Ester(산과 알코올이 작용하여 생긴 화합물—옮긴이)가 함유된 상업용 보조제에 대해서도 회의적이다. 이 경우 BHB 분자는 폴리우레탄을 만드는 데 사용하는 알코올 분자 부탄디올과 결합한다. 케톤 에스테르가 나쁘다는 건 아니다. 다만 몸이 그 보조제를 사용하기 위해 약간의 일을 해야 한다는 건 사실이다.

케톤 에스테르는 간에 부담을 주고 케톤 소금은 신장에 부담을 준다.

둘 다 일상적으로 섭취해도 좋은 식품이 아니라는 의미다. 반면 MCT 오일은 완벽하게 자연스러운 케톤 공급원으로, 생물학적으로 100퍼센트 호환된다. MCT 오일이 방탄커피 레시피의 핵심인 이유다. 만일 신진대사 비용이 들지 않는 약간의 로켓 연료가 필요하고 이를 조심스레 가끔 이용한다면 케톤 에스테르나 케톤 소금이 대안으로 채택 가능하다. 하지만 그런 측면에선 MCT 오일이 더 안전하고 낫다고 믿는다.

케톤 보충제는 프로 수준의 지구력 경기에 효과가 있다. 그러나 힘과 건강을 얻기 위해 진정 필요한 것은 강력한 회복력이다. 타고난 힘을 발휘할 수 있어야 한다. 그래야 농구 코트에서 뛸 때나 전염병 때문에 스트레스를 받으며 자가 격리 상태에 놓일 때나 똑같이 힘을 발휘할 수 있을 테니 말이다.

간헐적 단식을 통해서 이러한 회복력을 기를 수 있다. 밤새 아무것도 먹지 말고 아침에 일어나 음료를 마셔라. 물, 차, 블랙커피, 방탄커피 등 현재 하고 있는 단식 유형에 맞는 음료를 택한다. 몇 시간 후에는 단식을 중단하고 아침 식사를 할 텐데 그 직전에 운동을 하길 권한다. 꼭 오래 달리기를 할 필요는 없다. 체력 전문 트레이너를 고용할 수도 있고, 집에서 탄력 밴드를 가지고 근력 운동을 할 수도 있고, 자전거를 탈 수도 있다. 어떤 운동을 해도 좋다. 괴로움에 몸부림칠 필요 없이 그저 15분에서 20분 동안 강도 높은 단거리 달리기를 하고 휴식을 취하면 된다. 고강도 인터벌 운동HITT, High-intensity Interval Training 방식이다.

고강도 인터벌 운동에 포함된 단거리 전력 질주는 그 역사가 수십 년에 이르지만 이 운동의 놀라운 효과가 과학적으로 입증된 건 최근의 일이다. 고강도 인터벌 운동은 인간이 상상할 수 있는 가장 단순하고 원시적이며 동시에 효율적인 운동이다. 전형적인 고강도 인터벌 운동의 방식은 다음과 같다. 15초에서 30초간 전력 질주한다. 완전히 회복될 때까지 걷는다. 다시 이 과정을 반복한다. 가능하다면 20분 정도 반복 수행한다. 혹은 20초 정도 전력 질주하고 10초 정도 쉬기를 7회에서 10회 반복하라. 이는 타바타Tabata라 알려진 고강도 인터벌 운동의 변형이다.

전속력으로 달릴 때(또는 자전거를 탈 때) 몸에서는 젖산Lactic Acid이 생산되는데 젖산은 산소 부채Oxygen Debt로 인해 충분한 산소가 존재하지 않는 상태에서 포도당을 태울 때 나오는 부산물이나. 몸이 젖산을 생산하면 많은 양의 아드레날린도 생산되는데 이러한 아드레날린 분비는 지방 연소와 직접적으로 일치한다. 게다가 근육의 글리코겐이 고갈되면서 우리 존재의 원시적인 일부분은 패닉 상태에 빠진다. 췌장은 굶주림을 막기 위해 혈류 속으로 인슐린을 방출한다. 이런 조정 덕에 시간이 지나면 훨씬 더 효율적으로 지방과 당을 대사할 수 있게 된다. 일반적인 지구력 운동에 비하면 아주 간단한 운동이지만 고강도 인터벌 운동의 높은 강도(이름 그대로!)는 운동 종료 뒤 몇 시간 후에도 계속 칼로리를 태우게 만든다.

관련 연구 내용 역시 흥미롭다. 고강도 인터벌 운동 기간 중에는 VO_2(혈중 산소량)가 늘어나고 특정 효소의 분비 또한 늘어난다. 단기간 고강도 인터벌 운동 중의 VO_2 수치 증가 수준은 표준적인 지구력 운동인 달리기와 자전거 타기의 수치와 같다. 다시 말해 호르몬 운동을 동시에 하는 것이다. 호주 국립대학교 생물학자로 구성된 연구 팀이 고강도 인터벌 운동이 테스토스테론 수치를 38퍼센트 올린다고 결론 내리기도 했다. 그들의 연구에서 성장호르몬의 혈액 내 수치는 무려 2000퍼센트나 급증하는 것으로 나타났다![3]

지구력 운동 중독자가 장거리 경주를 위해 훈련 중이라면 고강도 인터벌 운동이 기본적인 심장 강화 운동임에도 장거리 달리기나 자전거 타기를 대체하지는 못한다는 데 주목해야 한다. 콜로라도 대학교의 연구에 따르면 22초간 고강도의 자전거 전력 질주를 두 차례 진행한 결과 같은 자전거로 45분간 지구력 운동을 했을 때보다 더 나은 결과가 나왔다.[4] 지구력 경기를 하는 선수에 대한 연구에 따르면 VO_2를 늘리는 것이 이른바 무산소성 역치Anaerobic Threshold를 늘리는 것만큼 중요하지는 않다. 무산소성 역치는 몸이 산소 부채를 안게 되는 개인적 한계선이다. 어쨌든 고강도 인터벌 운동은 시간을 길게 들이지 않고도 건강을 향상시켜 주는 놀라운 운동임은 분명하다.

짧은 시간 동안 강도 높은 운동을 하면 미토콘드리아 생합성이라는 놀라운 과정이 시작된다. 그리고 이 과정 중에 우리 몸은 미토콘드리아 내 에너지 저장 분자인 ATP의 생산을 늘린다. 이러한 현상은 지구력 운동을 할 때나 고강도 인터벌 운동을 겸한 단식 중에도 발생한다. 휴대폰을 몇 년간 사용해 배터리가 약해지기 시작하면 어떤 일이 벌어지는지 우리는 모두 잘 알고 있다. 몸속 세포의 에너지 저장 경로에도 비슷한 일이 일어난다. 미토콘드리아 생합성이 일어나면 ATP 분자에서 에너지를 빼내는 분자 기계가 재건되는데 이는 문자 그대로 몸 안에서 이용 가능한 에너지의 양이 늘어나게 되는 것이다.

빠른 움직임과 느린 움직임을 번갈아 하는 것이 고강도 인터벌 운동의 전부다. 쫓아오는 호랑이를 피하려는 것처럼 전력 질주하라. 그다음 몇 분 동안에는 평소보다 훨씬 더 느린 속도로 걸어라. 최대한의 효과를 얻고 싶다면 등을 대고 누워 숨을 고르는 것도 좋다. 그리고 다시 20초 동안 미친 듯이 전력 질주하라. 호랑이의 거친 숨소리가 바로 등 뒤에서 느껴지는 것처럼 말이다. 그다음에는 몇 분 동안 아주 천천히 걷고 다시 처음부터 모든 과정을 반복하라. 일단 고강도 인터벌 운동 패턴에 익숙해진 뒤에는 상상력을 펼쳐 계속 흥미를 유지할 수 있게 하라. 자신만의 가상 추격자를 찾는 것이다. 원시 편도체의 투쟁-도피 반응을 활성화해 목숨이 달린 것처럼 전력 질주한다면 상당한 효과를 볼 수 있다.

단식이 끝나 갈 무렵 일주일에 한 번만이라도 이 운동을 해 본다면 그 결과에 놀라게 될 것이다.

⠿ 변화 대 일관성의 전투

몸은 변화에 저항한다. 변화는 에너지를 필요로 하기 때문이다. 하지만 변화하지 않을 경우, 케이크를 먹지 않으면 굶어 죽게 될 거라고 말하던 머릿속 목소리가 들릴 것이다. 소파 위에 누워 있으면 에너지를 절약할 수 있다는 이야기 말이다. 신체를 가장 불안하게 만드는 건 급격한 변화다. 곧 생명을 위협하는 상황이 벌어질 수도 있다는 의미이기 때문이다. 따라서 우리 몸이 그토록 격한 반응을 한다는 것은 우리 몸의 관심을 끌기 위해 급격한 변화를 이용하여 몸이 신속하게 반응하게 만들 수 있다는 뜻이다. 사실 몸에 입력되는 변화가 빠를수록 몸은 더 많이 반응한다. 바로 여기에 건강의 중요한 역설이 있다. 신체는 일관성을 갈망하지만(에너지 소비를 최소화시키기 때문에) 일관성을 아주 싫어하기도 한다.(몸을 약하게 만들기 때문에) 운동은 신체가 변화에 정면으로 맞섬으로써 강해지게 하는 방법이다.

고강도 인터벌 운동은 몸이 짧은 기간 내에 0에서 100퍼센트로 작동했다가 다시 0퍼센트로 돌아가야 하기 때문에 효과적이다. 0퍼센트에서 75퍼센트로 가서 일정 기간 머무는 것보다 더 힘들다. 단식 역시 마찬가지다. 정상적으로 먹다가 아무것도 먹지 않고 다시 정상적으로 먹기 때문에 효과가 더 크다. 필요한 칼로리의 70퍼센트만 먹는 것보다 더 극적인 변화이고 더 힘들지만 훨씬 더 긍정적인 생물학적 변화를 일으킨다.

이는 근력 운동을 할 때도 그대로 적용된다. 내 팔의 무게가 4.5킬로그램이라고 가정해 보자. 나는 거기에 2.2킬로그램 정도를 더 추가하기 위해 헬스클럽에 가기로 마음먹는다. 그리 대단한 변화를 바라는 것은 아니다. 그렇기에 별 볼 일 없는 2.2킬로그램짜리 아령을 들고 어슬렁거리면서 이두박근을 키우려 했지만 결국 내 팔에는 아무 일도 일어나지 않는다. 약간의 에너지를 태우기는 했어도 내 근육 세포가 고작 2.2킬로그램 늘리느라 스트레스를 받는 것 같진 않다. 훨씬 더 무거운 뭔가를 들어야 할 때가 됐다. 새로운 아령의 무게는 2.2킬로그램이 아니라 11킬로그램이다. 이제는 보다 짧은 시간 안에 근육을 지치게 만들수 있다. 예상했겠지만 나는 빠르게 더 많은 근육을 늘릴 수 있다.

최근에 발견된 이 원칙에 나는 **곡선 기울기**Slope-of-the-curve **생체 반**

응이라는 이름을 붙여 주었다. 이 반응 덕에 의식적으로 체내 시스템에 대한 입력을 보다 극적으로 변화시킬 수 있다. 그 결과 시간을 절약하고 몸의 신속한 반응을 이끌어 낼 수 있게 되었다. 천천히 변화를 이끌었다면 얻을 수 없는 결과다.

급격히 빠른 신체 변화를 일으킬 수 있는 또 다른 방법은 혈류 제한BFR, Blood Flow Restriction이라는 새로운 근력 운동 방식이다. 먼저 위팔과 허벅지에 혈압 측정용 밴드 같은 팽창식 밴드를 두른다. 그런 다음 혈압 측정용 밴드를 작동시킬 때처럼 밴드를 팽창시킨다. 불편한 느낌이 들면 안 되고 혈류를 완전히 차단해서도 안 된다.(그런 점에서 BFR 밴드로는 지혈대 또는 압박대가 적당하다. 하루 종일 밴드를 두르고 있을 경우 팔다리를 잃게 될 수도 있다. 체중이 줄겠지만 그런 식으로 체중을 빼는 건 당연히 최선의 방법이 아니다.)

수동 펌프를 이용해 BFR 밴드의 압력을 적절히 조정한 뒤에는 거의 무게감을 느끼지 못한 채 운동하게 된다. 2.2킬로그램짜리 아령을 사용해도 괜찮다. 중요한 점은 부분적으로 혈중 산소 감소 상태가 되어 근육 세포가 비상 모드로 들어가게 되었다는 것이다. BFR 운동법을 이용할 경우 인대와 힘줄에 스트레스를 주지 않고도 무거운 역기를 들어 올릴 수 있으며 더 나은 세포 반응도 이끌어 낼 수 있다. 세포가 패닉 상태에 빠지기 때문이다. 혈류가 부족해지고 그 결과 산소 결핍이 일어나면 스트레스 반응과 에너지 비상 메커니즘이 활성화된다. 고강도 인터벌 운동과 마찬가지로 BFR 운동을 최대한 활용하는 방법은 단기간만 운동하는 것이다.

단식과 고강도 인터벌 운동을 함께 진행하거나 단식에 BFR 운동을 추가하는 식의 결합은 운동 강도를 쉽게 높이는 방법이다. 고강도 인터벌 운동과 BFR 운동은 일반적인 식사를 하면서 실시해도 효과가 좋지만 단식을 하면서 실시하면 훨씬 더 효과가 좋다. 단식과 함께 훈련할 경우 몸이 지방에서 에너지를 얻는 훈련을 하게 되고 신진대사 유연성이 커진다. 단식을 하면서 운동하는 일이 많아질수록 몸은 탄수화물/당분 연소와 지방 연소 사이를 자연스레 오가는 훈련을 더 많이 하게 된다. 단식을 끝낸 뒤 진행하는 고강도 인터벌 운동이나 BFR 운동이 가장 격한 운동이 아니라는 점을 명심하라. 가장 빠른 운동도 아니다. 그러나 이미 포도당이 고갈된 상태에서 하는 운동이므로 큰 이득을 얻을 수 있다.

⠿ 온열-한랭 요법

단식에 곡선 기울기 생체 반응을 추가해 최대한의 효과를 끌어내는 또 다른 방법이 있다. 온열-한랭 요법 Hot-cold Therapy 이다. 사실 이보다 더 간단한 요법은 찾기 힘들 것이다. 그저 아침에 일어나 찬물로 샤워를 하는 등 갑작스러운 한랭 요법을 쓰는 것으로 충분하다. 그러면 우리의 몸은 급격한 온도 변화에 놀라 모든 생화학적 반응을 동원해 대응하게 된다.

이러한 현상을 **호르메시스** Hormesis **효과라고 한다. 우리 몸이 역경에 적응하는 과정을 통해 발달하게 된다는 의미다.** 신체에 적당한 도전 과제를 주거나 스트레스를 주면 몸이 과잉 반응하는 과정에서 더 강해진다는 개념이기도 하다. 의학 연구진은 한랭 요법이 통증을 완화하고, 부상 회복 속도를 높이고, 기분을 좋게 만들고, 면역 체계를 강화하며, 체중을 줄이는 등 다양하고 인상적인 효과를 보인다고 밝혔다.[5] 몸을 규칙적으로 찬물에 담그는 일(얼음 목욕, 찬물 샤워, 차가운 호수에 뛰어들기 등)은 암과 치매 발병 위험도 낮춘다. 림프계와 순환계를 강화시키기 때문이다.

조금 더 편하자고 물의 온도를 서서히 낮추어서는 안 된다. 따뜻한 물로 샤워를 모두 마친 뒤 냉기 수용체가 위치한 이마와 가슴에 곧바로 찬물을 뿌려라. 그렇다, 기분이 별로일 것이다. 하지만 이러한 불쾌함도 정확히 사흘까지만이다. 이후로는 갑작스런 냉기로 미토콘드리아 막 안의 카디오리핀Cardiolipin(미토콘드리아 내막의 지질 성분으로 세포 호흡에 필수적인 구조체—편집자) 수치가 올라가며 몸이 열을 더 빨리 발생시키게 된다. 또한 하루 종일 더 많은 칼로리를 태울 수 있다.

한랭 요법 실시 이후 또 다른 충격을 맞을 준비가 되었다면 사우나장에 뛰어들거나 샤워 꼭지를 온수 쪽으로 완전히 돌려 즐겨라. 뜨거운 물로 목욕하면 혈압이 오르고, 심박수가 늘어나고, 땀이 흐르며, 해독 작용이 일어나고, 염증을 방지하는 열 충격 단백질Heat Shock Proteins 수치가 오를 것이다. 열 충격 단백질은 스트레스에 반응해 생성된다. 또 이름과는 달리 낮은 온도 등 다양한 감각 자극에 노출될 때 분비되기도 한다. 단 한 가지 유형의 단백질이 아니라 근육 소모를 막고 노화 방지에 더없이 중요한 우군 역할을 해 주는 단백질 분자 전부를 가리키는 용어인 셈이다.

사우나를 하면 산소 급성 결핍에 대한 생화학적 반응을 조정하는 저산소증 유도 인자 1-알파HIF1A, Hypoxia-inducible Factor 1-alpha 혈중 수치가 오른다. 혈류를 제약하거나 호흡 훈련을 하거나 단순히 호흡을 참는 등 HIF1A 수치를 증가시킬 수 있는 방법은 많다. 사우나 요법은 몸 안에 HIF1A 경로를 준비함으로써 산소를 제한하는 BFR 운동, 고강도 인터벌 전력 질주 또는 5분 내지 10분에 걸친 고강도 인터벌 훈련 스타일의 20초 단거리 달리기를 위한 몸 상태를 마련한다.

사우나 요법이 심혈관계 질환 및 치매의 진행을 멈추는 데 효과가 있다는 강력한 역학적 증거도 있다.[6] (사우나가 삶의 일부나 다름없는 나라)핀란드 위배스퀼래 대학교의 심장병 전문의 야리 라우카넨Jari Laukkanen과 그의 동료들은 규칙적으로 사우나를 이용하는 중년층을 상대로 20년간 연구를 실시했다. 연구 결과 일주일에 적어도 네 번, 20분씩 사우나에서 시간을 보내는 경우 갑작스런 심장사 위험이 줄었고 모든 원인의 사망률이 40퍼센트나 줄었다. 사우나광은 알츠하이머병에 걸릴 위험도 현저히 낮았다.[7]

내가 이 얘기를 처음 들었을 때가 적외선 사우나가 오늘날처럼 큰 인기를 끌기 전인 1998년경이었음을 언급해 두고자 한다. 당시에도 나는 여전히 심각한 비만 상태였고 건강하지 못했다. 늘 요통에 시달렸으며 염증을 달고 살았다. 다시 말해 나는 절박했다. 그래서 나는 사우나를 통해 증상이 호전될 수 있다는 말을 듣고 초창기 자외선 사우나 모델을 구입했다. 내가 저지른 기나긴 실수 리스트가 한 줄 더 길어진 순간이었다.

나는 적외선 사우나를 거실 구석에 설치했다. 거실에는 충분히 강한 전류가 흐르지 않아 사우나 온도를 적절히 올리기가 어려웠다. 기껏 적당한 온도까지 올라가면 곧바로 전원이 꺼졌다. 사우나에서 1시간 작동 후 전기를 차단하는 안전 장치를 설치한 데는 그만한 이유가 있었다. 사우나 안에서 의식을 잃었는데 모든 기계가 계속 작동될 경우 마치 전기 찜솥처럼 변한 사우나실 안에서 목숨을 잃을 수도 있기 때문이다.

다행히도 이후 사우나 관련 제품들은 상당히 발전했다. 새로운 적외선 사우나는 훨씬 더 빨리 뜨거워지고 훨씬 더 잘 작동한다. 신형 사우나는 신체 내부에 열을 가하는 원적외선과 피부 표현에 열을 가하는 근적외선을 적절히 혼합해 몸을 데운다. 이 조합은 열 충격 단백질의 생산을 늘리는 데 특히 효과적일 수 있다. 다른 얘기이긴 하지만 오늘날의 노트북과 휴대폰 역시 예전보다 내열성이 좋기 때문에 사우나실 안에서도 사용할 수 있다.(솔직한 고백: 나는 우리 집 사우나 안에서 정기적으로 인스타그램 라이브 이벤트를 연다. 그러다 휴대폰이 과열되면 열이 식을 때까지 그 위에 얼음물을 끼얹는다. 고맙게도 요즘 휴대폰 대부분이 방수 기능을 갖추고 있다.)

나는 **사우나를 명상 장소로 활용하길 바라지만 그보다 중요한 일은 스스로에게 효과가 있는 시스템을 찾아내는 것이다.** 정말 바쁜 인생 때문에 사우나를 하는 동안에도 멀티태스킹을 할 수밖에 없다면 좋다, 사우나실에 휴대폰을 가지고 들어가라. 지금은 예전처럼 30분 정도 시간을 내서 사우나를 하는 것이 생산성을 줄이거나 하루 스케줄을 망가뜨리지 않는다. 어떤 사람은 스트레스 완화 기법의 일환으로 모든 전자기기를 사우나실 안에 갖고 들어가고 싶을 수도 있다. 오디오북이나 팟캐스트를 듣고 싶은가? 그럼 그렇게 하라! 단식, 운동, 그리고 신체에 이로운 방향으로 충격을 주는 프로그램이 자신의 생활 방식과 양립할 수 있도록 맞춰라.

하지만 그 무엇보다 먼저 간헐적 단식에 통달할 것을 권한다. 그리고 단식에 운동을 추가하라. 찬물 샤워도 추가해 보라. 그런 다음 온천이나 친구의 집에서(운 좋게도 집에 사우나를 갖고 있는 친구가 있다면) 적외선 사우나를 이용하라. 나만의 사우나를 갖기 위해 돈과 시간과 공간을 투자할 용의가 있는지 스스로 확인할 수 있을 것이다. 내가 할 말은 단 하나다. 나는 새로 개량된 적외선 사우나를 하나 샀고 전혀 후회하지 않는다.

⫶ 운동이 끝나면

단식을 하라. 운동을 하라. 그리고 먹어라. 이것이 스스로를 강하게 만드는 기본 순서다. 여기서 큰 의문이 고개를 든다. 운동 후에는 무얼 먹어야 할까?

어떤 몸을 원하는가에 따라 답이 달라진다. 아주 마르고 참을성 있는 마라톤 선수처럼 보이고 싶은가? 아니면 '부풀어 오른' 보디빌더? 아마 누구도 그런 극단을 원하지는 않을 것이다. 적당한 중간치를 찾는 편이 더 낫다. 날씬하지만 근육질이고 체지방이 너무 많지 않은 건강한 사람의 표본 말이다. 건강과 장수를 형상화한 모습을 그려 보자. 〈뉴욕타임스〉New York Times 가 나를 '거의 근육질'이라고 묘사했을 때 나는 아주 큰 성공이라도 거둔 듯한 기분이 들었다. 골인!

모든 건 스스로에게 달렸다. 한 가지 제안을 하자면 굶주린 동물 같은 모습은 피하라. 그건 TV나 영화에서 주입하는 건강한 사람의 모습일 뿐이다. 마블Marvel 영화 시리즈에 나오는 주인공 울버린Wolverine 이나 혈혈단신으로 수많은 적군과 싸우는 여성의 모습은 결국 보여 주기 위한 미학이다. 사실은 그 배역을 맡은 배우가 이틀 동안 단식을 하고 몸에 있던 글리코겐에서 수분을 제거하기 위해 이뇨제까지 복용해서 만들어 낸 결과다. 근육으로 가득하지만 동시에 늘씬하고 섹시한 스타일은 실제로 유지할 수 있는 스타일이 아니다. 셔츠를 벗고 상체를 드러내기 위해 배우와 피트니스 모델이 준비하는 일시적인 모습에 지나지 않다는 사실을 명심하라.

장담하건대 그늘 역시 그 외모를 항상 유지하시는 못한다. 난기석인 모습이며 건강한 모습이 아니다. 솔직한 마음으로는 그런 체형에 집착하는 태도 자체가 건강에 좋지 않다고 말하고 싶다. 식품 업체가 필요하지도 않고 부족하지도 않은 음식을 갈망하게 만들듯 할리우드 영화는 '흉내 내고 유지하려다간 문자 그대로 죽을 수도 있는 체형'을 갈망하게 만든다.

하지만 반대로 이러한 갈망을 강력한 자기 통제를 훈련하기 위한 더없이 좋은 도구로 삼을 수 있다. **어떤 정상적인 인간도 갖고 있지 않은 체형에 대한 주체 못할 욕구를 멀리하며 지내는 것이다.** 스쿼트를 하면 멋진 엉덩이를 갖게 될 것이다. 레그 리프트를 하면 대퇴 사두근이 발달할 것이다. 하지만 절대 만화나 영화 속 슈퍼히어로를 닮게 될 거라 기대하진 마라.

잠깐 주제에서 벗어났다. 근육을 늘리거나 적어도 현재 갖고 있는 근육을 유지하길 원한다면 역기를 들어 올리거나 고강도 인터벌 운동을 하자마자 바로 식사를 해야 한다. 약간의 탄수화물을 먹어도 좋다. 계속 언급하고 있듯 가끔은 약간의 설탕을 먹는 것도 괜찮다. 다만 몸에 좋지는 않으니 많이 먹지는 마라. 전분 또는 녹말을 조금 먹기로 마음먹었다면 쌀, 고구마, 뿌리채소 등을 선택하라. 혈당이 오르면 인슐린이 분비되고 이 현상이 근육을 늘리는 데 도움이 된다는 사실을 잘 이용하자. 케토시스 상태가 지속되면 근육을 늘리기가 힘들어질 수도 있다. 단식을 하는 기간과 하지 않는 기간을 섞어 순환시키고 케토시스 상태 또한 순환시키도록 하라.

탄수화물을 섭취하면 인슐린 유사 성정 인자IGF, Insulin-like Growth Factor 라 불리는 호르몬의 혈중 수치가 올라간다. IGF는 근육을 늘리라는 신호를 보내는데 만성적으로 높은 수준의 IGF는 대장암, 유방암, 전립선암과 관련이 있기 때문에 우리 몸은 섬세하게 균형을 잡고자 한다. 이 지점이 바로 다이어트와 운동 간의 음양이 조화를 이뤄 실제로 도움이 되는 지점이다. 장기간의 간헐적 단식은 보통 IGF 수치를 떨어뜨려 잠재적으로 치명적일 수 있는 위험에서 신체를 보호한다. 반면 단기적인 단식은 신진대사를 바이오해킹해 일시적으로 IGF 수치를 상승시키기 때문에 근육을 늘리고 힘을 기를 때 유용하다.

케톤체 생성을 걱정하지 않으면서 근육을 늘리고 싶다면 L-글루타민이라는 아미노산을 섭취해도 좋다. 단식을 끝내고 반드시 운동을 한 뒤 2그램에서 10그램을 섭취하라. 이 무취의 분말은 근육량을 늘리는 데 도움이 된다. 장 내벽을 건강하게 유지시키고 기분을 진정시키는 효과도 있다.

그렇다면 **운동을 마친 후 무언가를 꼭 먹어야 할까? 물론 그렇지 않**

다. 만일 극단적인 운동선수처럼 신진대사 한계치를 늘리고 싶다거나 단순히 스스로가 얼마나 강한 사람인지 확인하고 싶다면 집으로 돌아간 뒤 단식을 계속하라. 보다 빨리 케토시스 상태로 들어갈 수 있어 체중을 줄이는 데 도움이 된다. 하지만 기분은 아주 끔찍해질 것이다. 그리고 이때에는 자신의 정신과 육체의 상태를 정직하게 평가하는 것이 중요하다. 한층 강해진 것 같은가? 자신감은 어떤가? 지시받는 기분인가? 아니면 부담스러운가? 간헐적 단식으로 시작해 운동을 하고 보다 긴 단식으로 넘어가면 스트레스 호르몬 수치가 올라갈 가능성이 아주 높다는 사실을 기억하라. (직장, 가정, 사방에서 쏟아지는 뉴스, 생활에서 처리해야 하는 모든 일들 때문에) 과도한 스트레스를 받지 않았고 아프시도 않다면 아직 장애물이 존재하지 않는 상태다. 계속 나아가며 단식-운동-단식 사이클로 도전을 수행해도 좋다.

며칠에 걸친 장기 단식을 하는 동안 운동을 병행해도 아무 문제 없다. 그러나 이는 단기 단식 중 운동에 적응한 뒤의 얘기다. 운동에 있어서는 기본을 지키는 편이 가장 좋다. 또 잠자리에 들기 직전에 하는 운동 역시 추천하지 않는다. 솔직히 말해 이는 전혀 좋은 생각이 아니다. 아드레날린 수치가 올라가 수면을 방해할 수도 있기 때문이다. 장기 단식 기간 중에는 매일 20분 이상 걸으면서 휴식하는 것이 좋다. 걷기는 림프 순환을 활발하게 만든다. 면역 체계를 통한 자원의 순환이 증가하는 것이다. 소화 기관을 쉬게 하는 동안에는 몸도 쉬어야 한다. 장 안에서 독소가 덜 생산되는 상태라 해도 우리 몸은 여전히 제거해야 할 독소를 가지고 있다. 산책은 면역 세포에 생기를 불어넣고 미토콘드리아 생합성에 큰 도움을 준다. 간단하면서도 부담스럽지 않게 강해질 수 있는 방법이다.

스스로가 정말 강해져 몸과 마음이 바위처럼 단단하다고 느끼는 시점에 도달하면 무엇이든 다 할 수 있다는 태도로 매일 힘든 일을 찾아 나서게 된다. 장기 단식 기간 동안 매일 무거운 역기를 들어 올리는 식이다. 무작정 마라톤을 하겠다는 것과 마찬가지로 아주 미련한 생각이지만 스스로가 얼마나 강한 사람인지 증명하고 싶다면 얼마든지 시도할 수 있는 일이다. 자신의 몸을 완전히 통제하고 있다는 느낌에는 심리학적 이점이 있다. 다만 그런 태도를 습관으로 들이지는 마라.

경고하건대 아주 큰 피로감을 느끼게 될 것이다. 정말 고단해질 것이다. 매사에 감정적으로 반응하게 될 것이다. 짜증을 내게 될 것이다. 오랫동안 잠을 자고 싶어질 것이다. 평소 같았으면 힘들이지 않고 처리했을 일이 실제보다 더 큰일처럼 느껴진다. 예를 들어 아이가 칭얼거리거나, 상사가 꾸짖거나, 운전 중에 누군가 끼어드는 등의 온갖 사소한 일에 마음이 울컥울컥하는 것이다. 이런 경우에 대비해야 한다. 사소한 골칫거리를 큰 문제로 확대하지 말아야 한다. 자제력을 발휘해 원래 크기로 되돌려 놓아야 한다.

진정 도전에 응할 준비만 되었다면 그 어느 때보다 스스로를 강하게 밀어붙여도 좋다. 이보다 더 신나고 삶을 만끽하는 일은 거의 없다. 하지만 힘을 기르기 전까지는 그럴 생각조차 하지 마라. 몸과 마음 모두 도전할 준비가 됐다는 판단이 선 후 시작하자.

뭔가를 할 필요를 느껴서가 아니라 하고 싶어서 해야 한다. 분명 단식을 매번 하고 싶어서 하지는 않는다. 믿을 수 없을 만큼 에너지를 고갈시키기 때문이다. 몇 달에 한 번 이상은 해야 한다는 식의 의무감은 버리고 일단 해 보라. 원한다면 매달 며칠씩 단식을 할 수 있으며 그 기간 중에 가볍게 운동도 할 수 있다.

단식을 하기로 마음먹든, 운동을 하기로 마음먹든, 단식과 운동을 섞어 하기로 마음먹든 스스로가 성취하게 될 목표에서 눈을 떼지 말아야 한다. 지금 하고자 하는 일은 온갖 방법을 동원해 자신 내부에 있는 힘을 찾는 일임을 명심하자.

제7장

정신 건강을 위한
단식

나는 머릿속에서 들려오는 배고픔의 목소리를 무시하고 동굴 안에서 아무것도 먹지 않았다. 목소리는 나를 망칠 다른 방법을 찾으려 했다. 어쨌거나 자기 자신만큼 스스로의 약점을 잘 아는 사람은 없다.

비전 퀘스트를 시작한 지 며칠이 지났다. 나는 최초의 여성 동굴에서 고독 속으로 빠져드는 중이었고 나 자신의 마음속으로 점점 침잠하는 중이었다. 아니면 바깥을 탐험하고 있었는지도 모른다. 감각은 점점 더 예리해지고 생생해졌으며 견딜 수 없을 만큼 격해지는 듯했다. 협곡을 이루는 돌담을 자세히 보니 빨간색만 있는 게 아니었다. 전에는 보지 못했던 수십 가지의 독특한 색이 눈에 들어왔다. 어느 시점부터는 동굴 안 내 주변에 10여 마리의 땀벌Sweat Bee(꼬마꽃벌과의 벌로 땀 냄새를 맡고 날아든다. —옮긴이)이 있다는 사실을 알게 됐다. 지금까지는 왜 그 벌들을 보지 못했을까? 나는 그 벌이 사람을 쏘는지는 정확히 알지 못했다. 하지만 사막에 사는 거의 모든 동물은 침을 쏜다. 그 벌들은 내 머리 주변을 돌며 묘한 쾌락을 얻고 있는 게 분명했다. 나는 그 벌들 때문에 도무지 집중을 할 수 없었다. 하마터면 내게 생각보다 훨씬 많은 에너지가 있다는 사실을 알아차리지 못할 뻔했다.

나는 동굴로부터 멀리 떠나 천천히 걸었다. 새로 발견한 반가운 힘을 시험하면서 배고픔과 외로움에서 벗어나 한숨 돌리려 했다. 나는 일종의 부적을 하나 갖고 다녔는데, 짙은 회색의 바람막이용 모직 재킷이 그것이다. 거기에는 그해에 내가 방문한 산들의 이름과 높이가 적혀 있었다. 캘리포니아의 샤스타산, 안데스산맥의 코토팍시산, 히말라야산맥의 안나푸르나 베이스캠프와 카일라스산 등을 새겨 두었다. 모닥불에서 튄 불꽃 때문에 구멍이 몇 개 나 있었지만 탐험을 할 때마다 나는 늘 그 재킷을 입었다. 지금도 그 옷을 입는다. 비전 퀘스트를 할 당시 나는 머리카락을 짧게 깎았는데 티베트에서 영적인 여행을 다닐 때 했던 머리 모양을 그대로 유지한 것이었다. 또한 비전 퀘스트라는 의식에 어울리는 턱수염을 기르고 있었다.

나는 스스로가 델릴라의 목장에 처음 도착한 순간과는 너무도 다른 느낌을 갖고 있다는 사실에 놀랐다. 그때의 모습을 생각하며 혼자 웃었다. 확실히 델릴라는 특이해 보였고 딴 세상 사람 같은 데가 있었다. 그녀를 찍은 몇 안 되는 사진을 보면 하나같이 그녀의 몸 주변에 미스테리한 구체 같은 게 떠 있다. 먼지처럼 보였지만 내 카메라 렌즈는 깨끗했고 그 구체는 다른 사람 주변에는 나타나지 않았다. 내가 카메라 렌즈를 닦으며 투덜대자 델릴라가 웃으며 말했다. "정말 먼지라고 생각해

요?" 지금까지도 나는 그 사진들에 나타난 현상을 구체적으로 설명하지 못하지만 델릴라는 내가 디지털 카메라로 자신의 사진을 새로 찍기 전에 그런 현상들이 더 나타나게 할 수 있다는 걸 보여 주었다.

동굴로 돌아오니 배고픔이 다시 내 의식 속으로 스며들었다. 수분을 유지하기 위해 마신 물도 별 도움이 되지 않는 듯했다. 적어도 내 위는 꼬르륵대는 걸 중단한 듯했지만 마치 동굴 속 벌들이 위협적으로 내 주변을 돌듯 내 마음은 다시 음식에 집착하기 시작했다. 밤잠을 자려고 누웠으나 점점 더 불안해졌다. 음식 없이 지내야 할 날이 아직 이틀이나 남았고 그때까지는 정말 모든 걸 혼자 알아서 해야 했다. 내 뇌는 생존 전략을 짜느라 골몰하기 시작했다. 보이 스카우트 훈련을 기억해 내야 하는 걸까? 야생 선인장을 채취한 다음 칼로 잘라 내 먹을 수 있을 것이다. 그런데 사람이 선인장을 날것으로도 먹어도 괜찮았던가?

머리로는 내가 별일 없이 잘 지낸다는 사실을 알고 있었다. 하지만 머릿속 목소리는 계속 내 목숨이 위험하다고 말했다. 음식 없이 지내는 건 비상사태다. 무슨 일이 있을지 예측되지 않을 때 배고픔이 으레 하는 말이기도 하다. 나는 아직 자제력을 가진 상태로 들어서지 못하고 있었다. 이제 어둠에 어느 정도 익숙해졌지만 그 어둠이 다시 주변을 에워싸면 걷잡을 수 없는 두려움이 찾아왔다. 머릿속 목소리는 나를 위협할 육식 동물에 대해 속닥거리곤 했는데 이번에는 그 목소리가 저번보다 더 커진 상태였다. 확실히 훨씬 더 컸다.

그 목소리는 점점 더 커지고 끈질기게 울려 대서 맹세컨대 사막에서 나를 위협할 동물이 다가오는 소리가 들릴 정도였다. 아침에 눈을 뜨면 퓨마 한 마리가 7센티미터도 넘는 날카로운 발톱으로 부드러운 내 뱃

살을 갈퀴질하듯 파헤치고 있을 거라는 확신이 들었다. 그런 공격을 받을 때 정신을 차리기 위해서라도 일단은 잠들어야 했다. 그런데 그날 밤에는 아무래도 잠이 올 것 같지 않았다.

모두가 탐구자다

그 모든 환영과 두려움은 내 뇌에서 비롯된 것이다.

지금까지 단식을 하면 미토콘드리아와 근육이 더 강해지고, 염증이 줄고, 수명이 늘어나며, 잠을 더 잘 자게 되고, 심지어 성생활까지 개선된다는 얘기를 했다. 뇌의 화학적 균형 및 에너지가 조정되어 더 명료하게 생각할 수 있게 되는 등 뇌의 물리적 기능이 향상된다는 얘기도 했다. 정량화할 수 있고 감지할 수도 있는 변화이기에 이는 과학적으로 측정 가능하다. 또한 실험실 검사를 통해 몸 안에서 특정 호르몬 및 케톤이 분비되어 자가 포식이 촉진되고 신진대사 효율성이 개선된다는 사실을 확인할 수 있다.

이제는 무형적 측면에 대해서도 배울 시간이다. 사실 그런 측면이 행복의 핵심이다. 가장 기본적인 삶의 이유이므로 다른 무엇보다 더 중요할 수도 있다. 이를 우리의 영혼이라 불러도 좋다. 또는 **내면 의식** Inner Consciousness이라 부를 수도 있고 차크라Chakra(산스크리트어로 바퀴, 순환이라는 뜻으로 인체의 여러 곳에 존재하는 정신적 힘의 중심점—옮긴이)라고 부를 수도 있다. 아니면 **미디-클로리언 포스**Midi-chlorian-powered Force('미디-클로리언'은 영화 〈스타워즈〉에 등장하는 에너지인 포스와 직결되어 있는 미생물을 뜻한다. ―편집자)라고 불러도 좋다. 어떤 용어를 쓰든 단식에는 깊은 영적 측면이 있다. 모든 단식에는 영적인 차원이 존재한다고 주장하는 사람도 많다.

간헐적 단식에 대한 책을 읽다가 불현듯 개인적인 문제에 대해 깊이 생각해 보라는 요청이 불편하게 느껴질지도 모른다. 많은 사람이 습관적으로 영적인 대화를 실제 세계의 대화와 분리하려 한다. 그런 점으로 미루어 짐작하건대 대다수가 스스로를 영적이거나 종교적이라고 보지 않으며 그런 일을 중요하게 여기지 않고 심지어 진지하게 보지도 않는 듯하다. 물론 나는 이런 태도를 이해한다. 출발 지점에서는 나 역시 그랬기 때문이다. 그러니 당신도 나를 이해할 수 있을 것이다.

내 조상은 대대로 냉정한 사람들이었다. 할머니는 원자력 기술자였고 할아버지는 《브리태니커 백과사전》Encyclopaedia Britannica에 집필가로 참여한 물리 화학자였다. 두 분은 원자력 시대의 여명기에 원자력 엔지니어링 프로젝트에 참여하면서 처음 만났다. 나는 인간이 근육을 지닌 로봇에 지나지 않으며 나 또한 그런 존재라는 사상을 주입받으며 자랐다. 우리 가족의 논리에 따르면 삶은 그저 에너지가 들어오고 나가는 생화학적 과정에 불과했다. 너무 많은 힘이 생겼다는 건 너무 많이 먹었다는 의미다. 충분한 힘이 나지 않는다는 건 충분한 운동을 하지 않았다는 의미며 결국 살이 찌는 것은 당연한 결과다. 감각 기관에서 받아들인 신호가 뇌로 이동하고, 뇌에서 나오는 반응에 따라 몸이 움직이고 일을 처리한다. 역시나 가장 중요한 건 논리다. 논리적이지 않은 모든 것은 쓰레기고 무시해도 좋다.

시간이 지나면서 나는 인간 생물학을 대하는 순수한 유물론적 관점은 진실일 수 없다는 걸 깨달았다. 젊은 시절 아메리카 원주민 전통을 연구하던 중에 알게 된 사실이다. 깨달음은 계속 이어졌다. 티베트에서, 애리조나의 동굴 안에서, 안데스산맥의 정글 속에서, 결혼을 하고 가정을 꾸리는 과정에서 찾아왔다. 영적 실천의 핵심은 우리 내부에 분명 논리적이지 않은 많은 일이 진행되고 있다는 것이다. **의식과 감정은 논리로 움직이지 않는다.**(동굴 안에서 나를 고문한 목소리는 확실히 논리적이지 못했다.) **인간은 단순한 살과 피의 집합체가 아니다. 그보다 훨씬 더 위대한 존재다.**

단식은 인간의 복잡성을 발견하는 한 가지 방법이다. 인간의 내면에는 사고보다는 감각과 느낌에 더 밀접하게 연결된 무언가가 있다. 우리는 배고픔이 생각이 아닌 느낌이며 본래의 의미상 느낌은 합리적이지 못하다는 것을 직관적으로 안다. 행동에 미치는 가장 강력한 영향 중 일부는 합리적이지 못하기에 그 영향을 합리적으로 관리할 방법은 없다. 단식의 기술이란 느낌이 사실을 나타내고 그에 따라야 할 때가 언제인지, 잘못된 갈망이자 충동을 잠재워야 할 때가 언제인지를 배우는 것이다. 단식은 스스로가 따르기로 선택한 느낌만 따를 수 있는 힘을 얻는 데 도움이 된다. 내 몸의 운전석에 앉게 되는 것이다. 브레이크가 어디 있는지도 모른 채 운전대를 처음 잡았을 때를 생각하면 그리 멋진 일만은 아니지만 말이다.

어쩌면 아직도 나에게 전적으로 동의하지 못할 수도 있다. 그런 사람을 개종시킬 마음은 없다. 그저 생산적인 경험을 하고 유용한 기술들을 익히는 데 도움을 주고 싶을 뿐이다. 과학적인 방법을 사용하라. 관찰하고, 증거를 찾고, 스스로 결정하라. 비현실적인 문제를 얼마큼 받아들이든 음식을 둘러싼 무의식적인 행동을 의식적으로 인식하게 되면 변화를 경험하게 될 거라고 확신한다. 먼저 우리는 배고픔을 느낀다. 그에 대해 생각할 기회도 갖기 전에 다른 무언가가 나타난다. 통증과 저항이다. 그 무언가가 우리를 제지하고 있다. 이는 꼭꼭 숨겨진 오래된 프로그램이다. 가만히 혼자 앉아 있거나 명상을 함으로써 그 생각을 인식하게 된다. 단식 기간 중에는 모든 감각이 과도할 만큼 예민해진다. 때로 **명상과 기도는 마음을 고요하게 가라앉히고 생각이 아닌 느낌에 민감해지게 한다. 단식도 동일한 역할을 한다.** 단식은 신체적인 차원에서 본능에 관심을 갖도록 도와주기 때문에 자신이 원하는 경보에서 멀어나게 만드는 느낌을 통제할 수 있게 된다.

어쩌면 음식을 거부하는 단순한 행동이 명상을 하거나 고독한 시간을 보내는 것보다 훨씬 더 광범위한 영적 행동일 수도 있다. 신앙을 깊게 하고 의식을 확대하기 위해 단식을 이용한다면, 또는 그저 여러 가능성에 자신을 열어 두고자 단식을 한다고 해도 단순히 체중 감량이나 수명 연장을 목표로 둘 때보다 훨씬 더 좋은 결과를 얻을 수 있을 것이다. 이런 자세로 단식에 임할 경우 놀랄 만큼 겸손해진다. 영적인 이유로 단식을 한다면 아마 단식을 한다는 사실을 인스타그램에 업로드하지 않을 것이다. 영적 명료함을 얻고 신앙을 새롭게 한다는 목표와 사람들로부터 '좋아요'를 많이 받아 도파민 수치가 오르는 것은 완전히 정반대의 일이다. 단식을 함으로써 현대 문화의 시시함에서 벗어나 정화와 초월의 시간을 보낼 수 있다. 영적인 단식을 현대 문화의 일부로 만들 수 있다면 더 좋다. 요점은 영성을 무시한다면 경험의 세계를 몽땅 잃게 된다는 것이다.

적절한 균형이 중요하다는 사실을 잊지 마라. 자칫하면 몸을 혹사시킬 수도 있고 영혼을 혹사시킬 수도 있다. 모든 단식이 영적이어야 하며 단식을 할 땐 반드시 하얀 예복을 입어야 한다고 말하는 집단에 속하고 싶지는 않을 것이다. 그런 사람도 실제로 존재한다. 하지만 그들은 겸손을 잃어버렸다. 예복을 입고 돌아다니는 이들이 과연 새로운 경험을 향해 마음의 문을 활짝 열어 둘 수 있을지 의문이다. 누구나 마음을 활짝 열고 눈을 크게 뜨기를 거부하는 집단에 속하고 싶지는 않을 것이다.

물론 단식을 하다 보면 그럴 의도가 없다 해도 영적인 경험을 하게 될 수 있다. 자신이 종교적인 사람이나 탐구자라는 생각이 들지 않더라도 영적인 여행에 나서는 걸 스스로에게 허용하라. "난 순전히 신체적인 혜택 때문에 식사를 거르고 있어."라는 생각으로 단식을 시작했더라도 단식 덕에 결국 깊은 영적 통찰력을 갖게 된다면 정말 엄청난 보너스를 받는 것 아닌가?

원한다면 영적 깨우침을 순수한 과학적 과정으로 볼 수도 있다. 나는 네팔과 티베트에서 명상 수련회에 참여했고 안데스산맥에서 아야와스카Ayahuasca(남미 아마존 지역 원주민이 이용하는 환각성 액체 음료—옮긴이) 의식을 치렀다. 의식 참가자는 사전에 이틀 동안 단식을 해야 한다. 왜일까? 신체적 피로나 높은 고도, 혹은 두려움으로 먹은 걸 다 토해내기 때문만은 아니다. 물론 이 또한 이유일 수는 있다. 하지만 그보다 수천 년간의 시행착오를 거치면서 단식을 하는 편이 효과적이라는 사실을 알게 됐기 때문일 것이다. **더불어 단식을 하면 뇌 속 신경 세포에 에너지를 공급하는 케톤이 활성화되어 정신이 더 명료해지기 때문이다.**

만일 영적 경험이란 것이 결국 화학과 전자 얘기일 뿐이라고 주장하길 원한다면 이런 관점은 어떨까? 고도로 집중하려면 뇌 속에서 신경 세포가 더 많은 전기를 출력해 내야 하는데 신경 세포는 케톤보다 에너지 밀도가 높은 포도당을 더 좋아한다. 그리고 케톤은 포도당보다 더 많은 전자를 가지고 있다. 결국 보다 큰 에너지, 보다 활발한 뇌 활동, 보다 확장된 의식은 서로 연결된다.

다시 말해 단식의 영적 측면은 과학적인 측면과 함께 나타난다. 이 둘은 서로 분리된 측면이 아니다. 고도로 발전한 영적 상태는 정신적으로 큰 부담을 주기 때문에 신진대사에도 그만큼 부담을 준다. 이 문제를 해결하기 위해, 기력을 쇠하게 만드는 독소를 제거하는 음식을 섭취해 추가 에너지를 모을 수 있다. 또 단식을 통해 독소를 제거할 수도 있다.(둘 다 하는 편이 이상적이다.) 단식을 촉매제로 이용해 조상들이 생존을 위해(예를 들어 사냥 중 최후의 전력 질주를 하거나 목숨을 부지하기 위한 무언가를 마지막으로 찾아 나설 때) 사용했던 내재된 화학적 에너지를 끌어낼 수도 있다. 새로운 차원의 의식 세계로 올라가기 위해 에너지가 필요할 때, 신체가 튼튼하고 신진대사가 활발한 상태라면 훨씬 더 쉽게 원하는 곳에 도달할 것이다.

단식은 다른 사람과의 관계를 강화한다. 10억 달러가 있는 백만장자든 단 한 푼도 없는 빈털털이든 배고픔은 모두가 동일하게 겪는 느낌이기 때문이다. 음식이 없어 굶주리는 누군가를 볼 때 우리는 반사적으로 그의 절망감에 공감한다. 뇌 안에는 거울 신경 세포_{Mirror Neuron}가 있어 다른 사람의 얼굴만 보고도 그의 감정에 동화될 수 있다. 영적 실천으로서의 단식을 많이 하면 할수록 공감 및 연결 능력 또한 향상된다.

자신이 필요로 하는 것을 초월하고 자아의 끈질긴 목소리를 잠재울 수 있는 능력이 커지면 보다 큰 집단에 대한 소속감을 활용하는 능력 역시 함께 커진다.

우리가 공유하는 인간성은 생존에 필요한 공통적인 물질적 욕구 이상으로 정의된다. 사실 우리 모두는 건설적인 발자취를 세상에 남기겠다는 목적을 향한 허기를 지니고 있다. 단식은 문자 그대로의 물리적인 허기 이상의 것을 끌어낸다. 누군가가 영적인 이유나 스스로를 괴롭히는 고통의 원인을 탐구하고자 음식을 멀리할 경우 우리도 그렇게 해보고 싶어진다. 실제적인 차원에서도 강한 사람이 되었을 때 세상을 위해 좋은 일을 할 수 있는 능력이 더 커진다. 주변 사람들에게 도움이 될 기술과 자원을 제공할 기회가 더 많아지고 문제를 해결할 기회 또한 더 늘어난다. 단식은 정말 다양한 방식으로 타인과 연결되어야 한다는 인간 내부의 명령을 지원한다.

네팔과 티베트 여행을 통해, 또 개인적인 연구와 애리조나에서 만난 주술사와 단식의 경험을 통해 나는 **단식이 본질적으로 신체적이며 동시에 영적인 과정이라는 사실을 깨달았다.** 명상에 대해서든 신에 대해서든 다음에 먹을 음식에 대해서든 뭔가에 집중하게 만드는 궁극적인 원천은 뇌 속 신경 세포다. 신경 세포는 케톤을 필요로 한다. 단식을 시작하면 신경 세포는 저옥탄가의 포도당 태우기를 중단하고 새로운 고옥탄가의 지방 분자를 끌어들이기 시작한다. 뇌 속에 더 많은 불꽃이 일면서 정신이 명료해지고 에너지가 늘어난다. 대부분의 사람은 그런 영적 상태에 도달하기 위해 많은 노력이 필요하다. 대체로 과식을 하고 지친 상태에서는 영적 상태에 도달하지 못한다.

무언가를 멀리하는 즐거움

신앙을 돈독히 하고 사랑하는 사람의 죽음을 애도하고 삶의 위기에서 벗어나고 중독 상태에서 회복되고 목적을 탐색하는 등 영적 단식을 행하는 이유는 실로 다양하고 또 아주 사적이다. 누구도 정확한 이유를 설명할 수 없다. 단식의 동기는 각자의 것이다. 내가 할 수 있는 일은 영적 단식을 효과적으로 하기 위해 어떤 정신적 준비가 필요한지 힘들게 쌓은 경험을 토대로 지침을 제공해 주는 것이다.

첫째, **단식의 즐거움을 받아들여라. 영적 단식이란 말을 들은 사람들은 대개 금욕주의자를 떠올린다.** 스스로를 사회로부터 격리시키고 모든 신체적 즐거움을 박탈해 버리는 사람 말이다. 그들 상상 속의 금욕주의자는 육체적 고통이 자신의 무분별함이나 나약함을 속죄하는 데 도움이 될 거라는 희망을 품고 자기 몸을 향해 심한 채찍질을 해 댄다. 하지만 그러한 단식은 매우 구식이다. 내 방식의 단식이 아니다.(나는 스스로에게 고통을 가하고자 할 때 그냥 케일을 더 많이 먹는다.)

단식은 고통과 관련된 행위가 아니다. 그보다는 수련, 자제, 자기 계발과 관련 있다. 우리는 한계 넘어서기를 택할 수도 있다. 어떤 한계를 어떻게 넘어서라고 얘기하는 것은 내 일이 아니긴 하지만 고통이 우리가 추구하는 초월적 의식에 대한 집중을 방해한다는 것은 분명하다.

둘째, 영적 단식 중에는 하고 싶은 일은 무엇이든 할 수 있다. 섹스를 할 수도 있다. 춤을 출 수도 있다. 스스로 선택하라. 영적 인식에 계속 집중하는 한 무엇을 하든 상관없다. 중요한 것은 우리 몸이 음식 없이 지내는 것이지 즐거움 없이 지내는 것이 아니라는 점이다. 다만 탄트라 불교(힌두교의 비공인 성전 《탄트라》를 바탕으로 하는 신앙으로 성적인 욕망을 긍정하는 것이 특징이다. —편집자)와 도교에서는 성행위 중 사정이 무언가를 고갈시키는 일이라고 가르친다. 남성이라면 장기 단식 기간 중 원하는 만큼 성생활을 하길 원한다 해도 적어도 단식을 끝낼 때까지는 끝까지 가지 않는 것이 좋다. 탄트라와 도교에서의 가르침에 따르면 여성일 경우 가능한 완전히 마음껏 오르가슴을 느껴도 좋다. 과학적 연구에서 사정을 한 다음 날 남성의 테스토스테론 수치가 실제로 뚝 떨어진 것을 확인한 바 있다. 정말이지 화가 나는 일이다.

사실 나는 그런 얘기를 전혀 믿지 않았다. 관련한 글을 읽어 봤고 반증하기 위한 실험도 해 봤다. 1년 동안 사정 및 성행위 빈도를 행복도와 비교해 그래프를 그리기도 했다. 그 그래프를 초기의 한 저서에 소개해 행복은 사정을 한 다음 날 확실히 떨어진다는 사실을 보여 주기도 했다. 남성에게만 해당하는 이 현상을 나는 사정 숙취Ejaculation Hangover라 부른다. 여기에서 얻을 수 있는 교훈은 사실 미묘하다. 영적 단식(아니면 일반적인 단식)을 하고 있다는 것은 이미 자신을 몰아붙이고 있다는 의미이며 평소보다 짜증이 많이 나고 에너지도 부족해진 상태라는 뜻이다. 다음 날이면 음식을 거부할 힘도, 상사나 배우자 혹은 아이들에게 소리 지르는 걸 참을 의지도 줄어든다. 따라서 스스로가 고갈되는 상황을 원치 않게 된다. 단식을 하면서 왜 더 고통을 받아야 한단 말인가?

내 조언을 무시한 남성은 단식을 통해 평소와 다른 상태로 넘어갔으며 뇌가 케톤의 힘을 받았기 때문에 평소보다 훨씬 더 강렬한 오르가슴을 맛볼 가능성이 높다. 그러나 이튿날 아침이면 후회하게 될 것이다.

여성 역시 장기 단식 중 성행위를 통해 평소보다 훨씬 더 강렬한 오르가슴을 느낄 가능성이 높다. 남성과 여성 모두 오르가슴 중 강렬한 영적 시각을 얻을 수도 있다. 섹스와 단식은 서로 상승 작용을 할 가능성이 아주 높다.

침대 위에서 부둥켜안고 뒹굴기만 해도 단식하기가 더 쉬워질 수 있다. 사랑 및 사회적 유대감과 관련된 호르몬인 옥시토신Oxytocin 의 혈중 수치가 올라가기 때문이다. 다만 끝까지 가지는 마라. 미안한 얘기지만 자위행위도 마찬가지다. 물론 나의 이 발언이 희생을 요한다는 사실을 잘 알고 있다. 그러나 효과적인 단식을 통해 흥분감을 고조시키고 사랑하는 사람과의 연결이 더 강해지는 만큼, 엄청난 쾌락을 잠시 상실하더라도 충분한 보상을 받는 셈이다. 결국 기분이 좋아지고 활력이 증가해 더 깊이 있고 강렬한 성생활을 누릴 수 있게 되며 전반적으로 파트너와 보다 돈독한 관계를 맺게 된다.

셋째, 단식 기간 중에는 자기 판단을 피하도록 하라. 육체적 단식을 통해 신체에서는 화학적 불순물이 정화되고 영적 단식을 통해 의식에서는 스스로를 짓누르는 감정적 응어리가 정화된다. 물론 모두 쉬운 일이 아니다! 하지만 우리 모두가 정화해야 할 영적 독소를 갖고 있다. 단식을 함에 따라 얻게 되는 명료한 정신으로 스스로가 숨겼다는 사실조차 몰랐던 문제를 해결할 수도 있다. 또한 자신의 발목을 잡고 있는 문제가 본인의 성격, 기억, 동기임을 의식하게 될 수도 있다.

이런 자각은 영적인 길을 따라 더 멀리 나아갈 수 있도록 우리를 안내한다. 더불어 자신이 어떤 사람이 되고자 하는지 알 수 있게 하고 비전을 실현하도록 이끈다. 내 경험상 이러한 관찰을 기록하기 위해 일기를 쓰면 더욱 도움이 된다.

단식하는 법을 배우는 동안에는 단식을 예정보다 일찍 끝내고 후회할 수도 있다. 정기적으로 단식을 하는 사람은 누구나 단식을 이틀간 이어 가 보기로 결심한다. 하지만 동시에 마음속 어딘가에서는 일찍 단식을 끝내는 것이 아주 멋진 생각이라고 확신한다. 머릿속에 있는 자신 외의 누군가가 명령을 내리고 있는 것이다. 그의 목소리는 아주 설득력이 있어서 단식 중 쿠키를 하나 먹자는 제안이 자신의 생각이라는 착각을 일으킬 수 있다.

그 목소리에는 이름이 있다. 다름아닌 **에고**Ego다. **에고를 제압하고 초월하는 법을 배우는 것, 그것이 영적 단식의 목표다.** 몸 안에 이용 가능한 에너지가 충분히 있다는 걸 스스로 잘 아는 상태에서도 우리의 에고는 단식 때문에 굶어 죽어 가고 있다며 비명을 질러 댄다. 단식은 실제 어떤 일이 일어나고 있는지를 인지하고 직접 책임지는 능력을 기르는 데 도움이 된다. 내가 주술사의 도움을 받아 동굴 안으로 들어갔던 것처럼 자신만의 여행을 떠나는 동안에는 완벽한 사람이란 존재하지 않는다는 사실을 명심하라. 변화하기 위해 노력할 때마다 성공하는 사람은 없다. 그저 여행에 나서고 적극적으로 참여하는 정도면 충분하다.

가끔 쿠키를 먹는 것 역시 그렇기에 괜찮다.

산소에 걸려 넘어지다

단식을 하는 데 도움을 줄 네 번째 중요한 지침은 다음과 같다. 영적인 측면에 집중을 하든 그렇지 않든 단식에 호흡 운동을 추가하면 불에 더 많은 산소를 공급하는 것과 같은 상황이 된다. 케토시스 상태일 때나 설탕을 태우고 있을 때나 신체는 공기와 음식을 결합해 전자를 생성함으로써 에너지를 만든다. 호흡 방식을 바꿀 경우 쾅! 산소를 추가해 신진대사 속도를 높일 수 있다. 더 적은 음식 **그리고** 더 적은 산소로도 번성할 수 있을 만큼 강한 세포를 만들기 위한 체계를 구축할 수도 있다. 체내 상황의 다양한 부분을 수정할 수 있는 것이다. 단식의 힘 덕에 지방을 태우는 몸으로 변화했을 때처럼 말이다. 음식을 적게 섭취하면 더 많은 공기를 몸 안에 전달할 수 있고 에너지 비축량이 풍부한 상태를 유지할 수 있다. 몸은 늘 능식의 균형을 유지하려 애쓴다. 결국 서산소 상태로 음식을 풍부하게 섭취하면서 목표를 달성할 수도 있고, 고산소 상태로 음식을 적게 섭취하면서 목표를 달성할 수도 있다. 모든 건 변수를 어떻게 다루느냐에 달려 있다.

영적인 수련을 하느라 체내에 더 많은 산소를 조달하면 갑자기 모든 것이 변한다. 단식 중의 호흡 절제는 많은 종교와 명상에서 적용되는 방식이다. 한 가지 예가 힌두교 수련에서 적용하고 있는 프라나야마Pranayama 호흡법이다. 프라나야마는 고대 산스크리트어에서 온 말로 문자 그대로 번역하면 '호흡 운동' 정도로 표현할 수 있다. 나는 몇 년 전 아내를 만난 직후에 이 수련법을 알게 됐다. 당시 아내가 "요가를 시작해 보지 그래요."라고 말한 것이 계기가 됐다. 나는 아내의 조언을 받아들였고 곧 대부분의 요가 수업이 프라나야마 호흡 수련으로 끝난다는 사실을 알게 됐다. 한쪽 콧구멍을 막고 호흡한 뒤 그다음에는 다른 쪽 콧구멍을 막아 지시받은 대로 호흡하는 등 매우 단순해 보였다.

그런데 수련을 마치고 나면 몸 상태가 정말 놀랄 정도로 달라져 있었다. 의식이 얼마나 유연한지를 확인할 수 있는 큰 발견이었다.

호흡법이 엄청나게 다양하고 복잡하다는 사실도 그때 처음 알았다. 우리는 대개 심호흡이 건강에 좋고 긴장을 풀어 주는 유용한 호흡이라고 믿는다. 단지 딱 한 가지 문제가 있다. 심호흡을 많이 하고 호흡 수를 늘리면 몸 안의 이산화탄소 양이 줄어든다. 체내에는 이산화탄소 양만큼의 산소만 존재할 수 있다. 과호흡 증세가 일어났을 때 어지럼증을 느끼는 이유다. 실제로 너무 깊거나 빠른 호흡을 하면 뇌 속 혈류가 줄어든다. 따라서 고대의 호흡법은 대개 느린 호흡에 집중되어 있다. **기본적으로 호흡을 줄인다. 보다 깊은 호흡이 아닌 보다 느린 호흡을 하는 것이다.**

횡격막으로 느린 숨이 들어가면 말초 신경계 안에서 가장 긴 신경인 미주신경이 자극을 받는다. 미주신경은 뇌와 심장과 간을 연결하는 필수적인 통신용 고속도로다. 미주신경을 따라 전달되는 메시지는 언어, 소화, 체온에 이르는 모든 걸 조절한다. 미주신경의 가장 중요한 역할 중 하나는 혈압 조절이다. 혈압이 너무 높으면 미주신경이 온몸에 신호를 보내 심장 박동 수를 낮추고, 스트레스와 불안과 분노를 줄여 안정감을 되찾게 한다. 횡격막 호흡 또는 심호흡을 통해 미주신경을 자극하면 성공적인 단식을 방해할 수 있는 잠재적 장애물이 제거된다. 설사 적극적으로 영적인 상태를 추구하지 않는다 해도 불안감을 느끼면서 단식을 즐기긴 힘들 것이다.

천천히 숨을 들이마신 뒤 아주 길게 천천히 내쉬기를 반복하면 안정감을 느낄 수 있다. 각 호흡 주기(들이마시기)가 시작될 때 교감신경계는 심장 박동 수를 조금 높인다. 숨을 길게 내쉬는 동안 미주신경은 정말 놀라운 일을 한다. 순간적이고 일시적인 공포를 무시하라는 메시지를 보내는 것이다. 미주신경은 신경전달물질 아세틸콜린Acetylcholine을 분비함으로써 심장 박동 수를 떨어뜨린다. 숨을 길게 내쉬면 미주신경 기능이 향상되고 스트레스 수준이 낮아지며 인지 능력이 좋아진다. 네덜란드 라이덴 대학교의 심리학 교수 로데릭 게릿센Roderik Gerritsen과 귀도 반트Guido Band는 한 가지 생물리학 모델을 개발했는데 그들의 연구 결과는 미주신경의 반응이 요가와 명상을 통한 희열 및 초자연적 효과와 직접 관련이 있음을 시사한다.[1] 이 통찰은 단식을 위한 또 다른 바이오해킹을 제시한다. 배가 고플 때 몇 자례 천천히 싶은 숨을 횡격막까지 들이마셔라. 이는 몸에 진정하라는 신호를 보내게 될 것이다.

영적 단식과 병행할 수 있는 또 다른 형태의 호흡법은 홀로트로픽 호흡법Holotropic Breathing이다. 이는 의식 수준을 높이기 위해 몸을 통제하는 기법으로 체코의 정신과 의사 스타니슬라브 그로프Stanislav Grof가 약물 없이도 환각제인 LSD와 비슷한 효과를 내기 위해 개발한 것이다. 그로프는 영적 깨달음을 추구하는 데 치유의 기술을 사용하는 자아 초월 심리학Transpersonal Psychology의 아버지로 널리 알려져 있다.

처음 그 심리학 기법들을 시도했을 때 나는 폐로 들어가는 공기의 흐름을 조정하는 것만으로 현실에 대한 인식이 얼마나 크게 변할 수 있는지를 체험하고 충격을 받았다. 홀로트로픽 호흡법은 짧은 시간 동안 아주 빠르고 깊은 호흡을 하면서 몸이 더 쉽게 치유될 수 있는 상태가 되도록 변화시킨다. 이 호흡법을 쓰기 위해 단식을 할 필요는 없다. 하지만 단식을 한 상태거나 식이요법을 통해 케톤을 공급한 상태라면 더 효과적이다.

그로프의 도움을 받아 홀로트로픽 호흡을 하면서[2] 나는 몇 가지 엄청난 경험을 했다. 내 의식이 몸을 떠나 전생 같은 무언가를 보았다. 전생을 믿는 사람은 이런 말을 한다. 전생을 경험할 때 처음 보게 되는 건 자신의 두 발이라고. 캘리포니아주 팰로앨토의 한 낡은 호텔(지금은 아파트로 바뀐) 매트 위에 누워, 나는 두 손과 두 발이 얼얼해질 때까지 호흡을 했다. 그러다 갑자기 내 두 발이 내 발이 아니지만 동시에 내 일부라는 걸 알게 됐다. 나는 주변을 둘러보았고 약 600년 전의 삶의 강렬한 환영을 보았다. 그 환영 속에서 낯선 발의 주인공인 남자는 한 가지 후회를 안고 죽었다. 자기 제자 중 한 명이 훈련을 끝내지 못했다는 것이었다.

홀로트로픽 호흡이 끝난 뒤 나는 그 제자가 현생에서 알고 지내는 누군가라는 사실을 깨닫고 멍하니 앉아 있었다. 말도 안 된다는 생각이 들었지만 나는 머뭇거리며 그 사람에게 말했다. "전생에 대해 아주 묘한 환상을 봤는데 그 속에서 네가 내 제자였어. 끝내기도 전에 떠나 버려서 미안해." 내 친구는 머리를 한 대 맞은 것처럼 충격받았고 곧이어 엄청난 슬픔을 쏟아 냈다. 내 환상은 친구의 과거와 관련된 아주 사적인 기억과 연결되어 있었다. 그 친구가 내게 털어놓은 적도 없는 그런 기억과 말이다.

달리 설명할 길이 없다. 저산소 상태 Hypoxic State 가 만들어 낸 환영이라고 볼 수밖에 없다. **그런데 환영처럼 느껴지지 않았다.** 내가 본 내용을 요약한 두 문장이 다른 사람에게 그토록 격한 반응을 일으킨 이유가 뭔지 모르겠다. 지금까지도 여전히 어리둥절하지만 나는 그 환영이 실제일 가능성이 더 크다고 믿으려 한다.

사실 나는 아야와스카 의식보다는 홀로트로픽 호흡을 통해 더 많은 것을 봤다. 우리 모두 그런 경험을 할 수 있다. 혼자 연습하는 사람도 있지만 심약한 사람에게는 적합하지 않다. 영적이고 명상적인 단식을 할 때 홀로트로픽 호흡법 전문가를 찾아가 이 호흡을 시도해 볼 것을 권한다. 후회하지 않을 것이다. 약물 없이 위험성도 없이 건강을 증진하는 활동을 하면서 동시에 수련할 수 있다. 이 호흡법은 스스로가 움직이는 근육 덩어리를 훨씬 뛰어넘는 존재라는 점을 상기시켜 준다.

시도해 볼 수 있는 다른 호흡법도 많다. 이들은 대부분 단식과 함께 할 때 더 효과적이다. 윔 호프Wim Hof라는 네덜란드 익스트림 스포츠 선수가 개발한 윔 호프 호흡법은 음식을 먹은 상태에서든 먹지 않은 상태에서든 찬물 샤워나 얼음 목욕을 자유자재로 할 수 있는 초능력을 선사한다. 많은 인기를 끌고 있는 '삶의 예술'Art of Living 기법도 있다. 이 기법은 요가 호흡과 복식 호흡에 집중한다. 나는 이사를 하고 아이를 낳았던 시기에 5년간 매일 아침 운동을 끝내기 전 이 삶의 예술 호흡법을 실천했다. 현재 매일 4000만 명이 이 호흡법을 수련하는 것으로 추산된다.

여지껏 살펴본 **강력한 호흡법은 전부 단식과 함께 수련할 경우 훨씬 더 큰 효과를 나타낸다. 단식을 하면 신진대사가 더 힘차게 진행된다. 그리고 그 힘이 갖고 있는 잠재력을 다 발휘하려면 산소가 필요하다.** 영적 단식을 할 경우 특히 단식을 이제 막 시작하려는 사람에게 추천하는 호흡법은 세계적으로 유명한 통합 의학 의사 앤드류 웨일Andrew Weil 박사가 개발한 방법이다. 단순하고 쉽다. 그의 호흡법은 4-7-8 호흡법4-7-8 Technique이라 불리며 하는 법도 이름만큼이나 간단하다. 4초 동안 코로 숨을 들이마시고 7초 동안 숨을 참아라. 그런 다음 8까지 세며 숨을 내쉬어라. 이때 폐에서 공기를 다 내보내고 동시에 들릴 만큼 크게 "퓨~" 하는 소리를 내라. 이 사이클을 연이어 네 번, 하루에 두 차례 반복한다. 단식 중이라면 반복 횟수를 열두 번까지 늘릴 수 있다. 웨일 박사는 4-7-8 호흡법이 수면에 탁월하다는 사실도 알아냈다. 단식 기간 중에는 갈망과 불안감을 줄여 주며 감정 기복을 통제하는 데 도움을 준다.

모두가 기본적인 호흡 방법을 알고 있어야 한다. 호흡에는 몸을 진정시키고 정신과 에너지를 집중시키는 효과가 있다. 호흡을 통달해 그 효과를 보기 위해서는 어느 정도의 시간과 훈련이 필요하다. 앞서 말했듯 영적 상태에 도달하는 건 쉬운 일이 아니다. 먼저 단식하는 법을 배워라. 그다음 호흡법을 배워라. 영적인 충만함은 저절로 따라올 것이다.

흔히 영적 에너지와 생물학적 에너지가 별개의 것이라고 여긴다. 전자는 주관적이고 개인적이며, 후자는 객관적이고 (어느 정도는 신비롭지만) 완전히 '현실적'이다. 그러나 그런 구분은 인위적인 것이며 우리가 단순히 근육을 지닌 로봇이라는 생각만큼이나 오해의 소지가 있다.

체내에는 분산되어 존재하는 엄청난 수의 운영 요원이 있다. 따라서 우리 뇌는 모든 세포에게 할 일을 직접 명령할 필요가 없다. 세포는 독립적으로 자신의 일을 하며 자신이 한 일과 하지 않은 일을 전자 형태로 보고한다. 생물학 교재에 따르면 세포가 보내는 신호는 펩타이드와 호르몬 같은 분자가 전류 또는 자류Magnetic Current(자기 회로를 통하는 자기의 흐름—옮긴이)를 따라 움직임으로써 전달된다. 당신이 어떤 용어를 선호하든 관계없이, 우리의 내부 통신 체계는 기본적으로 전자를 움직이는 방식으로 기능한다. 의식에 도달한 신호는 심하게 가공되고 많은 세포(묵묵히 자신의 일을 할 뿐 자신이 이룬 작은 성과에 대한 얘기는 하지 않는)에 의해 여과된 상태다.

홀로트로픽 호흡법을 통해 저산소증 상태를 경험하는 것과 마찬가지로 뇌가 산소 부족을 겪게 될 경우 갑자기, 종종 환각 상태에서 체내의 모든 활동을 의식하게 된다. 뇌세포는 선택적이고도 우아하게 할 일 목록에서 가장 덜 시급한 일을 쳐 내기 시작한다. 몸 전체의 미토콘드리아는 음식으로 에너지를 만들기엔 산소가 부족하다는 사실을 깨닫게 되고, 세포는 시급하지 않은 소화와 해독 같은 일을 줄여 나간다. 우리는 구체적으로 어떤 변화가 일어나고 있는지 모르지만 그 효과는 분명 느낄 수 있다. 몸이 내부 활동을 줄이고 있기 때문에 마음이 느긋해진다. 또한 보존된 에너지가 대거 뇌로 향하면서 우리의 생존이 확실해진다. 정신이 덜 산만해지고 변화된 상태에 보다 쉽게 적응할 수 있게 된다. 저산소 상태에서는 환영이 보이지만 기본적으로 뇌에는 환영을 유지할 만한 에너지가 없다.

우리는 이제 영적인 단식을 하는 데 필요한 기본적인 도구와 기본적인 지식을 갖추었다. 이제 음식을 조절하고, 성생활을 조절하고, 호흡을 조절하는 그 모든 일을 두려움과 고통이 아닌 경이로움과 황홀함 속에서 수행하라. 그러기 위해서는 시간이 걸린다는 사실을 잊지 마라. 단식을 전혀 해 본 적이 없는 초보자라면 배고픔을 극복해 나가느라 힘든 시간을 보내게 될 것이다. 내가 동굴 안에서 힘든 시간을 보냈듯이 말이다. 우리의 마음은 이리저리 뛰어다니며 외칠 것이다. "나는 죽게 될 거야. 나는 죽게 될 거야. 점심엔 뭐 먹을 거야? **점심엔 뭐 먹을 거야?**"

영적인 단식을 하기 전에 몇 차례 간헐적 단식을 시도해보길 권한다. 산만한 마음을 제자리에 돌려놓고 나면 승리감을 맛보게 될 것이다. 그다음 더 오랜 영적 단식을 할 준비가 끝나면 더 심오한 경험에 필요한 훈련을 하게 될 것이다. 음식을 소화하는 데 쓰이던 모든 생명 에너지가 이제는 보다 큰 목적을 위해 쓰이게 된다.

ː **만물과 하나가 되어라**

나는 특정 종교를 믿지는 않지만 그간 영적 탐구를 많이 해 왔다. 꾸준히 명상을 하고 여러 종교 의식에 참여했다. 캘리포니아에 포 윈즈 소사이어티 Four Winds Society (의학과 주술적 힘을 결합해 독자적인 연구를 진행하는 단체—편집자)를 설립한 알베르토 빌롤도 Alberto Villoldo 의 도움을 받아 기본적인 주술사 훈련도 받았다. 자녀를 낳은 후로는 영적인 의식을 가족 의식에 포함시켰다. 우리 가족은 매일 명상 연습을 하고 음식을 먹기 전에 감사 의식을 치른다. 하루 내지 이틀 동안 단식을 하면 땅콩버터 샌드위치를 먹을 때보다 영적인 경험을 더 많이 하게 되리라는 걸 믿어 의심치 않는다. 어쩌면 우리는 세상에 대해 보다 생생한 경험을 하게 될 수도 있고 그 경험이 예상했던 것보다 더 생생할 수도 있다.

내 친구 크리스를 기억하는가? 음식을 박탈당하고 나서 3킬로미터

밖에서도 치즈 버거 냄새를 맡을 수 있게 됐다는 군인 친구 말이다. 나는 그의 말이 과장이 아니라는 걸 안다. 나 역시 동굴 안에서, 이후 다른 단식을 하면서 아주 비슷한 경험을 했기 때문이다.

한참 열심히 단식 중일 때 숲으로 가서 주변을 관찰해 보라. 모든 것이 우리의 기억과는 다른 색을 띨 것이다. 나무에 달린 잎들은 믿을 수 없을 정도로 선명한 초록색이다. 우리의 감각이 활짝 열려 있음을 실감할 수 있다. 우리는 대부분의 시간 동안 감각을 부분적으로 차단한다. 감각이 제공하는 모든 정보를 필요로 하지 않기 때문이다. 우리는 이미 필요 이상의 음식, 필요 이상의 정보, 필요 이상의 오락 거리를 갖고 있다. 영적인 단식을 하고 자연 속에서 시간을 보내면 온 세상이 이전과는 다른 장소가 된다.

전설의 샹그릴라Shangri-la가 있다고 여겨지는 티베트의 외진 계곡으로 여행을 떠난 탐험가들의 이야기가 생각난다. 그곳에는 아주 소수의 외부인만이 출입할 수 있었다. 탐험가들은 많은 여행을 한 뒤에 비로소 현지 가이드로부터 어디로 가야 하는지 안내해 주겠다는 허락을 받았다. 그런데 탐험가 중에 의심이 많은 사람이 하나 있었다. 솔직히 말해 재수 없는 남자였다. 마침내 신성한 장소에 도착했을 때 그 의심 많은 남자는 주변을 돌아보며 코웃음 쳤다. "여긴 그냥 산꼭대기구만. 여기선 아무것도 안 보이는데 뭐." 그들을 안내했던 현지 티베트 승려는 미소 지으며 답했다. "네, 안 보이겠죠." 반면에 다른 탐험가들은 초월적인 경험을 했다. 우리는 단식을 참고 견뎌야 하는 힘든 일로 만들 수도 있고 더 큰 무언가로 향하는 관문으로 삼을 수도 있다.

단식을 하면 세상에 대한 인식이 변한다. 거의 모든 영적 행위와 종교에 단식이 자리 잡고 있는 이유다. 이슬람교 전통에서 단식은 이슬람교의 5대 기둥 중 하나다. 매년 열리는 라마단 축제는 영적으로 아주 중대한 이정표이며 그 초석 역시 단식이다. 이 영적인 성찰과 헌신의 기간 중에는 매일 해뜰녘부터 해질녘까지 단식이 진행된다. 무슬림은 물조차 마시지 않는 마른 단식을 한다. 이로써 불순물로부터 영혼이 정화되고 더 큰 자기 훈련과 희생이 가능해진다고 믿는다. 라마단 기간에는 매일 아침 동트기 전 가벼운 식사를 한다. 적잖은 무슬림이 방탄커피가 그 식사에서 큰 부분을 차지한다고 말했다. 매일 저녁에는 전통적으로 대추를 먹으면서 단식을 끝내고 곧이어 보다 푸짐한 식사를 한다.

선불교(달마의 선에 의해 불도를 터득하는 종파—옮긴이)에서 단식은 고급 명상 중에 도달하게 되는 삼매 상태와 같이 변화된 상태에 도달하기 위해 꼭 필요한 의식이다. 내가 설립한 기업인 포티 이어스 오브 젠 40 Years of Zen에서는 뉴로피드백Neurofeedback (뇌파를 이용한 바이오피드백 기법 중 하나—옮긴이) 기법을 이용하는 고급 명상을 제공한다. 덕분에 나는 단식을 하면서 동시에 뉴로피드백 기법을 사용해 봤고 나 자신이 그야말로 만물과 하나가 되는 상태에 도달했다. 더 나은 표현은 찾지 못하겠다. 바보 같은 소리라는 생각이 드는가? 한 선사가 핫도그를 사러 가서 "모든 걸 넣은 걸로 주세요."Make me one with everything. ('나와 만물이 하나가 되게 해 주세요.'라고도 해석할 수 있다.—편집자)라고 말했다는 우스갯소리도 있다. 나는 그 상태를 직접 체험했다.

뇌파를 조정하느라 뇌를 극한까지 밀어붙이며 2시간 가까이 힘든 씨름을 했다. 나는 지칠 대로 지쳤다. 그러다 갑자기 내 두 팔이 사라졌다. 두 팔이 마비됐다는 게 아니라…… 정말 사라져 버렸다. 무섭지도 않았고 고통스럽지도 않았다. 그저 신기했다. 그 느낌은 두 팔에서 몸통으로 다시 두 다리로 퍼졌고 불현듯 나는 내게 몸이 전혀 없다는 걸 깨달았다. **나는 나의 몸이 해체됐다고 생각했다. 오늘날까지도 나는 내 물리적 자아가 사방팔방으로 흩어질 때의 그 느낌을 기억한다.** 포티 이어스 오브 젠의 내부 연구에 따르면 지금까지 뉴로피드백 기법을 사용한 사람의 약 80퍼센트가 초월적 경험을 했다고 한다. 우리는 그들이 더 많은 경험을 할 수 있도록 단식 대신 C8 MCT 오일을 제공한다.

그때 내가 C8 MCT 오일을 조금 먹었더라면 초기의 베타 테스트 경험이 훨씬 더 심오해졌을까? 솔직히 말하자면 그랬을 것 같다. 추구해야 할 보다 높은 상태는 늘 있는 법이나. 만년 당시 배 속에 피사를 잔뜩 집어넣었다면 아마 그런 경험은 하지 못했을 것이다.

힌두교에는 **5대 서약**Vratas이라고 알려진 관행이 있는데 그 속에는 완전한 단식과 부분적인 단식이 포함된다. 믿는 신이 다르면 단식하는 날도 달라진다. 예를 들어 시바Shiva 신은 월요일 단식을 요구하지만 비슈누Vishnu 신의 단식은 목요일에 이루어진다. 한편 유대교와 기독교의 경전인 《성경》 중 〈신명기〉에 따르면 모세는 40일간 단식을 했다. 〈사무엘서〉 내용을 빌면 다윗 왕은 한 아이의 생명을 구해 달라고 하나님께 빌기 위해 단식을 했다. 구약 중 〈에레미야서〉와 〈요엘서〉에 나와 있듯 재난과 불의의 시기에도 금식이 선포됐다. 특정 왕국에서는 격분할 만한 일에 사람들의 관심을 끄는 수단으로 그런 일이 매우 자주 일어났다. 단식을 통해 사람들의 의견이 전달되는 경우였다. 성경 〈시편〉 35편에서 다윗 왕은 이렇게 선언했다. "금식하여 내 영혼을 괴롭게 하였더니 내 기도가 내 품으로 돌아왔도다."

성경 속 단식에는 두 가지 원형이 나타나 있다. 그중 하나는 '완전한' 단식으로 사흘간 음식과 물을 먹지 않는 방식이다. 다른 하나는 '초자연적으로 완전한' 단식으로 40일간 음식과 물을 먹지 않는 방식이다.(40일간 음식과 물을 전혀 먹지 않은 현대인이 있다는 기록은 없으므로 확실히 초자연적인 단식이다.) 모세는 그런 단식을 두 번 했다. 그중 한 번의 단식으로 이스라엘 민족을 떠나 시나이산 꼭대기에 이르러 신에게 가까이 갔다. 그는 석판 두 장에 새겨진 십계명을 가지고 돌아왔다.

〈출애굽기〉에는 이런 글이 나온다. "모세가 여호와와 함께 사십 일 사십 야를 거기 있으면서 떡도 먹지 아니하였고 물도 마시지 아니하였으며 여호와께서는 언약의 말씀 곧 십계명을 그 판들에 기록하셨더라."

성경에서는 부분적인 단식 스타일인 다니엘 단식Daniel Fast에 대해서도 언급한다. 일정 기간 동안 특정 음식을 먹지 않는 것이다. 신약의 〈다니엘서〉에는 다니엘이 3주 동안 채소만 먹고 각종 즙, 육류, 와인은 멀리한 채 살았다는 구절이 나온다. 그동안 심지어 얼굴에 올리브 기름도 바르지 않았다.

애도 기간과 겹쳤던 단식이 끝났을 때 그는 한 남자의 환영을 보았다. "또 그의 몸은 황옥 같고 그의 얼굴은 번갯빛 같고 그의 눈은 횃불 같고 그의 팔과 발은 빛난 놋과 같고 그의 말소리는 무리의 소리와 같더라." 당시 다니엘은 한 무리의 남성들과 함께 지금의 이라크에 있는 티그리스강둑에 서 있었다. 다른 사람은 그의 환영을 보지 못했다. 불타오르는 남자는 다니엘이 단식을 한 덕에 "네가 이 일을 깨달으려고 하나님 앞에서 스스로 겸손하여지기로 결심한 그 첫날부터, 하나님은 네가 간구하는 말을 들으셨다."라고 말했다. 다니엘이 티그리스 강가에서 본 그 환영을 어떻게 해석하든 단식과 계시가 수천 년간 서로 밀접한 관련이 있었다는 데에는 의문의 여지가 없다.

오늘날 유대인은 매년 속죄일에 단식을 한다. 서로 용서를 구하고 용서를 해 주며 새해의 자기 계발 계획을 짜면서 영적 정화 및 육체적 정화를 하는 날이다. 단식은 로마 가톨릭 교회 및 동방 정교회에서 매년 사순절 때 행하는 전통 중 하나이기도 하다. 현대에 사순절을 지키는 사람은 금요일에 육류 섭취를 삼가고 그 밖의 다른 음식도 평소보다 간소하게 먹는다. 그러나 본디 사순절 단식은 훨씬 더 강도가 높았다. 40일간 밤낮으로 계속됐던 이른바 '검은 단식'은 한때 하루 한 끼만, 그것도 일몰 이후에나 음식을 먹는 방식이었다. 육류, 유제품, 날걀, 주류는 완전히 금지됐다. 사순절의 마지막 주에는 훨씬 더 엄격해져 소금, 빵, 허브, 물만 허용됐다.

12세기의 유명한 베네딕트회 수녀원장이자 작곡가이며 철학자이자 신비주의자였던 힐데가르트 폰 빙엔Hildegard von Bingen은 중세 교회 단식의 아름답고 영적인 걸작을 만들어 냈다. 그녀의 단식은 호흡 조절과 명상 기간으로 시작해 종종 6일에서 12일간 계속됐으며, 통합 및 균형 감각을 기르는 데 목적을 두었다. 그녀가 고안한 영적 단식의 구성 요소는 주로 휴식, 명상, 기도와 일기를 통해 영성을 탐구하는 규칙적인 일상, 간헐적인 고독, 자연에서 보내는 시간이었다. 그녀는 아주 예리한 자연 관찰자로 식물, 동물, 지역 지질학의 특징 등과 관련한 영향력 있는 책들을 썼다. 시대를 훨씬 앞선 인물이었던 것이다!

그녀의 단식법에도 한 가지 불만은 있다. 힐데가르트는 몇몇 단식 기간 중 사골 육수를 허용했다. 나는 단식 중에 사골 육수는 먹지 않으려

한다. 단백질이 포함되어 단식에 지장을 주기 때문이다. 그러나 800년 도 더 전에 있었던 일이니 이쯤 해 두겠다.

엄격했던 사순절 단식은 14세기에 들어 가톨릭 교회가 단식 규율을 완화하면서 변화하기 시작했다. 이후 종교적 단식 관행은 진화를 계속해 왔다. 그러나 단식을 진행함에 있어 원칙을 바르게 준수하는 일이 중요하다는 점에는 변함이 없다. 오늘날 많은 가톨릭 신자는 성금요일과 재의 수요일에 여전히 검은 단식을 하고 있는데 이는 기본적으로 OMAD 단식, 즉 하루 한 끼 단식에 단백질 단식을 결합한 것이다. **영적 성장을 위한 단식 관행은 최근 주류 종교 집단 사이에서 인기를 얻고 있다.** 미국 최대의 기독교 교회 중 하나인 캘리포니아 남부의 새들백 메가처치 Megachurch(기업화된 초대형 교회—옮긴이)는 다니엘 계획 Daniel Plan을 만들어 냈다. 성경 속 인물 다니엘이 선택한 음식을 토대로 만든 일련의 식이요법 지침이다. 영적인 단식은 이 계획의 핵심 요소다. 나는 이 단식 계획을 특히 좋아한다. 만성 질환 전문가이자 내 오랜 친구인 마크 하이먼 Mark Hyman 박사가 다니엘 계획의 개발에 핵심적인 역할을 했다.

⋮ 가장 위대한 단식

영적인 단식을 하다 보면 굉장히 특이하고도 예상치 못했던 곳에 도달하게 된다. 예를 들어 성경에 나오는 다니엘은 두 눈이 활활 타는 듯한 남자를 보았다. 빙엔의 힐데가르트는 한 여성의 배에서 삐져나온 비늘

투성이 괴물을 보았다.[3] 나는 사람을 죽이려 드는 사나운 퓨마의 환영을 목격했다. 이후에도 뭐라 설명할 수 없는 영역과 연결되는 단식을 할 때 신비롭고도 영감을 주는 또 다른 경험을 했다. 그 결과 내면의 회복력과 확실성이 커졌고 보다 큰 목적의식을 갖게 됐다. 단식이 우리를 어디로 이끌지 누가 알겠는가? 다만, 특히 48시간 이상 단식을 할 경우 새로운 차원에 근접하게 될 수도 있음은 알아 둬라. 같은 기간 동안 단식을 함과 동시에 정상적으로 일을 하며 생활할 수도 있다.

인생의 장애물을 더 많이 제거할수록 영적인 경험 역시 더 풍부해질 것이다. 때로 영적인 단식은 음식뿐 아니라 물질 세계의 방해물과 결별하는 활동이 된다. 명상을 목적으로 단식을 할 경우 대개는 의도적으로 극히 바쁜 때를 피해 일정을 잡는다. 속도를 낮추고 방해물을 피해 신중히 움직인다. 멀리하며 지내는 대상을 추가하는 것이다. 온건한 수준의 도파민 단식을 하는 셈인데, 이 자극 축소 계획의 개념을 만든 사람은 캘리포니아 주립대학교 샌프란시스코 캠퍼스 교수인 내 친구 캐머런 세파다.

수천 년간 전통적인 종교는 음식 이외의 것을 멀리하며 지내는 행위의 가치를 잘 이해하고 있었다. 예를 들어 속죄일 기간 중에 유대인은 몸에 가죽을 걸치거나 향수를 뿌리거나 목욕을 하거나 성행위를 할 수 없다. 사순절과 라마단 기간 역시 물질적인 기쁨과 손쉽게 얻는 쾌락을 멀리하는 기간이다. 안식일 또한 똑같은 개념을 일주일 기준으로 구현한다. 일부 지역에서 일요일에 술집 문을 열지 않는 것도 바로 이 때문이다.

이런 형태의 단식을 '방종에 대한 단식'이라 부르기도 한다. 음식에 대한 단식이 수반되든 그렇지 않든 모두 영적인 연결을 더 공고히 하기 위한 시도다. 이 기간 중에는 쇼핑이나 일을 하는 데 쓰는 시간을 줄이고 휴대폰을 들여다보는 대신 자연 속에서 시간을 보낸다. **무언가를 멀리하는 것은 영적 단식의 핵심이다. 이는 세속적인 방해물에 대한 부담을 덜고 보다 깊은 이해에 대한 가능성을 연다.** 또한 자신을 보다 큰 힘과 연결하며 **우리가 우주와 어떤 관계를 맺고 있는지에 대해 새로운 인식을 갖게 한다.**

지금까지 뭔가를 멀리하며 지내는 매우 다양한 형태의 단식을 살펴봤다. 가장 힘든 형태의 단식은 아마 내가 오늘까지도 애써 수련하고 있는 단식일 것이다. 나는 이 단식을 고수하려고 애써 왔지만 늘 성공하지는 못한다. 그건 바로 **증오에 대한 단식** Fasting from Hate 이다.

누구에게도 무엇에게도 증오를 품지 않고 하루를 지내 보도록 하라. 단식 도중 무심코 무언가를 집어 먹지 않는 것보다 훨씬 더 힘들 것이다. 인간의 생존에 깊이 관여하며 F로 시작하는 네 가지 단어를 기억하는가? 첫 번째 단어는 두려움이었다. 증오는 원시 동물 시절에서 비롯된 마음이 위협 대상이라고 여기는 무언가로부터 도망칠 수 없고, 숨을 수 없고, 죽일 수조차 없을 때 갖게 되는 정서다.

증오는 오늘날 전 세계 수많은 문제의 뿌리이기도 하다. 증오 때문에 우리는 투표소 안에서 또 소셜 미디어에서 분열된다. 증오는 무언가가 절대적이라고 생각하게 함으로써 마음을 죽인다. 또한 경제적 기회, 의료, 교육, 정의 격차의 근원이다. 증오는 가정과 우정까지도 산산이 흩어 놓는다. **하루 동안 증오를 단식하기로 마음먹는다면 역설적이게도 증오가 어디에나 존재한다는 충격적인 진실을 깨닫게 될 것이다.** 소셜 미디어는 감정이 순간적으로 폭발할 때 나타나는 증오를 기억하게 하고 온라인에서 다른 사람을 쉽게 미워하게 만든다. 포크를 하루 동안 내려놓기로 결심하든 증오를 하루 동안 포기하기로 다짐하든 그 결심은 이미 해방과 자기 계발과 자아 실현의 길로 한 발 내디딘 것이다.

중요한 점은 각기 다른 종류의 단식이 모두 서로의 지원군이라는 것이다. 증오를 단식하는 데 성공한다면 설사 절대 먹지 않겠다고 다짐했던 쿠키를 먹었다 해도 스스로를 더 관대하게 대할 수 있다. 앞으로 용서를 향한 여정에 나서게 될 텐데 용서는 모든 주요 종교와 영적 제도의 핵심 요소 중 하나다.

이것이 바로 다양한 단식을 통한 도전이자 위대한 가능성이다. 모든 형태의 단식은 스스로에 대한 비판이나 판단을 줄이는 법을 가르쳐 준다. 스스로를 변화시키라. 주변 사람을 변화시키라. 그리고 세상을 변화시키라.

제 8 장

신체 미세 조정을 돕는
보충제

비록 나흘 동안이긴 했지만 나는 비전 퀘스트 기간 중 현대판 원시인처럼 살았다. 이렇게 된 김에 정신을 가다듬고 아예 원시인처럼 행동하기로 마음먹었다. 한밤중 내 머릿속에 찾아오는 퓨마는 여전히 공포의 대상이었다. 모든 감각이 고도의 경계 태세에 들어섰다. 진짜 퓨마에게 잡아먹힐 때까지 가만히 앉아 기다리는 대신 나는 선선한 밤에 과감히 밖으로 나가 동굴 입구에 덤불을 쌓아올렸다. 일부 토착 문화권에서 야생 동물의 접근을 막기 위해 그러한 자연 경보 장치를 이용해 왔다는 걸 알고 있었기 때문이다. 내 조그만 주머니칼은 스스로를 지키는 데 아무 도움도 안 된다는 것을 깨달은 순간 그 의미를 잃었다.

솔직히 말해서 비단 단식과 고독만이 내 머릿속을 어지럽힌 **전부는** 아니었다. 소노라 사막에는 정말 맹수가 있었고 그 동물 중 일부는 인

간을 시체로 만들고 내버려 까마귀와 독수리들이 깨끗이 먹어 치우게
할 수 있을 만큼 사나웠다. 그러나 나는 애리조나 사막과 비슷한 외딴
곳으로 배낭 여행을 다니며 자랐다. 주변에 있는 그 어떤 동물도 몸집
이 그리 크지 않다는 사실을 알고 있었다. 몸집이 작으면 궁지에 몰려
어쩔 수 없이 싸워야 할 때를 제외하곤 절대 인간과 싸우려 들지 않는
다. 나를 적당한 먹이로 생각할 만큼 어리석은 퓨마는 없을 것이다. 곰
이 있다 해도 작고 온순한 흑곰이지 크고 사나운 회색 곰은 아닐 것이
었다.

하지만 **두려움은 무언가를 알고 있는 상태여도 개의치 않는다. 이
감정은 아는 바가 아니라 느끼는 바를 토대로 자신의 세를 키우며 그
느낌을 이용해 합리적인 뇌를 압도한다.** 이제 사람들은 더 이상 육식
동물을 두려워하지 않지만(진지하게 묻겠는데, 마지막으로 뭔가에 잡아먹
힐까 봐 두려워한 게 대체 언제인가?) 우리는 여전히 조상의 두려움이 남
긴 흔적을 상대해야 한다. 진화의 흔적은 갈망의 대상이 되는 충분한
음식, 인간관계, 다른 위안거리를 확보하지 못할 거라는 두려움에 빠지
기 쉽게 만든다. 임박한 굶주림에 대한 감각과 퓨마가 나를 공격할 거
라는 망상은 정확히 같은 곳에서 나온 것이다. 풍요로운 오늘날의 세계
에서는 원시적인 두려움과 오늘날의 끝없는 방종 사이에 생기는 단절
때문에 심각한 기능 장애 상태에 빠질 수도 있다.

다행히 그 진화론적 유산은 갈망을 정복하고 우리의 조상들(지구상에
최초의 세포가 나타난 약 38억 년 전부터의 모든 조상들)이 살아남게 해 준
힘을 이용할 수 있도록 일련의 강력한 도구를 선물해 주었다. 동굴에서
단식을 하던 그 며칠간 나는 내 안에 숨어 있는 그 힘의 존재를 서서히

깨닫게 되었다. 내가 특별한 존재이기 때문에 그런 힘을 지닌 것은 아니다. 간헐적 단식, 장기 단식, 수면 위생, 운동, 호흡 조절, 영적 탐구는 이 책을 읽고 있는 모든 독자에게 같은 힘을 소환할 수 있는 능력을 안겨 줄 것이다. 적절한 바이오해킹 방법을 추가하면 이러한 힘을 훨씬 더 강하게 만들 수 있다.

신체에 생물학적 이점을 주어 원하는 효과를 보다 빨리 얻을 수 있게 하는 바이오해킹 방법이라 할지라도 모두 적당한 때와 장소가 있다. 동굴에서 지내는 동안 나는 귓불에 조그만 모니터를 연결해 심장 박동 수의 미묘한 변화를 파악함으로써 투쟁-도피 모드를 빠져나올 수도 있었다. MCT 오일로 내 배고픔을 달랠 수도, 뇌 기능을 향상시키는 항정신성 약물을 복용해 합리적인 사고 능력을 강화하거나 식물 약제를 사용해 동굴 자체를 무의미한 공간으로 만들어 버릴 수도 있었다. 하지만 만일 당시 내 힘으로 밀고 나가지 않았다면 나만의 특별하고 변형된 비전 퀘스트의 진가를 제대로 깨닫지 못했을 것이다. 에고의 꼬임에 넘어가 바이오해킹 방법에 기대면 영적인 단식에서 얻으려 했던 교훈을 얻지 못한다. 때론 **정면 돌파**가 탈출의 지름길이다.

그날 밤 내가 공을 들였던 작업이 바로 정면 돌파였다. 동굴 입구의 장작불이 서서히 잦아들 무렵 나는 눈을 감고 드디어 잠에 들었다. 그때쯤 내 안에서 분명 무언가가 변화하고 있었다. 눈꺼풀은 절로 덮였지만 내 속에는 에너지가 충만했다.

한밤중에, 그러니까 잠든 지 정확히 2시간 후 바스락 소리가 크게 들려 갑자기 깊은 잠에서 깨어났다. 그 소리는 내 파충류 뇌가 상상해 낸 소리가 아니라 실제로 난 소리였다.

몸속의 화학 방정식

단식은 영적인 과정이다. 동시에 화학적인 과정이기도 하다. 이 두 가지 생각 사이에는 모순이 존재하지 않는다. 둘 다 타당하며 엄연한 사실이다.

우리가 스스로를 영적인 사람으로 생각하든 생각하지 않든 간헐적 단식을 하면 기분과 인식이 변화하면서 자신의 삶을 다른 관점에서 볼 수 있다. 이때 일어나는 **기분과 인식 변화는 몸 안에서 일어나는 화학적 과정의 결과지만 그 변화가 화학적 경험인 것은 아니다.** 고통과 두려움 또는 사랑과 즐거움에 대해서도 동일하게 말할 수 있다. 경험은 의식이 있는 존재에게서 생겨나는 것이며 의식은 뇌 내 화학 작용으로 생겨나는 것이다. 그러나 어떤 일이 일어나고 있는지 정확히 아는 사람은 아무도 없다. 분자와 마음은 우리 머릿속에서 공존하고 있다. 그 둘 간의 관계는 아마 과학계가 아직 풀지 못하고 있는 가장 큰 미스터리일 것이다.

뉴욕 대학교 철학 교수인 데이비드 차머스David Chalmers는 〈의식의 문제를 직시하다〉Facing Up to the Problem of Consciousness라는 영향력 있는 논문에서 이 부조리한 상황을 간단히 압축했다. "경험이 육체를 바탕으로 삼는다는 것은 널리 인정되지만 경험이 왜, 그리고 어떻게 생겨나는지에 대해서는 제대로 설명하지 못한다. 대체 왜 육체적 과정에서 풍요로운 내적 삶이 생겨나는 것인가? 객관적으로 불합리해 보이지만 여전히 그런 일이 일어난다."[1]

다행히도 경험을 만들기 위해 정확히 어떻게 생각하고 있는지를 이해할 필요는 없다. 인간은 지난 30만 년간 의식 이론 같은 것 없이도 아주 효율적으로 생각해 오고 있으니까 말이다. 마찬가지로 분자와 마음이 서로 영향을 주고 또 간헐적 단식이 분자와 마음에 큰 도움을 줄 수 있다는 걸 알기 위해 굳이 모든 관계에 대한 세부 사항을 이해할 필요는 없다. 단식을 하면 집중력이 좋아지고 노화 과정이 둔화된다. 더불어 자가 포식과 해독 작용이 촉진되며 몸속 세포가 축적된 폐기물을 제거하는 데도 도움이 된다. 그리고 원한다면 위대한 영적 여행으로 가는 길을 활짝 열어 준다.

이 책을 통해 우리는 단식을 덜 고통스럽게, 더 즐겁게, 무엇보다 더 풍요롭게 만들어 줄 다양한 바이오해킹 방법에 대해 배웠다. 그중 상당수는 무엇을 언제 먹을 것인가에 대한 훈련에 해당했다. 그보다 훨씬 더 세심하며 목표 지향적인 접근법을 취할 수도 있다. 식단을 최대한 잘 활용하기 위해, 그러니까 분자와 마음에 가장 효율적인 도움을 주기 위해 우리 몸이 자체 수리하는 데 필요한 물질을 적절히 공급하고 있는지 확인하는 것이다. 비타민, 미네랄, 아미노산, 기타 필수적인 혼합물이 체내에 충분한지 궁금할 수도 있다. 그래서 보충제 복용에 대해 얘기하려 한다.

이 시점에서 흔히 사람들은 몇 가지 의문을 제기한다. 첫 번째 의문은 다음과 같다. "균형 잡힌 식사를 하는데 왜 보충제가 필요하죠? 조상들이 그랬듯 저도 음식에서 영양분을 섭취하고 있어요." 답은 간단하다. 음식으로만 영양분을 섭취할 계획이라면 이는 맞는 말이다. 각종 독소를 자연에서만 받아들이는 상황에서도 그러하다. 하지만 현실은 그렇지 않다. 우리가 살아가는 실제 환경에는 진화 과정에서 미처 처리법을 배우지 못한 수많은 합성 화학 물질과 스트레스 요인이 넘쳐 난다. 뿐만 아니라 유례없이 빠른 속도로 전파 중인 코로나 바이러스 감염증COVID-19 같은 세계적인 질병은 물론이요, 식품 업계가 새로운 방식으로 처리하고 농축시킨 천연 화학 물질까지 가득하다. 그 많은 독소를 처리하자면 음식에서 섭취할 수 있는 영양분만 가지고는 충분치 않다.

각종 음식에 예전과 같은 영양분이 들어 있는가 하는 의문도 있다. 아주 큰 소리로 대답할 수 있다. 아니요! 왜냐하면 방목 가축을 교체하지 않은 채로 단일 재배 작물을 재배했고 잡초를 없애기 위해 제초제 글리포세이트Glyphosate를 뿌려 댔으며 산업형 농사를 도입함으로써 토양을 고갈시켰기 때문이다.

오늘날의 음식과 50년 전 음식의 양분 수준을 비교한 연구는 수없이 많다. 그 연구들에 따르면 종합적으로 음식의 영양분은, 심지어 유기농 식품의 영양분까지도 예전만 못하다. 우리가 땅을 잃는 것보다 훨씬 더 종말론적인 이유도 있다. 대기 중 이산화탄소 수치가 계속 오르고 있는 것이다. 우리는 모두 초등학생 시절부터 동물이 산소로 호흡하고 식물이 이산화탄소로 호흡한다고 배운다. 식물이 훨씬 더 많은 이산화탄소를 갖고 있는 환경에서는 그들의 성장이 더 빨라진다. 이는 식물의 크기는 더 커지지만 흙으로부터 미네랄을 끌어모을 시간은 줄어든다는 의미다. 이런 변화는 이미 음식의 질에 영향을 미치고 있다.[2]

단식 효과의 균형을 위해 보충제가 필요한 경우도 있다. 만일 간헐적 단식을 하고 있다면 대개 그 상태에서는 소비하는 것과 정확히 같은 양의 칼로리를 섭취하고 있을 가능성이 높다. 만약 배가 덜 고파서 더 적은 칼로리만 섭취하는 상황이라면? 장기간 단식을 이어 간다면 어떻게 될까? 음식을 덜 먹으면 체내에 영양분이 줄어든다. 이는 너무나 간단한 수학 문제다.

사람들은 또 이렇게 묻는다. "단식 중에 복용해도 보충제의 효과를 제대로 얻을 수 있나요? 보충제를 복용하면 사실상 단식이 끝나는 것 아닌가요?" 이 질문의 답은 '그렇다' 또는 '아니다'로 단정할 수 없다. 다만 몸이 움직이는 방식에 대해 알려진 사실을 토대로 한 합리적인 답이 존재한다. 단식 기간 중 특정 보충제 복용과 관련한 답은 그 보충제가 무엇인지, 단식을 하지 않을 때 몸이 그 보충제에 어떻게 반응하는지에 달려 있다. 예를 들어 일부 비타민은 꼭 음식을 먹으면서 복용해야 한다. 그 비타민이 지용성(몸에 지방이 있을 때 더 잘 흡수되는 성질)이거나 공복 상태일 때 복용하면 속이 메슥거릴 수 있기 때문이다.

'음식과 함께 섭취'해야 하는 보충제를 복용하는 두 가지 좋은 전략이 있다. 첫 번째 전략은 보충제 복용을 중단하는 것인데 아주 효과적이다. 보충제를 며칠 먹지 않았다고 죽지는 않으므로 음식을 멀리하면서 '보충제 단식'을 하면 된다. 단식을 하고 있든 그렇지 않든 가끔 보충제를 섞어 복용하거나 아예 복용 자체를 건너뛸 수도 있다. 우리는 보호 화합물 생산을 줄여 신진대사가 게을러지는 걸 원하진 않는다. 이는 신체가 일관성을 싫어한다는 것을 보여 주는 또 다른 예다. 음식과 함께 보충제를 복용하는 또 다른 전략은 내가 실천하는 방식이다. 나는 단식을 할 때에도 여전히 몇 가지 화합물을 섭취하기 때문에 음식과 함께 먹어야 하는 보충제를 단식 중에도 복용한다. 문제는 지구상의 그 어떤 보충제 제조 업체도 라벨에 '공복 복용을 피하라. 그러지 않으면 다 토할 것이다.'라는 문구를 쓰지 않는다는 것이다. **왜** 음식을 먹으면서 복용해야 하는지를 이해하기는 쉽지 않다.

그 이유를 알아내는 방법은 아주 간단하다. **공복 상태에서 몇 가지 보충제를 복용하라. 먹은 걸 전부 토할 것 같은 느낌이 든다면 당장 단식을 끝내라.** 메스꺼움이 멈출 것이다. 자, 이제 어떤 보충제를 공복 상태에서 복용하면 안 되는지 알았다. 앞으로 이와 관련한 몇 가지 지침을 소개하고자 한다. 누구도 메슥거리는 비타민을 두 번 맛보고 싶지는 않을 테니 말이다.

상황을 더 복잡하게 만드는 일이지만 어떤 보충제는 함께 복용할 때 상가 효과Additive Effect(두 가지 이상의 약물을 함께 섭취했을 때 나타난 작용이 각 약물 작용의 합과 동일하게 나타나는 현상—편집자)가 나타난다. 예를 들어 비타민 A, D, K의 경우가 그렇다. 비타민 K_2는 하루 중 언제 복용해도 좋다. 비타민 D는 아침이나 적어도 정오 전에 복용하는 게 가장 좋다. 잠에서 깨어나는 데 도움을 주는 일주기 호르몬이기 때문이다. 또 지용성이므로 식사와 함께 복용하길 권한다. 비타민 A 역시 지용성이기 때문에 식사와 함께 복용하는 편이 가장 좋다. 이제 세 비타민을 함께 복용할 경우 어떻게 해야 할지 감이 잡힐 것이다. 아침 식사를 할 때 함께 복용하면 가장 큰 효과를 볼 수 있다!

그러나 잠시 기다려 보라. 이 책을 읽고 간헐적 단식을 시도하는 대부분의 사람은 대개 아침 식사를 건너뛸 것이다. 그렇게 하면 기분이 훨씬 더 좋기 때문이다. 이 경우 아침 복용이 유리한 지용성 비타민 D, A, K_2를 언제 섭취해야 할까? 특히 전에 없던 코로나 바이러스가 창궐하는 동안에는 비타민 D 수치의 관리가 더 중요하다. 이 같은 영양분 조합은 면역 체계, 뼈, 심혈관계를 강력하게 지원한다. **결론은 공복 상**

태에 복용하는 것이 가장 좋다. 잘 흡수되지는 않겠지만 흡수가 되기는 할 것이다. 매일 아침 단식을 끝낼 때마다 비타민을 섭취할 수도 있다. 나는 거의 매일 아침마다 방탄커피를 마시는데 그 속에 충분한 지방이 들어 있어 영양분 흡수가 촉진되므로 바로 이때 보충제를 복용한다. 블랙커피를 마시는 아침에도 역시 보충제를 함께 복용한다. 나는 스스로를 대상으로 실험한 결과 공복 상태에서 정말 피해야 할 보충제가 무엇인지 금방 알 수 있었다. 지금부터 어떤 식사 리듬과 음식과 보충제가 자신에게 가장 효과가 있는지 알아내 단식 방식을 미세 조정하는 방법에 대해 소개할 것이다.

: 불쾌 4약을 주의하라

어떤 보충제는 확실히 단식을 망친다. 신진대사를 변화시켜서가 아니라 공복 상태에 좋지 않은 영향을 미치기 때문이다. 나는 그런 보충제를 '불쾌 4약'Barfy Four이라고 부른다. 더 이상의 설명이 필요할까?

단식 기간 중 조심해야 할 네 가지 불쾌한 보충제 중 첫 번째는 비타민 B다. 매일 최악의 단식을 경험하고 싶다면 공복 상태에서 비타민 B 복합체를 복용하는 것으로 하루를 시작해 보라. 일단 삼키고 나면 하루 종일 그 맛을 보게 되기에 아침의 일을 후회하게 될 것이다. 대부분의 사람들은 복용 후 속이 메스꺼워 토한다. 그러니 비타민 B 복합체는 멀리하라. 그러나 비타민 B_{12}는 중요한 보충제다. 사탕이나 캡슐 형태로 된 비타민 B_{12}를 선택하면 메스꺼움을 피할 수 있다.

두 번째 보충제는 종합 비타민이다. 여러 성분을 한꺼번에 담은 알약 형태의 제제 속에는 종종 저품질의 비타민이 들어 있으며 비타민 B 복합체 역시 그 속에 포함된다. 설상가상으로 알약 형태의 종합 비타민은 대개 몸에 흡수가 잘 되지 않는 충전제와 첨가물을 포함하기 때문에 유효 성분의 효과조차 제대로 보지 못할 가능성이 높다. 솔직히 말하자면 종합 비타민은 피하라는 게 일반적으로 적절한 조언이다. 유의미한 양의 유용한 비타민이나 미네랄을 한두 개의 캡슐 안에 넣을 수는 없고, 그런 캡슐 섭취로 얻은 결과 역시 때때로 없느니만 못하다. 단식 기간 중에는 특히 더 그렇다.

세 번째는 어유Fish Oil다. 이는 아주 놀라운 보충제로 방탄커피와 함께 복용하면 괜찮을 수 있다. 하지만 블랙커피와 함께, 혹은 공복 상태에서 복용하면 아마 속이 메스꺼워질 것이다. 게다가 하루 종일 그 맛이 입안에 돈다. (팁: 어유를 먹고 심한 냄새가 나는 트림을 했다면 기름이 상했을 가능성이 높다. 강한 향이 없는 유명 브랜드의 어유를 고르라.)

마지막은 철 보충제와 종합 미네랄 보충제다. 이 보충제를 섭취하면 메스꺼움이나 위산 역류를 경험할 수 있다. 최악의 경우 두 가지 모두를 경험한다. 대부분 마그네슘이나 아연 등 단일 미네랄은 공복 상태에서도 별문제 없이 복용할 수 있다. 그러나 종합 미네랄 형태로 한꺼번에 복용할 경우에는 얘기가 달라진다는 점을 명심하라.

단식을 하면서 보충제 문제로 고민이 될 때는 무엇보다 단식을 왜 시작했는지 생각해 볼 필요가 있다. 체중 감량이나 에너지 증강 또는 영적인 이유로 단식을 시작했다면 본인이 하고 싶은 대로 해도 좋다. 그러나 **장에게 휴식을 주고 치유를 돕기 위한 단식이라면 전부는 아**

니더라도 대부분의 보충제는 피하는 게 좋다. 아무리 잘 제조됐다 해도 종합 비타민은 장 휴식을 위한 단식에 방해가 된다. 프리바이오틱 식이섬유와 C8 MCT 오일의 복용 역시 피해야 한다. 어떻게 해서든 마그네슘, 칼륨, 나트륨 같은 전해질 미네랄을 섭취하고 싶을 수도 있다. 만일 장 치유를 전문으로 다루는 기능 의학Functional Medicine(건강을 유지하기 위해 환경적 인자와 정상적인 신진대사가 이루어지게 하는 방법을 연구하는 의학 분야—옮긴이) 의사의 도움을 받고 있다면 몇 가지 약초를 섭취하게 될 것이다.

보충제를 복용한다면 진정한 단식이 아니지 않느냐는 의문에 대해서도 답하겠다. 아마 철저하고 녹단적인 단식수의자는 물 외에 다른 뭔가를 먹는 즉시 단식이 끝난다고 말할 것이다. 하지만 그는 뭔가를 멀리하며 지낸다는 단식의 진정한 의미를 이해하지 못하고 있다. 신진대사 개선, 노화 완화, 에너지 증진 등의 이유로 단식을 하고 있다면 단식을 중단하지 않고도 방탄커피를 마실 수 있다. 이와 동일한 의미에서 보충제를 복용해도 좋다고 본다. 그래도 여전히 뭔가를 멀리하며 지내는 모드를 유지하고 있기 때문이다. 다만 특정 보충제 형태는 유의해야 한다. 특히 음료 혼합물에 설탕이 함유되지 않았는지 잘 알아보라. 단식 기간 중에는 설탕을 아주 엄격히 제한해야 한다. 설탕은 아예 먹지 않는 것이 이상적이다. 하루에 20칼로리 이상은 섭취하지 않도록 한다.

단식을 하는 동안 반드시 피해야 할 것이 두 가지 있다. 그중 하나는 양성자 펌프 억제제Proton Pump Inhibitor다. 이 약은 위산 생산을 막는다. 이 약으로 중요한 소화 기능을 차단시킨다면 단식을 끝내고 나서 음식을 소화해야 할 때 힘든 시간을 보내게 될 것이다. 처방약이어서 복용해야 한다면 담당 의사에게 하루 또는 사흘간 복용을 건너뛰어도 되는지 문의하라. 단식 기간 중 꼭 피해야 할 나머지 하나는 인공 색소, 향료, MSG, 감미료 같은 식품 첨가물이다. 식품 첨가물은 장내 세균을 파괴하며 종종 강렬한 갈망을 일으킨다.

요점은 다음과 같다. 일반적으로는 간헐적 단식 기간 중에 비타민 보충제와 미네랄 보충제를 복용할 수 있으며 복용 중에도 지방 연소의 모든 이점을 얻을 수 있다. 하지만 장 휴식이 목표라면 더 많은 제한을 두어야 한다. 또한 복용 중인 보충제의 구체적인 효과에 대해 잘 알고 있어야 한다. 보충제 중 일부는 단식 기간 중에 신체 기능에 영향을 줄 수 있기 때문이다. 예를 들어 다음과 같은 영향을 줄 수 있다.

- 혈당을 떨어뜨려 체내 에너지를 줄이고 뇌 안개 현상을 유발한다.
- 포도당 수치를 올려 케토시스 상태(단식의 요점)에서 벗어나게 한다.
- 섭취한 음식이 보충제 복용 이전에 비해 많이 흡수되지 않은 채 몸을 빠져나가게 만든다.
- 공복 상태에서 복용하면 구역질을 유발한다.

간헐적 단식을 하면서 비타민과 보충제를 복용하려면 약간의 실험을 해 볼 필요가 있다. 단식을 할 때는 아마 보충제에 더 민감해지게 될 것이다. 복용 뒤에는 아주 피곤해질 수도 있고 강한 배고픔과 갈망을 경험할 수도 있다. 이런 증상이 생긴다면 그 보충제는 별 효과가 없는 것이다. 직접 복용하면서 효과를 알아보자.

솔직히 말하자면 단식의 모든 측면에서 볼 때 우리는 스스로의 상태에 대해 잘 알아야 한다. 방탄 상태가 되려면 몸이 어떻게 느끼는지에 신경을 쓰고 그에 따라 적절히 적응해야 한다. 이를 위해 복용을 고려할 만한 주요 보충제를 몇 가지 종류로 분류해 그 효과를 요약해 보았다.

: 보충제 일람표

활성딘

활성탄Activated Charcoal(유해 물질을 강하게 흡착하는 성질을 지닌 탄소계 물질—옮긴이)은 내가 단식 기간 중 복용을 권하는 첫 번째 보충제다. 하지만 안타깝게도 대부분의 사람이 활성탄의 존재를 잘 모른다. 어쩌면 모양이 매력적이지 않아 그런 것 같다. 활성탄은 코코넛 껍질, 토탄(완전히 탄소화되지 않은 석탄—편집자), 톱밥, 올리브씨, 골탄(동물의 뼈를 가열하여 만든 활성탄—편집자)으로 만든 검은색 가루다.(내가 방탄용으로 제작한 숯의 재료는 코코넛뿐이며 입자가 더없이 미세해 효과가 극대화된다.) 활성탄은 극도로 높은 온도에서 가열되기 때문에 일반적인 숯보다 구멍이 많다. 바비큐를 해 먹을 때 사용하는 연탄과는 전혀 다르다는 말이다.

활성탄은 표면적이 엄청나게 커서 티스푼 한 개의 표면적이 무려 축구장 규모와 같다. 또한 강력한 음전하를 띠고 있어 양전하를 가진 독소를 끌어당긴다. 장 안에서 각종 독소와 화학 물질을 가둠으로써 그

유해 물질이 혈류 안으로 들어가는 걸 막는다. 덕분에 이들은 몸속 지방의 일부가 되지 않고 폐기물 형태가 되어 몸 밖으로 빠져나간다.

몸속에 떠다니는 독소를 제거하면 노화 과정이 둔화되고 사고가 더 명료해진다. **단식만으로도 해독 효과가 있지만 활성탄을 복용하면 그 효과가 더 커진다. 연구 결과에 따르면 활성탄을 복용할 경우 단식을 하지 않더라도 수명이 연장된다.** 또한 활성탄은 장내 세균이 만들어 낸 스트레스 유발 화학 물질을 흡수하며 콜레스테롤을 줄이고 신장 기능을 증진시킨다.

정말 멋진 점은 단식 기간 중에 일어나는 심한 갈망을 줄여 준다는 것이다. 놀라울 따름이다. 갈망이 생겨나고 그걸 해결하고자 활성탄을 복용하니 공복감이 들지 않는다. 어찌 된 일일까? 단식을 하면 장내 세균 역시 음식을 먹지 못하게 되어 난리가 난다. 그 결과 신체적 스트레스를 일으키는 지질 다당류를 비롯한 각종 독소를 생산한다. 그 반응은 정신적 스트레스로 해석되어 각종 갈망과 짜증을 유발한다. 활성탄은 이러한 악순환을 근본적으로 끊어 낸다. 그 때문에 기분 좋게 단식을 할 수 있게 된다.

작은 단점은 가벼운 변비 증상을 겪을 수도 있다는 것이다. 하지만 단식 중에는 몸 안에 음식이 돌아다니지 않기 때문에 이는 큰 문제가 되지 않는다. 활성탄은 같이 복용하는 다른 약도 흡수하므로 그 점도 주의해야 한다.

1일 복용량 1000밀리그램 캡슐 1~10개. 다른 약물과 동시에 섭취하는 일을 피하고 변비 증상이 나타나면 복용량을 줄인다. 밤과 낮 어느 때 복용해도 좋다.

전신 단백질 분해 효소

인체는 생화학적 반응 속도를 높이기 위해 효소를 만들어 낸다. 단백질 분해 효소는 단백질을 분해하기 때문에 단백질을 섭취할 때 복용하는 사람도 있다. 하지만 전신 효소는 스테이크가 아니라 우리 몸에 작용해야 한다. 신체의 자가 포식 기능을 강화하고 싶다면 이 효소를 복용하라. 전신 단백질 분해 효소는 보통 췌장에서 생산되지만 보충제로 복용할 경우 효소 수치를 높여 췌장을 쉬게 해 줄 수 있다. 단백질 분해 효소는 세포 쓰레기를 씻어 내는 과정의 일환으로 불필요한 몸속 단백질을 분해한다.

단백질 분해 효소 가운데 가장 일반적인 두 가지는 세라펩타제Serra-peptase와 나토키나제Nattokinase다. 세라펩타제는 누에가 만드는 물질인데 누에는 이 효소를 이용해 변태 이후 자신이 만든 고치를 녹여 없앤다.(그래서 이 효소가 발견된 것이다!) 최근에는 다행히 발효 작용에 의해 이 효소가 만들어진다. 나토키나제는 콩을 발효시켜 만든 일본 음식 **낫토**에서 발생한다. 낫토가 특이한 맛의 끈적끈적한 음식임은 부정하기 어렵다. 하지만 단백질 분해 효소는 심혈관 건강에 아주 좋다. 몸속에 있는 반흔 조직Scar Tissue (조직에 염증이 생긴 뒤 정상적으로 재생되지 못해서 생긴 섬유성 흔적—편집자)과 응혈 인자(위험한 혈전 상태를 유발할 수도 있다.)를 없애는 건 물론이고 혈액 속의 마모된 면역 분자를 없애는 데도 도움이 된다.

동물성 단백질 분해 효소도 있다. 나에게는 이 효소가 최고의 보충제다. 식물성 단백질 분해 효소보다 효능이 더 광범위하기 때문이다. 소화에 도움을 주는 단백질 분해 효소의 경우 브랜드가 다양하다. 추천할 만한 브랜드는 우벤자임Wobenzym이다. 단식을 할 예정이고 음식을 먹지 않아 절약하게 된다면 단백질 분해 효소에 돈을 쓰는 것도 좋다. 이 효소를 복용하면 최적의 영양분 소화와 흡수가 촉진되는데 이는 장 건강의 열쇠다. 효소는 몸을 향해 이렇게 말할 것이다. "이봐, 필요한 건 다 있어. 이제 가서 일해. 단백질을 접어. 죽은 것들은 없애고. 네 책임을 다하면 돼."

효소 섭취 뒤에는 기분이 좋아진다. 혈류도 개선된다. 바람직한 변화다. 나는 단식을 할 때 단백질 분해 효소를 매우 많이 복용하는 경향이 있다. 비만 상태에서 벗어난 후 가끔씩 공복 상태에서 단백질 분해 효소를 하루에 100캡슐씩 복용했다. 안전한 보충제라고는 하지만 일반적인 복용량은 하루에 1~4캡슐이다. 나는 10년간 단식을 하면서 여섯 가지의 동물성 단백질 분해 효소와 적어도 열 가지의 고용량(각 12만 SPU) 세라펩타제 보충제를 복용해 왔다. 하지만 위 속에 음식을 집어넣는 순간 이러한 복용은 그야말로 돈 낭비가 되고 만다.

[1일 복용량] 12만SU 세라펩타제 캡슐 1~2개 그리고(또는) 2000FU 나토키나제 캡슐 1~2개. 우벤자임이나 바이옵티마이저스 매스자임즈BiOptimizers Masszymes 같은 단백질 분해 효소 1~2캡슐.

아답토젠과 버섯

스트레스 반응을 헤쳐 나가는 데 도움이 되는 보충제다. 아답토젠Adaptogen은 중국과 러시아가 원산지인 강력한 약초다. 신체 스트레스 반응을 관리하는 능력이 있어 군대에서 사용되었다. 아답토젠은 필요에 따라 스트레스 반응을 쉽게 켜고 끌 수 있도록 한다. 원래 스트레스 반응은 한번 일어나면 오래 지속되는 것이 일반적이다. 아답토젠은 일단 과감히 전투에 뛰어들고 그 뒤에는 휴식을 취해야 하는 군인에게 아주 그만이었다. 우리가 전투에 뛰어드는 일은 없겠지만 스트레스 상황은 언제고 겪게 될 것이다. 신속하게 스트레스 반응을 시작하고 끝내는 능력이 있으면 더 오래 살 수 있게 될 뿐 아니라 단식을 하는 데도 도움이 된다.

단식을 시작하면서 저혈당 증세에 빠지는 건 흔한 일이다. 특히 아직 케톤이 존재하지 않을 경우(자연적인 케토시스 상태 때문이든 MCT 오일 때문이든)에는 더욱 그렇다. 아침 식사를 건너뛰는 것으로 시작해 서서히 단계를 높이지 않고 저음부터 수날 난식과 운동을 함께 시노히는 경우에는 더욱 힘들 것이다. 다소 어지러울 수도, 뇌 안개 증상과 두통을 경험할지도 모른다. 짜증을 자주 낼 수도 있고 잠을 덜 자게 될 수도 있다. 배우자나 파트너가 갑자기 바보 같아 보이는 일도 생긴다. 주변의 모든 사람을 참을 수 없다면 혈당이 낮아졌다는 신호일 수 있다.

하지만 이러한 좋지 않은 느낌은 신체가 제대로 신진대사하는 법을 배워 두면 사라질 것이다. 가장 쉬운 방법은 처음 몇 번의 단식을 방탄커피로 시작하는 것이다. 방탄커피를 구매하라고 이런 말을 하는 게 아니다. 사람들은 그간 약 2억 잔의 방탄커피를 마셨으며 감사하게도 우리 회사는 아주 잘 돌아가고 있다. 내가 방탄커피를 언급하는 건 고통 없이 단식을 시작할 수 있는 훌륭한 수단이기 때문이다. 어떤 특별한 목적이 있지 않는 한 고통은 피하는 것이 낫다.

단식을 덜 고통스러우면서 동시에 더 효과적으로 진행하는 또 다른 방법이 있다. 혈당을 올려야 할 때 코르티솔을 생산하게 하고 혈당이 정상으로 돌아오면 코르티솔 생산을 멈추게 하는 만드는 것이다. 이는 부신의 정상적인 기능이기도 하다. 아답토젠이 들어 있는 약초는 이 과정이 더 원활하게 이루어지도록 돕는다. 대표적인 약초로는 아슈와간다Ashwagandha, 홍경천, 홀리 바질Holy Basil, 인삼, 버섯 동충하초, 영지버섯, 노루궁뎅이버섯 등을 꼽을 수 있다. 아슈와간다와 홍경천은 전통적인 스트레스 조절용 강장 허브다. 홀리 바질과 인삼은 강장 효과가 있는 동충하초와 마찬가지로 소염 작용도 한다. 영지버섯은 특히 마음을 진정시켜 주고 노루궁뎅이버섯은 신경 재생에 도움을 준다. 나는 호주산 버섯들로 가장 큰 효과를 보아 왔지만 각자가 어떤 것으로 가장 큰 효과를 보는지 직접 실험해 봐야 한다.

고통을 즐기는 이라면 강장제나 버섯 차나 커피를 직접 만들어 볼 수 있다. 쌉싸름한 흙 맛을 기대하시라. 그러나 버섯 차를 힘겹게 삼켜야 할 이유는 전혀 없다. 강장 효과가 있는 버섯을 캡슐이나 액체 형태로 복용하면 된다. 그런데 분말 형태의 버섯에는 고급 추출물만큼의 효과가 없다. 복용해 봤지만 그 어떤 효과도 제대로 보지 못했다. 그럴 만한 이유가 있다. 버섯의 몇몇 성분은 뜨거운 물로만, 또 어떤 성분은 알코올로만 추출 가능하기 때문이다. 이 모든 문제에도 불구하고 강장 효과가 있는 버섯을 구입하고 싶다면 액체 형태의 추출물을 구입하라. (팁: 버섯 분말을 커피에 타 마시겠다는 건 아주 끔찍한 생각이다. 커피 맛만 버릴 뿐 아무런 이득이 없다. 알코올과 뜨거운 물로 두 번 추출한 뒤 드롭퍼로 유리병에 담은 버섯 추출물이 가장 좋다. 맛은 순하고(커피에 넣어도 망치지 않을 정도로) 효과는 드라마틱하다.)

1일 복용량 추출물 강도와 혼합률이 저마다 다르니 복용 설명서를 잘 살펴보도록 하라. 대부분의 제조사는 설명서 작성 요건 때문에 최소한의 복용량을 적어 둔다. 내 경험에 따르면 설명서에 쓰여 있는 복용량에 50퍼센트를 더하는 게 바람직하다. 어느 정도를 더하는 편이 가장 좋은지는 직접 실험하는 것이 정확하다.

스트레스 요인들

단식 기간 중 몸에 스트레스가 더 많이 쌓이길 원할 수도 있다. 이상한 말처럼 들린다는 걸 안다. 단지 강장제로 어떻게 스트레스를 줄이는지 얘기한 것뿐이다. 여기서 말하는 스트레스란 부신 스트레스Adrenal Stress 다. 산화 스트레스Oxidative Stress 는 신진대사에서 비롯되는 또 다른 형태의 스트레스다. **세포에게 가벼운 스트레스를 준다면 몸의 생물학적 기능을 위해 아주 좋은 일을 하는 셈이다.** 자가 포식을 촉진하고 보다 나은 세포 항산화 반응Cellular Antioxidant Response 을 이끌어 낼 수 있다. 간단한 방법은 이미 복용 중인 항산화제, 그중에서도 특히 코엔자임 Q10과 비타민 C를 줄이는 것이다. 그러면 몸이 더 많은 산화 스트레스를 받게 되어 세포가 항산화제 생산을 더 잘할 수 있게 만드는 반응을 이끌어 낸다. 세포가 만든 항산화제는 자가 포식율을 높인다. 이를 통해 우리 몸은 이렇게 말한다. "오, 지금 그야말로 고군분투 중인 상황이군. 세포의 낡은 부분을 분해해서 새로운 세포를 만들어 낼 에너지를 확보할 거야." 이는 몸이 갱신 모드로 빠르게 전환하도록 유도하는 방법이다. 나는 대개 간헐적 단식을 끝낼 때 이런 보충제를 복용한다.(저녁 식사 때 함께 복용한다.)

1일 복용량 스트레스 요인과 관련한 투약 조언은 다음에 나오는 비타민과 미네랄에 대한 투약 조언에 그대로 반영되어 있다.

수용성 비타민

비타민 복용이 큰 도움이 된다는 사실은 누구나 다 안다. 비타민이라는 이름에도 그런 의미가 들어 있다. 비타민Vitamin은 1912년 폴란드 화학자 캐시미어 풍크Casimir Funk가 붙인 이름인 생명에 꼭 필요한 아민Vital Amines의 축약형이다. 풍크는 아민이란 이름의 화학 물질군을 발견했는데 그는 그것이 인간의 건강에 필수적이라고 믿었다. 오늘날의 우리는 모든 비타민이 한 가지 화학 물질군에 속하지 않는다는 걸 알지만 비타민이 우리에게 꼭 필요하다는 점에서 그의 생각은 틀리지 않았다. 비타민을 최대한 잘 활용하려면 다양한 비타민이 어떤 기능을 갖고 있는지, 얼마나 많이 필요한지, 특히 단식을 하고 있을 경우 언제 비타민을 복용해야 하는지 알고 있어야 한다.

한동안 먹지 않았다 해도 우리 몸은 수용성 비타민을 잘 처리한다. 비타민은 공복에 복용했을 때 가장 좋은 효과를 보인다. 그때 가장 흡수가 잘 되기 때문이다. 단식 기간 중 복용해 배탈 가능성을 줄이도록 하라. 만일 비타민 보충제 중 하나를 복용했을 때 몸 상태가 나빠진다면 쉽게 그 범인을 지목할 수 있다.

1일 복용량 자체 테스트 결과 더 많이 복용해야 할 필요가 있거나 현재 비타민이나 미네랄을 너무 많이 가지고 있는 경우가 아니라면 일일 권장량RDA의 두 배 정도 복용할 것을 권한다. 특히 비타민 C는 훨씬 더 많이 복용해야 한다. 나는 몸이 아프거나 스트레스가 쌓이는 경우가 아니라면 하루에 2그램을 복용하며 몸이 아프거나 스트레스가 쌓일 때는 더 많이 복용한다.

- 비타민 B군과 엽산$_{Folate}$(비타민 B9이라고도 함): 단식 기간 중에도 비타민 B를 복용할 수 있지만 앞서 경고했듯 공복 상태에 복용하면 속이 메스꺼울 수 있다. 혹 그런 경우 방탄커피를 한 잔 마신 뒤(양질의 지방이 복통 예방에 도움이 된다.) 비타민 B를 복용하자. 아니면 단식을 중단할 때 복용해 보자. 비타민 B_{12}는 치매 예방, 면역 기능 강화, 신경 보존, 세포 재생에 효과가 있다. 또한 동맥 경화증의 위험을 낮추고 DNA 손상을 치유하며 암을 예방하는 화학 반응을 유지시켜 준다. 비타민 B_{12}가 결정적인 도움을 주는 부위 중 하나는 뇌다. 엽산과 B_{12}는 둘 다 최적의 정신 기능에 필요하다. 둘 중 하나만 결핍되어도 다른 하나까지 결핍되는데, 엽산은 뇌 속의 비타민 B_{12} 결핍을 바로잡아 주지 못한다. 엽산은 건강한 심장과 신경계 유지에 도움을 준다. (경고: 비타민 B_{12} 결핍 문제를 엽산 없이 해결하려 드는 건 큰 실수다. 잘못하면 영구적인 뇌 손상을 입을 수도 있다. 마찬가지로 적절한 양의 비타민 B_{12}를 복용하지 않고 많은 양의 엽산을 복용할 경우 신경계 질환으로 고생할 수 있다. 안전을 위해 나는 늘 비타민 B_{12}와 엽산을 함께 복용한다. 대부분의 사람에게는 메틸코발라민$_{Methylcobalamin}$과 하이드록시코발아민$_{Hydroxycobalamin}$이 가장 좋은 형태의 비타민 B_{12}이며 엽산염보다 엽산의 효과가 더 우수하다.)

- 비타민 C: 비타민 B와 마찬가지로 비타민 C도 단식 기간 중 물과 함께 복용할 수 있다. 위산 역류 증상만 없다면 대개 공복 상태에서 복

용해도 편안하며 복용 가능한 보충제 중에서 가장 안전하고 효과적이다. 비타민 C는 콜라겐과 결합 조직 형성에 필요하다. 또 체내에서 가장 강력한 항산화 물질 중 하나인 글루타티온Glutathione을 만들어 내는 데도 쓰인다. 연구 결과에 따르면 비타민 C는 면역 체계를 강화하며 활성 산소로 알려진 노화 관련 분자 조각을 제거하는 데도 도움이 된다. 고용량을 복용해도 안전하다. 혹 단식 중이라면 하루에 두 번 500밀리그램에서 1그램 정도를 복용하는 게 기본 체내 활동 유지에 좋다. 강도 높은 바이러스 퇴치 또는 감염 치유 중이라면 비타민 C 복용량을 늘리되 설사가 나올 경우 조금 줄인다. 컨디션이 안 좋다면 몸이 한계에 다다르기 전에 경구 투약으로 비타민 C를 20~30그램까지 복용할 수 있다. 컨디션이 좋을 때 비타민 C 복용의 한도는 3그램 내지 4그램 정도다. 놀랍게도 미국인의 무려 30퍼센트가 비타민 C 결핍 상태다.[3] 나는 단식 중일 때 비타민 C에 대해 양면적인 태도를 보여서 가끔씩만 복용한다. 비타민 C는 몸속에서 8시간밖에 머무르지 않기 때문에 나눠서 복용하는 것이 좋다.

지용성 비타민

비타민 A, D, E, K는 물이 아닌 지방에서 녹기 때문에 단식 기간 중에는 식사 구간에 복용하는 게 가장 좋다. 방탄 간헐적 단식을 하고 있다면 풀을 먹여 키운 소의 우유로 만든 버터와 브레인 옥탄Brain Octan C8 MCT 오일 같은 지방이 함유된 방탄커피를 곁들여 먹어도 좋다. 나는 단식 중에 거의 매일 아침 방탄커피와 함께 비타민 A, D, K를 복용하고 있다.

- 비타민 A: 심장, 폐, 신장, 면역 체계가 제 기능을 할 수 있게 해 준다. 우리에게는 모두 그러한 도움이 필요하지 않은가? 미국인 중 4분의 1은 일일 권장량의 절반에도 못 미치는 비타민 A를 소비한다. 하지만 그 일일 권장량조차 미국 식품 의약국이 너무 낮게 설정한 것이다. 많은 사람이 식물, 특히 당근을 먹음으로써 비타민 A를 섭취할 수 있다고 잘못 알고 있는데 매우 유감이다. 식물에는 비타민 A가 아니라 베타-카로틴Beta-carotene이 들어 있는데, 우리의 몸은 베타-카로틴을 비타민 A로 변환하는 데 그리 능숙하지 못하다. 그 결과 필요한 것보다 훨씬 더 많은 베타-카로틴을 섭취하면서도 비타민 A 결핍 상태가 될 수 있다. 간이나 굴을 많이 먹지 않는다면 비타민 A를 복용하는 게 좋다. 단식을 하든 하지 않든 마찬가지다. 비타민 A는 면역력을 강화하고 심지어 잠을 잘 잘 수 있도록 돕는다. 나는 보통 하루에 1만 IU 정도 복용한다. 언제든 편할 때 복용해도 좋지만 잠자리에 들 시간에 복용하는 게 이상적이다.

- 비타민 D: 비타민 D 복용은 노화 과정을 늦추고 인체 기능을 높이는 데 더없이 좋은 바이오해킹법이다. 비타민 D는 몸속 호르몬의 이동을 촉진하고 1000개 이상의 유전자 작용을 조절한다. 또한 면역 기능을 관리하고 염증을 완화하며 칼슘 대사와 뼈 형성에 도움을 준다. 나는 비타민 D의 팬이다. 비타민 D 보충제를 복용하기 시작한 이후 병에 걸리는 빈도가 훨씬 줄었다. 수백 개의 과학적 연구에 따르면 비타민 D를 복용할 경우 신진대사의 탄력성이 더 커진다. 인체는 햇빛과 콜레스테롤로 비타민 D를 자가 생산할 수 있지만 적도 부

근에 살고 있다거나 내내 벌거벗고 돌아다니지 않는 한 아마 충분한 양을 만들어 낼 순 없을 것이다. 혈액 검사 결과 그 수치가 높게 나오지 않는 한 앞으로 살아가며 거의 내내 복용해야 할 보충제 중 하나다. 피부색이 어둡다면 비타민 D가 훨씬 더 중요하다. 아침에 복용하라. 같은 양의 비타민 D_3를 복용해도 사람마다 혈중 수치는 제각각이므로 혈액 검사를 통해 본인의 비타민 D_3 수치가 60ng/ml부터 90ng/ml 사이인지 확인해 보는 게 가장 좋다. 보통 사람들에게는 체중 약 11킬로그램당 비타민 D_3 1000IU 정도가 필요한데 혈액 검사 결과 내 경우에는 두 배가 필요했다. 꼭 혈액 검사를 받아 보길!

- 비타민 E: 비타민 E는 세포막 속에 들어 있는 지방의 파괴적 산화를 막아 준다. 태양 자외선에 노출되면서 형성되는 성가신 활성 산소(전하를 띤 분자)는 피부 노화와 손상을 야기하는데 비타민 E는 이 현상을 완화시켜 줌으로써 피부를 보호하는 중요한 역할을 한다. 비타민 E는 여덟 가지 종류가 있는데 그중 토코페롤Tocopherol에 토코트리에놀Tocotrienol이 섞인 보충제와 감마 유형에 델타 유형이 섞인 보충제가 필요하다. 합성 비타민 E는 몸에 해로우니 피하도록 하라. 엄격한 채식주의자라면 세포의 손상을 치유하기 위해 보통 사람보다 훨씬 더 많은 비타민 E가 필요할 것이다. 대부분의 사람은 식사나 음료수에 함유된 다른 지방과 함께 하루에 400IU 정도 섭취하면 충분하다.

- 비타민 K: 비타민 K는 다소 은밀한 영양분이다. 흔히 야채를 먹으면 비타민 K를 섭취할 수 있다고 생각하지만 비타민 K에는 K_1과 K_2 두 종류가 있다. 풀을 먹고 자란 소의 고기와 생우유 Raw Milk (소에게서 짜낸 뒤 살균하지 않은 우유 ―옮긴이)만 먹고 자란 게 아니라면 아마 비타민 K_2 결핍 상태일 것이다. 이는 지방에 녹는 비타민으로 칼슘 대사에 도움이 된다. 몸 안에서 제대로 처리되지 않을 경우 과도한 칼슘이 동맥 안에 축적되어 석회화 및 경직 상태를 유발하게 된다. 바로 이 때문에 비타민 K_2는 동맥 경화증 및 심장 마비 예방에 도움이 되며 동시에 뼈를 강화시킨다. 비타민 D 역시 칼슘 대사에 관여하므로 비타민 D와 K_2는 서로 상승 작용을 일으킨다. MK-4와 MK-7이라는 두 가지 형태가 중요하다. 아침에 비타민 K_2와 비타민 D_3를 함께 복용하도록 하라. 나는 이 두 가지 비타민을 보통 방탄용으로 쓰는데 MK-4 1500밀리그램, MK-7 300마이크로그램을 넣는다. 석회화 문제가 있는 경우에는 비타민 K_2를 더 많이 복용하는 게 안전하다.

미네랄

미네랄은 단식을 하는 사람에게 강력하게 권하는 보충제다. 그러나 단식과 동시에 많은 양의 아연, 크롬, 바나듐을 복용하면 혈당 수치가 평상시보다 더 떨어질 수도 있다. 미네랄을 복용한 뒤 혈당이 많이 낮아졌다면 복용량을 조정해야 한다.

- 요오드: 요오드를 최대한 흡수하고 싶다면 음식과 함께 다시마 분말

이나 요오드화칼륨 캡슐을 복용하라. 그리고 요오드화 소금에는 손대지 말라. 일반적인 요오드화 소금은 굳지 않도록 만드는 물질이나 몸에 좋지 않은 다른 화합물과 섞여 있으며 화학적으로 탈색되어 있다. 요오드는 단식을 하는 동안 갑상선이 제 기능을 잘 발휘할 수 있게 큰 도움을 준다. 또한 면역 기능을 향상시키고 뇌 손상을 막아 주며 건강한 신진대사를 유지하는 데 도움을 준다. 아주 많은 사람이 요오드 결핍 상태에 있기 때문에 보충제를 복용한다는 것은 좋은 생각이다. 신체적으로 활동적인 사람은 특히 요오드 결핍 상태가 될 가능성이 높다. 땀을 통해 요오드를 배출하기 때문이다. 보충제의 범위는 다시마 150마이크로그램부터 몇 밀리그램 복용하는 제제까지 다양하다. 가능하면 아침에 복용하라.

- 마그네슘: 마그네슘 보충제 복용을 시작할 때 일부는 소위 '재난 바지'(설사 등)를 경험하게 된다고 말한다. 위가 예민하다면 음식과 함께 마그네슘을 복용하는 것을 심각하게 고려해 봐야 할 것이다! 그렇게 하면 부정적인 효과가 생겨날 가능성을 줄일 수 있기 때문이다. 숙면을 위해 마그네슘을 선택했다면 하루의 마지막 식사를 마친 뒤 복용하라. 그러나 우리 몸의 마그네슘 수치는 정오에 가장 높기 때문에 나의 경우 아침에 절반을 먹고 잠자리에 들 시간에 나머지 반을 복용한다. 신체는 마그네슘을 300가지 이상의 많은 효소 과정에 사용하는데 미토콘드리아 내에서의 ATP 생산도 그 과정 중 하나다. 마그네슘은 DNA와 RNA의 적절한 전사Transcription(DNA를 원본으로 삼아 RNA를 만드는 과정으로 새로운 세포를 만들 때마다 일

어나는 과정—옮긴이)에도 필수적이다. 대부분의 미국인은 마그네슘 결핍 상태다. 대다수는 일일 권장량만큼 마그네슘을 소비하지 않는다. 게다가 많은 연구에서 더 큰 문제로 일일 권장량 수치 자체가 이미 너무 낮게 설정되었다는 점을 지적한다.[4] 토양 고갈과 지나치게 집약적인 오늘날의 농업 관행 때문에 일반 식단에서 충분한 마그네슘을 섭취하기란 거의 불가능하다. 모든 사람이 마그네슘을 보충해야 함에는 의심할 여지가 없다. 하루에 적어도 800밀리그램을 복용하고 '재난 바지'를 경험하지 않는다면 2그램까지 복용하라.(마그네슘은 배변을 쉽게 하는 효과를 갖고 있다.)

• **칼륨과 나트륨**: 칼륨과 나트륨 모두(옛날식으로 바닷소금에서 추출) 중요한 보충제로 몸속에서 마그네슘이 하는 일을 보완한다. 미토콘드리아가 스스로를 회복할 때도 마그네슘과 칼륨을 필요로 한다. 미토콘드리아는 스트레스를 받든 받지 않든 미네랄에 의존하지만 스트레스를 받을 때 그 의존성이 더 커진다. 이 두 미네랄 가운데 하나가 없는 상태에서 하나만 세포 안에 넣는 것은 불가능하다. 따라서 단식을 할 때에도 마그네슘과 칼륨은 함께 복용해야 한다. 칼륨은 과다 복용하지 마라. 아주 드물긴 하지만 경우에 따라 칼륨 과다 복용 시 부정맥에 걸릴 수도 있기 때문이다. 인체는 하루에 2그램의 칼륨을 필요로 하는데 많은 사람이 칼륨 결핍 상태다. 베이킹 소다와 비슷한 분말 형태의 칼륨인 탄산수소칼륨을 복용할 수 있다. 아주 효과가 좋은 물질이다. 대부분 하루에 몇백 밀리그램 정도는 소화시킬 수 있다. 만일 단식 중이고 물만 마시면서 케토시스 상태에 들어가

있다면 더 많은 칼륨이 필요하다. 칼륨과 나트륨의 균형이 무너지지 않도록 바닷소금을 조금씩 섭취하라. 바보같이 꿀꺽꿀꺽 많은 칼륨 분말을 삼켜선 안 된다. 몸속의 전기 흐름에 문제를 일으킬 수 있다. 많은 사람이 규칙적으로 중탄산나트륨을 복용해 건강을 잘 유지하고 있다. 중탄산나트륨은 문자 그대로 베이킹소다다. 몸속의 알칼리도를 높여 미토콘드리아에게 이롭다. 개인적으로 나는 탄산수소칼륨과 약간의 중탄산나트륨 둘 다 복용하는데 이들은 노화 방지 및 장수에 도움이 된다. 잠자리에 들기 전에 적어도 200밀리그램 정도 복용하되 복용량은 자신에게 안전한 수준으로 정하라.

- **크롬과 바나듐:** 이 미네랄은 인슐린 수치를 조절하며 단식 기간 중 체중 감량에도 도움을 준다. 그러나 과다 복용하면 혈당 수치가 곤두박질칠 수 있으며 인슐린 수치가 떨어질 경우 저혈당에 빠질 위험이 있다. 가벼운 저혈당에만 빠져도 기분을 조절하고 관리하는 데 문제가 생길 수 있다. 이 보충제들은 단식을 중단할 때 복용하라. 내 경우 대개 크롬 폴리니코티네이트Chromium Polynicotinate 200~400밀리그램에 바나딜 황산염 2밀리그램을 복용한다.

- **아연과 구리:** 두 미네랄은 함께 복용할 때 효과가 더 좋기 때문에 하나의 알약 형태로 출시된 경우가 많다. 아연과 구리는 건강에 중요한 수백 가지 업무를 수행한다. 둘이 결합되면 구리-아연 초과산화물 불균등화 효소CuZnSOD 라는 강력한 항산화 물질이 생겨난다. 이는 노화 및 분자 손상을 막아 주는 가장 강력한 자연 방어 메커니즘

들 가운데 하나다. 아연은 건강한 면역 기능, 에너지 생산, 기분 향상을 지원하는 핵심적인 미네랄이다. 음식을 통해 섭취하기가 어려운 데다 몸은 아연을 저장하지 않으므로 매일 보충해 줄 필요가 있다. 구리는 아연과 함께 혈관 및 심장 기능을 지원하는 역할을 하기에 필요하다. 몸속 아연 수치가 너무 높으면 구리 수치가 떨어질 수 있으므로 나는 늘 아연과 구리를 함께 복용한다. 내가 찾아낸 가장 좋은 합성 형태는 아연과 구리 오로테이트Orotate(오로트산과 결합된 미네랄—옮긴이)다. 이는 내가 방탄용으로 만들어 낸 공식에 사용된다. 15밀리그램의 아연 오로테이트와 2밀리그램의 구리 오로테이트를 음식과 함께 복용하면 된다.

다른 보충제들

아미노산, 오일, 다양한 허브와 허브 추출물(앞서 언급한 약초로 만든 강장 보충제 중 일부는 이 분류에 속한다.) 등등 단식 기간 중에 복용할 수 있는 다른 보충제도 많다. 어느 보충제가 효과가 있는지, 또 언제 얼마큼 복용해야 좋은지 직접 테스트해 볼 수 있다.

- L-타이로신: L-타이로신은 공복 상태에서 복용해야 하는 아미노산이다. 기분과 인지 능력을 향상하고 신체 및 정신적 스트레스 반응을 개선하며 건강한 선Glandular 기능을 북돋운다. 또한 빠른 속도로 혈액-뇌 장벽을 가로질러 도파민, 에피네프린, 노르에피네프린 같은 신경전달물질(뇌에 신호를 보내는 화학 물질)의 움직임을 촉진한다. L-타이로신은 갑상선호르몬을 구성하는 한 요소인데 단식 기간

중 섭취하면 더 많은 갑상선호르몬을 이용할 수 있어 기분이 좋아진다. 체내에서 합성할 수 있지만 스트레스를 받을 경우 생성량이 대폭 줄어든다. 현대의 생활 방식에서 자연 생산되는 L-타이로신으로는 수요를 충족시킬 수 없다. 전투 훈련을 받은 사관 후보생을 대상으로 한 연구에 따르면 L-타이로신을 섭취할 경우 신체·심리·사회적 스트레스가 정신 건강에 미치는 부정적 영향이 줄어들었다. 아침에 단백질을 섭취하기 전 750밀리그램에서 1500밀리그램을 복용해보자.

- L-글루타민: 또 다른 효과적인 아미노산인 L-글루타민은 특히 장을 치유하는 데 좋다. 이 보충제는 관련 물질인 분지쇄 아미노산BCAA, Branched-chain Amino Acid과 함께 단식 기간 중 대개 섭취 금지 대상이다. 인슐린 수치를 높임으로써 케토시스 상태에서 더 빨리 빠져나오게 만들기 때문이다. 단식 중에 죽을 것 같은 느낌이 들거나 너무 힘겹거나 심한 두통에 시달린다면 L-글루타민을 복용해 보라. 5분 후면 정신이 번쩍 들 것이다. 그러나 장기적인 단식을 할 때처럼 케토시스 상태의 이점을 누리지는 못한다. 그런 상태에서 여전히 단식을 하는 것이 썩 바람직한 전략은 아니지만 적어도 단식의 다른 이점은 누릴 수 있다. 단식을 하지 않을 때 또는 단식을 끝낸 뒤 식사 사이에 BCAA와 L-글루타민을 복용하면 좋다. 이 보충제들은 공복 상태에서 가장 효과적이다. 만일 케토시스 상태에서 복용하고 싶다면 체내에 추가 케톤을 공급해 주는 브레인 옥탄 MCT 오일과 함께 섭취하라. 규칙적으로 하루에 2~4그램만 복용하면 충분하다. 복용 시

에는 공복 상태여야 한다.

- **어유와 크릴 오일**: 어유와 크릴 오일은 까다로운 보충제다. 고품질의 어유는 소량만 복용해도 염증이 줄고 뇌 기능이 향상된다. 또 기분이 좋아지고 불안감과 우울증이 억제되며 근육 성장이 촉진되고 심지어 수면 보조제 역할도 한다. 그러나 품질이 좋지 않은 어유를 장기적으로 과다 복용하면 오히려 더 많은 문제를 만들 수도 있다. 모든 어유의 품질이 동일하지 않기 때문에 보충제 선택이 더욱 까다롭다. 동네 슈퍼마켓이나 약국에서 발견할 법한 브랜드의 보충제는 아마 거의 다 오염되었거나 산화되었거나 효과가 그리 좋지 못할 것이다. 고품질의 어유를 찾지 못할 바에는 아예 쳐다보지도 않는 편이 낫다. 나는 어유와 크릴 오일, 어란 오일Fish Egg Oil을 섞어 쓰기를 권한다. 크릴 오일은 상품을 찾기 더 힘들지만 보다 안정적인 데다가 뇌가 활용하기 더 쉬운 화학 성분을 포함한다. 크릴 오일에는 강력한 항산화 분자로 소위 케토-카로티노이드Keto-carotenoid라고도 불리는 아스타잔틴Astaxanthin이 함유되어 있다. 오일 보충제는 음식과 함께 먹으면 몸에 더 잘 흡수된다. 식사 구간에 또는 방탄커피와 함께 하루에 1~2그램씩 복용하면 된다.

- **생강과 강황**: 이 뿌리 식물들은 자연의 구급상자에서 나오는 것들이다. 생강은 진저올Gingerol, 쇼가올Shogaol, 파라돌Paradol이라는 화합물의 작용을 통해 염증을 공격한다. 또한 생강은 소염 진통제 이부프로펜과 화학적으로 관련이 있는 천연 진통제이기도 하며 관절염

과 관절의 불편함을 치료하는 데 좋다. 강황은 수천 년간 인도 아유르베다 의술의 기본 식품이었다. 중요한 활성 성분은 강황 특유의 노란색을 띠는 커큐민이다. 커큐민은 강력한 항산화제로 염증을 줄이고 종양 세포의 성장을 막으며 인슐린 저항성을 개선하는 물질이다. 이는 이미 임상으로 입증되어 있다. 과학자들은 강황에 스무 가지가 넘는 항염증 화합물이 함유되어 있음을 밝혔다. 나는 바이오해커이자 요리사로서 생강과 강황의 맛을 좋아한다. 둘 다 공복 상태에 먹으면 조금 매울 수도 있지만 단식 중 복용이 가능하다. 복용량은 브랜드에 따라 워낙 달라지기 때문에 추천하기 어렵다. 내 방탄용 공식에서는 보통 500밀리그램의 강황 추출물에 다른 약초를 섞는다. 만일 다른 물질을 섞지 않은 강황을 먹는다면 500밀리그램보다 훨씬 많은 양이 필요하다.

- **항균 물질들과 프로바이오틱스:** 프로바이오틱스Probiotics는 우리 몸의 체내 세균 생태계 간의 조화로운 관계를 유지하도록 돕는다. 그 자체의 항균성이나 항효모성 때문에 단식 중일 때 특히 유용하다. 나는 단식 기간 중 장을 손보기 위해 광범위한 천연 항균 기능을 가진 자몽씨 추출물을 사용한다. 효과는 아주 뛰어나다. 프로바이오틱스는 장 내 유익균의 수를 늘리기 때문에 복용이 권장된다. 단식 중 배고픔을 이기기 위해 프리바이오틱스Prebiotics를 활용할 경우에도 프로바이오틱스는 효과가 아주 좋다.(프리바이오틱스는 배고픔을 억누름으로써 단식을 쉽게 만들어 준다. 만일 장을 비우는 '장 휴식'을 취하고 있다면 프리바이오틱스는 멀리해야 함을 명심하라.) 프로바이오틱

스는 프리바이오틱 식이섬유를 연료로 사용해 성장한다. 대부분의 경우 공복 상태에서 프로바이오틱스를 복용하는 건 돈 낭비다. 장 안에 먹을 것이 없으면 프로바이오틱스가 번성할 수 없기 때문이다. 프로바이오틱스는 단식을 끝내기 1시간 전쯤에 복용하라. 그래야 위가 음식을 소화하느라 산 수치를 올리기 전 프로바이오틱스가 위를 건드리지도 않고 지나갈 수 있다. 브랜드별로 권장되는 복용량을 그대로 준수하는 것이 좋다.

- **외인성 케톤**: 보충제에 대해 논의하면서 단식 중 케토시스 상태 조절을 위해 케톤 보충제를 복용한다는 아이디어를 다루지 않고 마무리할 수는 없다. 앞서 언급했듯 이런 외인성(몸 밖에서 만들어지는) 케톤 섭취는 그다지 좋은 아이디어가 아니다. 이 책의 앞부분에서 언급한 바와 같이 케톤 소금이든 케톤 에스테르든 모두 심각한 결점을 갖고 있기 때문이다. 장기적으로 볼 때 내가 권할 수 있는 유일한 케톤 자원은 C8 MCT 오일이다.

그런데 잠깐! 아직은 보충제 복용을 시작하지 마라. 단식 중에 보충제를 복용하는 문제를 고려하기에 앞서 먼저 담당의와 함께 이미 복용 중인 처방약과 보충제 사이에서 일어날 수 있는 상호 작용에 대해 상의해야 한다. 보충제는 처방전 없이 살 수 있는 일반 약과 비교하면 안전성이 매우 높지만 그래도 상호 작용 가능성에 대해서는 생각해 볼 필요가 있다.

칼슘, 마그네슘, 칼륨, 아연 등 대부분의 미네랄 보충제는 각종 약물의 체내 흡수를 방해할 수 있으며 어떤 약초는 아예 섭취가 금지되어 있다. 특정한 시간에 복용해야 하는 약을 공복 상태에서 복용하거나 제한된 식사 구간 내에 복용할 경우 약효가 떨어질 가능성도 있다. 약사는 어떤 보충제가 공복 상태에서 복용해도 안전한지 알려 줄 것이다. 직접 인터넷을 뒤져 확인할 수도 있다. '음식과 함께' 복용하라는 대부분의 비타민과 약은 방탄커피와 함께 복용할 수 있는데, 방탄커피 속 지방이 영양 흡수를 도와 계속 단식을 이어 가게 해 주기 때문이다. 소량의 지방(C8 MCT 오일 1티스푼 + 풀 먹여 키운 소로 만든 버터 1티스푼)만으로도 충분한 경우가 많다.

성생활에 묘미를 더해 줄 보충제

단식은 삶을 외면하는 것이 아니라 받아들이는 활동이다. 일단 단식에 적응되면 감정이 보다 강렬해지고 성욕 또한 더 강해진다는 것을 깨닫게 된다. 이는 건강의 또 다른 측면으로, 현명한 바이오해킹 방법을 통해 향상시킬 수 있다. 다음의 보충제는 성욕을 자연스레 끌어올리는 데 효과적이다.

- 아르지닌Arginine: 혈관 확장에 도움을 주어 발기 상태를 향상시킨다.
- 아슈와간다: 아답토젠 성분이 있는 허브로 여성의 질 내 윤활 작용을 개선한다.
- 붕소: 남성의 테스토스테론 수치와 여성의 질 감염 저항성을 높인다.

- **천궁**: 발기 부전 처방약과 동일하게 생화학적 경로를 활성화하는 중국 약초로 강력한 항산화 특성을 갖고 있다.
- **엽산**: 정자 수를 늘려 주고 임신 가능성을 높여 준다.
- **은행잎 추출물**: 혈액 속 산화질소 수치를 높여 보다 강한 발기가 가능해진다.
- **인삼**: 발기 부전 문제를 해결하고 성욕을 높여 윈-윈 게임을 하게 해 준다.
- **카바**Kava: 여성의 성욕을 향상시킨다.
- **마카**Maca: 페루 인삼으로도 알려진 이 뿌리 식물은 항우울제로 쓰이며 낮은 성욕으로 인해 생겨난 발기 문제를 해결한다. 그러나 가공하지 않은 마카 복용은 금물이다. 젤라틴화되어야 효과가 있다.
- **마그네슘**: 스트레스를 줄여 침실 분위기를 차분하게 만드는 데 중요하다.
- **셀레늄**Selenium: 고환 안에서 발견되며 남성의 건강과 여성의 임신 가능성을 높인다.
- **강황**: 남성의 테스토스테론과 여성의 에스트로겐 수치 균형을 맞춘다.
- **비타민 C**: 성호르몬을 만드는 데 필요한 영양분으로 스트레스를 줄여 준다.
- **비타민 D₃**: 발기 부전 문제가 있는 남성에게 이 비타민이 부족한 경우가 많다.
- **아연**: 굴의 핵심 성분으로 성욕을 높이며 남성의 성교 능력도 높여 준다.

제 9 장

여성은
조금 다르다

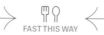

나는 야바파이족의 성경 속 이브에 해당하는 여성인 카말라푸키아가 자기 부족과 전 세계 인류의 조상을 낳은 곳으로 알려진 동굴 안에 내 임시 거처를 마련했다. 그리고 그곳에서 나는 천천히 다시 태어나고 있는 상태였다. 순탄하기만 한 과정은 아니었다. 배고픔 그리고 상상 속 사나운 포식자와 끊임없이 싸워야 했다. 그런데 갑자기 동굴 안쪽에서 어떤 소리가 들렸다. 상상 속의 소리가 아닌 진짜 소리였다.

나는 비전 퀘스트 때문에 목소리가 들리고 환영이 보이는 거라고 확신했다. 사실 그런 일이 일어나길 바라기도 했다. 그런데 이번에 들리는 소리는 내가 바라던 종류의 것이 아니었다. 영적인 진리가 담긴 초월적인 메시지도 아니었다. 확실히 물리적이고 위협적인 부스럭거리는 소리였다. 무엇이 내는 소리인지는 알 수 없었지만 아주 가까운 곳, 그러니까 동굴 입구와 내 침낭 사이 어디쯤에서 들려 왔다. 내 이성은 맹

목적으로 소리의 출처를 찾았다. 가슴이 쿵쿵거리며 뛰었다. 나는 으르렁거리면서(나는 정말 짐승처럼 으르렁거렸다. 많은 동물이 무서워서 도망갔을 법한 소리였다고 생각한다.) 손전등을 찾으려 주변을 더듬었다. 마침내 손전등을 찾아 켰지만 아무것도 보이지 않았다.

이후로는 한쪽 눈을 거의 뜬 채로 잠을 잤다. 문제의 소리는 계속 들렸고 막상 둘러보면 아무것도 보이지 않았다. 마침내 동굴에서 보내는 네 번째 날이자 마지막 날을 알리는 아침 해가 떠올라 동굴 입구를 환히 비추었다. 그때 동굴 입구에 방벽처럼 쌓아 놓은 덤불더미로 조그만 갈색 새 한 마리가 날아드는 것을 발견했다. 그 새는 야행성이었다. 덤불 속에 둥지를 만들기 위해 여기저기서 끌어모은 건축 재료를 밤마다 가지고 와 부스럭거리는 소리를 낸 것이다. 무해하고 작은 생명체에 두려움을 느꼈다는 걸 믿기 힘들었다. 하지만 그게 사실이었다.

나는 스스로에게 포식자에 대한 얘기를 했고 사실이 아니라는 걸 뻔히 알면서도 그 얘기를 믿었으며 감정적으로 또 육체적으로 그 얘기에 반응했다. 나의 어리석음에 웃지 않을 수가 없었다. 동굴 안에 혼자 있으면서 두려움을 극복한 뒤에도, 내가 만들어 낸 환상 속의 퓨마를 완전히 물리친 뒤에도 마음은 다시 나를 이용하려 들었다. **다시 태어나기란 쉬운 일이 아니라는 사실을 깨달았다. 보다 나은 사람, 보다 강한 사람이 되려면 그에 맞는 긴 과정이 필요하다.**

나와 음식의 관계 또한 마찬가지다. 그 어떤 사람과 음식의 관계 역시 동일하다. 인지하지 못하고 있을 가능성이 높지만 우리는 모두 음식과 관계를 맺고 있다. 이 관계는 사실상 우리 내부 깊이 뿌리박혀 있다. "몇 시간 안에 뭔가를 먹지 않으면 나는 굶어 죽을 거야." 뇌 깊숙한 곳에서 자기 보호에 관여하는 편도체는 우리가 음식을 거부할 때 이렇게 반응한다. 적어도 그렇게 반응하지 말라고 가르치기 전까지는 말이다.

나는 동굴 안에서 시작된 재탄생 과정을 계속 이어 나가기로 마음먹었다. 멀고도 험한 길이 될 수도 있다는 사실은 잘 알고 있었다. 물론 그럴 것이다! 다시 태어나는 건 절대 간단한 일이 아니다. 카말라푸키아의 출산은 인류 역사의 시작이었다. 우리가 자궁 밖으로 나온 순간 예측할 수 없고 굴곡진 인생 여정도 함께 시작됐다. 동굴 안에서 내게 일어난 모든 일 또한 위대한 여정의 시작이었다. 그 이후 나는 그저 내 길을 걸어 왔다. 우리도 모두 우리만의 길을 걷고 있는 것이다.

⋮ 인류 절반의 이야기

영문 모를 일이지만 단식에 대한 대부분의 논의에서 제외되는 아주 큰 주제가 있다. 바로 '단식이 여성에게 미치는 영향'이다. 단식에 대한 대부분의 책, 논문, 기사, 블로그 포스트에 이르기까지 모두 우리의 몸이 동일하며 여성과 남성 역시 동일하다고 추정한다. 사실 오늘날 대부분의 의학 연구와 과학 연구는 여전히 남성의 몸을 테스트 모델로 사용한다.[1]

최근 하버드 대학교 데이터베이스에 게재된 간헐적 단식에 대한 연구 논문을 검토해 본 결과는 이러한 현실을 적나라하게 보여 준다. 일흔하나의 연구 가운데 고작 열세 편의 연구만이 연구 대상에 여성을 포함하고 있었다.[2] 이러한 누락은 문제가 많다. 물론 우리 모두 기본적인 소화 기관은 동일하지만 남성과 여성은 생물학적으로 결코 동일하지 않다.(서술을 단순화하기 위해 이 장에서만큼은 모든 청자를 여성이라 간주하려 한다. 지금 책을 읽고 있는 독자가 여성이라면 아주 잘된 일이다. 이는 우리의 사고 지평을 넓힐 수 있는 좋은 기회가 될 것이다. 확인해 본 바에 따르면 내 책을 읽은 남성과 여성의 수는 거의 동일하다. 그래서 이 문제는 늘 동전 던지기나 다름없다.)

우열을 가르자는 것이 아니다. 강함과 약함을 가르자는 것도 아니다. 순전히 생물학의 문제다. 여성의 몸은 출산과 수유가 가능하도록 설계되어 있으며 그에 따른 생리학적 특성을 보유하고 있다. 남성과 여성은 호르몬 수치도 다른데 이는 각 음식에 대한 반응 또한 아주 다르다는 의미다. 초경부터 폐경 전까지의 연령대에 있는 여성은 활발하게 활동하는 난소를 가지고 있으며 월경 주기를 겪는다. 여성은 남성에 비해 평균적으로 키가 작고 대체로 폐의 크기 역시 작다. 체지방의 분포 또한 남성과 다르다.

여성은 세포 차원에서 식단 변화에 더 민감하다. 여성이 건강한 아기를 만드는 데 필요한 에너지와 영양분을 갖지 못하면 그 결핍으로 인해 월경 주기가 눈에 띌 만큼 변하거나 지장을 받게 되고 배고픔이 더 강하게 나타난다. 대부분의 역사에서 굶주리거나 영양실조에 걸린 여성은 임신을 할 경우 사망할 가능성이 훨씬 높았다. 그 여성을 임신시킨 남성에 비해 매우 높은 사망률을 보인 것이다. 에너지가 결핍될 때 치르게 되는 생물학적 대가는 남성보다 여성 쪽이 단연 더 크다. 임신 중이 아니라도, 가임기에 해당하지 않더라도 이는 마찬가지다.

이 모든 이유로 단식이 남성의 몸과 여성의 몸에 미치는 영향이 다름은 분명하다. 그간 단식에 대한 폭넓은 지침을 개발하고 점검할 때는 주로 남성을 대상으로 진행했다. 따라서 여성의 단식을 위해서는 보다 섬세한 조정이 필요하다. 희소식이 있다면 특히 질병 예방 면에서 여성도 남성만큼이나 단식을 통해 많은 혜택을 얻을 수 있다는 점이다. 특히 알츠하이머병은 남성보다 여성의 발병률이 두 배 높은데, 단식으로 이 병을 일으키는 신진대사 관련 원인 중 일부를 막을 수 있다.

잠시 멈춰서 여성의 몸속에 있는 자동화 시스템을 검토해 보자. 남성의 경우와 마찬가지로 여성의 몸 역시 F로 시작되는 네 가지 생존 원칙의 지배를 받는다. 여성의 네 가지 F는 두려움Fear, 음식Food, 출산 능력Fertility, 친구Friend다. 임신이 가능한 시기에 이 시스템은 음식, 영양분, 스트레스 수준을 주의 깊게 감지해 당신이 세 번째 F, 즉 출산 능력을 가질 수 있는지 확인한다. **만일 칼로리 수치, 지방, 미량 영양소, 독소, 스트레스가 수용 가능한 수준이 아니라면 신체적 불안, 즉 '우리 종의 미래가 위험하다!'라고 경고하는 생물학적 스트레스 반응이 나타난다.** 남성과 여성은 다음 세대의 창조와 생존을 보장하기 위해 아주 원시적인 차원에서 연결되어 있다.

우리가 신체에 과도한 스트레스를 주지 않는 단식을 하기로 마음먹는다면 단식을 하면서 더 튼튼해지고 신진대사 측면에서 더 건강해질 수 있다. 그러나 과도한 단식을 할 경우 남성보다 여성의 신체에서 스트레스 반응이 더 빠르게 발생한다. 자연이 여성의 몸을 임신하기에 안전한 장소로서 보호하고 싶어 하기 때문이다. 결국 다음 세대와 종의 생존은 성공적인 임신에 달렸다. 물론 의식 있는 우리의 뇌는 그것이 다 헛소리라고 생각한다. 그러나 고대로부터 내려온 생존 시스템은 타고나는 것이며 오늘날 물고기와 새에게도 존재하는 바로 그 시스템이다. 설사 임신하지 않은 상태라 해도 자연은 태아를 보호하려 든다. 자연은 그런 식의 편집증을 갖고 있다. 바로 이런 이유로 단식이 남성과 여성에게 미치는 효과가 각각 다른 것이다.

원시적인 도마뱀 뇌 부위인 편도체는 생식 능력이 손상되고 있다고 판단할 경우 자원을 보존하기 위해 강력한 생식 화학 물질인 생식샘자극호르몬분비호르몬Gonadotropin-releasing Hormone 분비를 억제하는 반응을 보인다. 생식샘자극호르몬분비호르몬은 보통 다른 두 호르몬, 즉 난포자극호르몬과 황체형성호르몬의 분비에 관여한다. 난포자극호르몬은 성적 성숙을 이끌고 성숙한 난자의 발달을 촉진한다. 황체형성호르몬은 황체라 불리는 구조의 발달을 촉진해 수정된 난자를 자궁 속에 심을 준비를 한다. 오늘날 성호르몬 수치가 세계 도처에서 떨어지고 있기에 난소는 극단적인 자기 보존 행동을 통해 이 같은 호르몬 감소에 대처한다.

음식 공급과 성호르몬 그리고 출산 주기가 서로 긴밀한 관계를 맺고 있다는 것은 진화론적 측면에서 볼 때 일리가 있다. 자연 선택의 압력은 출산 능력이 가장 큰 여성을 선호한다. 그러한 능력을 가진 여성이 출산할 수 있을 만큼 건강하고 충분한 음식을 손에 넣을 수 있다면 그야말로 금상첨화일 것이다. 설사 아기를 낳는 일에 관심이 없다 해도 출산 능력은 전반적인 건강 상태를 보여 주는 바로미터다.

여성이든 남성이든 영양분 또는 칼로리 섭취에 변화가 생기면 몸은 신호를 보내며 그로 인해 유전자 발현 방식이 영향을 받는다. 여성의 경우 이런 연관성은 훨씬 더 깊다. 여성의 몸은 남성의 몸이 정자를 만드는 데 투자하는 것보다 훨씬 더 많은 에너지와 자원을 아기를 만드는 데 투자해야 하기 때문이다.

환경이 유전자에 미치는 영향에 대한 연구를 후성 유전학Epigenetics이라 한다. 생물학자들은 우리가 살아가는 방식(생활 방식, 선택, 환경, 식습관 등)이 유전자가 발현되는 방식에 영향을 준다는 증거를 점점 더 많이 밝혀 내고 있다. 후성 유전학은 유전자 암호가 현재의 우리 존재에 대한 고정 불변의 레시피가 아니라는 사실을 알려 준다.

유전자 암호는 다양한 선택지가 붙어 있는 메뉴에 가깝다. 독소, 배고픔, 만성적인 스트레스 등 다양한 외부 영향은 어떤 유전자를 활성화시키고 어떤 유전자를 침묵시킬지 결정하는 몸속의 분자 스위치를 계속 켜고 끈다. 다시 말해 세포는 자신의 DNA를 읽는 방식을 계속 바꾸고 있는 것이다.

후성 유전학은 왜 매일 하는 간헐적 단식이 여성에게 문제를 일으킬 수 있는지를 설명하는 데 도움이 된다. 단식을 하거나 저지방 음식을 먹다 보면 후성 유전학적 변화와 화학적 변화가 일어나면서 우리 신체를 향해 이렇게 외친다. "기근이 들었어! 비상이야! 번식하지 마!" 이렇게 민감한 문제를 고려하지 않고 남성 위주로 만들어진 단식 계획을 실행하면 심각한 건강 문제가 생겨날 수 있다. 너무 우울해져 단식을 너무 빨리 포기하게 될 가능성도 크다.

상당수의 여성이 간헐적 단식을 지속적으로 진행하거나 장기 단식을 반복할 경우 불면증, 불안감, 부신 기능 저하증, 불규칙한 월경 주기, 뼈 건강 손상, 심지어 일시적인 불임 등의 문제를 겪는다. 이러한 보고는 지금까지의 얘기를 살펴보았을 때 그리 놀랍지 않다. 게다가 실험실 동물에 대한 과학적 연구가 여성들의 증언을 뒷받침한다.[3] 한 연구에 따르면 암컷 쥐가 2주 동안 간헐적 단식을 하자 난소가 수축했고 제대로 잠들지 못했으며 월경이 중단됐다.[4] 물론 인간이 2주 동안 간헐적 단식을 했을 때는 그렇게까지 심한 영향을 받는 것 같지 않다. 자연은 우리가 두 달 간격으로, 또 한 번에 여러 명을 출산하지 않는다는 사실을 잘 알기 때문이다.(휴.) 반면 단식을 하지 않더라도 케토시스 상태를 끝내지 않을 경우 월경이 억제된다! 케토시스 상태를 유지하는 식습관은 여성이 오랜 기간 유지하기에 적절한 식습관은 아니다. 정기적으로 그 상태에서 벗어나야 한다.

: 여성을 위한 단식 전략

다행히도 여성 역시 생식 건강을 손상시키지 않는 선에서 단식을 통해 다양한 혜택을 얻을 수 있다. 몇 가지 지혜로운 수정만 거치면 된다.

첫 번째 수정은 **간헐적 단식을 하루 걸러 하는 것이다.** 그런 식으로 단식을 하면 우리 몸은 이런 신호를 받을 수 있다. "나는 내 (존재하지 않는) 아기에게 적절한 음식을 줄 수 있는 곳에 있어야 하지만 동시에 잠깐씩은 음식 없이도 살아갈 수 있을 만큼 강해야 한다." 그야말로 최고의 상황이다. 설사 저녁에 충분한 칼로리를 섭취한다 해도 매일 간헐적 단식을 지속하면 우리의 몸은 기근을 겪는 상태에 가까워진다.

또 단식을 하는 날에는 무리하게 운동하지 말아야 한다. 요가 수업을 들어라. 필라테스나 산책도 좋다. 간헐적 단식을 하는 날에는 고강도 인터벌 운동을 하거나 무거운 역기를 들지 마라.

많은 여성에게 효과 있는 또 다른 바이오해킹 방법은 탄수화물과 단백질을 전혀 섭취하지 않고 풀을 먹여 키운 소의 젖으로 만든 버터와 MCT 오일을 섞은 방탄커피만 마시면서 방탄 간헐적 단식을 하는 것이다. 직접 실천해 본 많은 여성의 얘기에 따르면 이 방법으로 부정적인 영향을 받지 않고 더 자주 단식을 할 수 있다고 한다.

아침을 항상 건너뜀으로써 매일 긴 시간 단식하는 단순 간헐적 단식도 효과가 좋을 수 있지만 생물학적 측면에서 스트레스가 더 크고 관리하기가 더 힘들다. 특히 사회생활을 하고 있거나 가족들과 함께 살고 있을 경우 더욱 그렇다. 방탄 간헐적 단식을 하면 남성과 여성 모두 이런 스트레스를 잘 관리할 수 있다. 많은 이들이 여성의 단식과 성호르몬 간의 상호작용 문제를 다루는 데 특히 도움이 되었다고 말했다.

방탄 간헐적 단식은 우리 몸에게 지금 굶주리고 있다는 스트레스 신호를 보내는 대신 기본적으로 침착함을 유지하고 자가 포식(세포 차원의 자정)과 신속한 지방 연소(케토시스 상태)에 필요한 자원을 지정하라고 말한다. 현재 상태가 기근이 아니라는 메시지도 전한다. 그 어떤 탄수화물이나 설탕도 섭취하지 않고 '기근 스트레스' 신호도 전혀 받지 않기 때문에 이런 스타일의 간헐적 단식은 부신 피로 증후군을 야기하지 않는다. 우리 몸은 지방을 태우기 위해 호르몬 에피네프린(아드레날린)을 이용하는데 에피네프린은 부신에서 만들어진다. 부신 소진에 민감한 여성 입장에서는 부신에 대한 부담을 줄이는 일이 특히 중요한 대목이다.

그렇다면 간헐적 단식을 하지 않는 날에는 어떻게 해야 할까? 아침에 단백질과 지방을 섭취하되 탄수화물을 섭취하지 마라. 방탄커피를 만들고 거기에 풀을 먹여 키운 동물로 만든 콜라겐 단백질을 20그램 내지 30그램 추가하라. 이제 아침 식사 문제는 해결됐다. 단백질을 섭취했으니 단식을 하는 날은 아니다. 그러니 고강도 인터벌 운동을 하거나 역기를 들어도 좋다.(아니면 그냥 평소처럼 지내도 된다!) 어떤 여성은 일주일 내내 평범하게 식사하고 일주일에 한 번씩 24시간 내내 단식을 하면서 잘 지낸다. 융통성 있게 일정을 짤 때의 이점을 최대한 활용하라. 스트레스가 적은 날을 골라 아침과 점심을 건너뛰고 저녁만 먹으라. 자, 그럼 해낸 것이다!

단식에 약간의 MCT 오일을 섞는 것 외에 덜 공격적인 단식 일정을 짜 보라는 조언도 해 주고 싶다. 예를 들어 16시간보다 14시간 내지 12시간만 단식을 하거나 단식하는 날 사이의 간격을 더 넓혀 보는 것이다. 여러 시도 끝에 이 방식이 더 편하다는 사실을 확인한 뒤에는 단식 시간과 빈도를 늘리는 선택지를 고려할 수도 있다.

이때 가장 중요한 건 호르몬이 패닉 상태에 빠지지 않게 하는 것이다. 스트레스를 받은 여성이 지방이 많고 짠 음식을 갈망하는 데는 다 이유가 있다. 부신 피로 증후군 증상 때문이다. 잠재적으로 심각해질 우려가 있는 이런 증상에 관심을 보이고 순전히 의지력으로 극복할 문제라고 생각하지 말아야 한다. **단식을 통해 자제력을 발휘하는 목적 중 하나는 피상적인 갈망과 순수한 경고 신호를 구분하는 법을 배우는 것이다.**

부신은 혈류 속 나트륨 및 칼륨 수치의 균형을 잡아 주는 호르몬인 알도스테론Aldosterone 을 생산한다. 나트륨과 칼륨 사이의 균형은 세포 기능을 적절하게 유지하는 데 매우 중요하다. 스트레스를 받을 때 소금을 약간 먹으면 혹사당한 부신의 부담을 덜어 줄 수 있다. 몸이 소금이 든 음식을 갈망하는 데는 그럴 만한 이유가 있다. 그러니 몸이 하는 말에 귀 기울이라! 그리고 식단에 미네랄이 풍부한 히말라야 바닷소금을 추가하라.(팁: 아침에 일어나 제일 먼저 물 한 잔에 히말라야 바닷소금을 조금 넣어 마셔라.) 이는 에너지를 높이고 부신 스트레스를 줄일 수 있는 아주 쉬운 방법이다. 몸은 케토시스 상태에 있을 때 더 많은 소금(하루에 2~8그램)을 필요로 한다. 지방에 대한 갈망이 생긴다면 식단에 지방을 약간 추가하라. 감자튀김은 넣어 두고 풀 먹여 키운 소로 만든 버터, 아보카도, 올리브 오일 등 양실의 지방을 섭취하노록 한다.

오후가 되어서도 몸이 계속 소금이 든 음식을 더 달라고 말한다면 버터에 흠뻑 적셨거나 고품질의 바닷소금을 뿌린 야채만큼 좋은 음식이 없다. 풀을 먹여 기른 동물로 만든 스테이크를 같은 방식으로 요리해도 된다! **유연한 단식은 좋은 아이디어일 뿐 아니라 건강에 절대적으로 필수적인 일이기도 하다. 부신과 생식 능력을 보호하면서 무언가를 멀리하며 지낼 때의 이점을 최대한 활용하도록 돕기 때문이다.**

만일 마흔 살 이상이거나 많은 체중을 줄여야 하는 상황이라면 이 방식을 참고하라. 간헐적 단식을 시작하기에 앞서 먼저 약 한 달 동안 아침 식단을 바꾸는 것이다. 잠에서 깨자마자 약간의 지방(MCT 오일 포함)과 적어도 단백질 40그램을 포함한 아침 식사를 하라. 렙틴 민감성이 재설정될 것이고 그 덕에 체중 감량이 더 쉬워질 것이다. 탄수화물만 먹지 않는다면 차와 달걀 몇 개, 고기 한 조각, 연어와 아보카도 또는 평소 좋아했던 단백질 스무디 정도는 먹어도 좋다. 30일 후에는 앞서 언급한 하루씩 거르는 간헐적 단식 일정을 따르도록 하라.

여성의 몸은 스트레스 신호에 더 잘 적응하기 때문에(역시 생식 측면의 이유 때문에) 아침에 먹은 지방, 종종 단백질로부터 이익을 얻는다. 또한 여성은 평균적으로 남성보다 탄수화물에 더 민감하다. 단식과 단식 사이에 평상시보다 더 많은 탄수화물을 먹어 몸에 탄수화물을 보충하는 시간을 정해 둘 것을 권한다. 많은 남성은 일주일에 단 한 번만 그런 '탄수화물 보충'을 한다. 일부 남성은 탄수화물을 덜 먹을 때 가장 좋은 컨디션을 보인다. 그러나 대부분의 여성은 내내 케토시스 상태에 있으려 애쓰기보다는 저녁 식사 때마다 탄수화물을 소량 또는 적당량 먹을 때 컨디션이 가장 좋다.

탄수화물을 가미한 식단이 효과적인 이유는 간헐적 단식과 케톤을 활성화하는 MCT 오일의 힘만으로도 여러 가지 혜택을 보기에 충분하기 때문이다. 탄수화물은 수면에도 큰 도움이 되는데 우리 신체에 현재 기근이 일어나고 있지 않다는 신호를 보내 휴식할 수 있도록 돕는 역할을 한다.

분명히 해 두자면 약간의 탄수화물을 섭취해도 좋다고 해서 빵과 피자를 마음대로 먹으라는 말이 아니다. **고구마, 당근, 호박, 백미 같은 고품질 탄수화물을 고수해야 한다. 글루텐, 콘 시럽, 가공된 탄수화물은 금지한다.** 이런 음식은 염증 반응을 일으키고 다음 날 피로감을 느끼게 할 가능성이 아주 높다. 또한 체중이 조금 더 늘어난 것 같다는 느낌이 들 텐데 몸에 여분의 글리코겐이 저장되면서 수분도 함께 저장되기 때문이다.

몸무게는 걱정하지 마라. 수분의 무게일 뿐이다. 어떤 경우라 해도 하룻밤 새에 지방으로 체중 0.5킬로그램이 늘어날 수는 없다. 더불어 한 가지 덧붙이자면 가끔씩 저질 음식에 탐닉한다고 해서 세상이 끝나는 것이 아니라는 점이다. 연료 보충의 날에 정크 푸드를 먹으면 며칠간은 갈망에 시달리고 컨디션이 떨어지겠지만 곧 정상 상태로 되돌아온다. 우리는 긴 여정의 가운데를 걷고 있음을 명심하라.

적당량의 붉은 고기와 내장육을 먹는다면 식단 내에서 이미 충분한 양의 철분을 섭취하는 셈이다. 여성은 월경 중 혈액을 상실하기에 대개 남성보다 더 많은 철분을 필요로 한다. 일부 여성은 철분 보충제를 복용해야 할 수도 있다. 혈중 페리틴Ferritin(철분 운송 단백질) 수치가 낮으면 월경 주기가 교란되고 피로감을 느끼게 되며 전반적으로 건강이 나빠진다. 가임기의 많은 여성은 빈혈을 앓고 있는데 평소 붉은 고기를 충분히 먹지 않기 때문이다. 이는 임신 중 각종 합병증을 유발할 수 있다.

여성은 철분에 특별한 관심을 기울여야 한다. 너무 적게 섭취해도 좋지 않고 너무 많이 섭취해도 문제가 생길 수 있다. 비타민 D 및 비타민 K_2의 경우와는 달리 철분은 복용할지 말지를 임의로 정할 수 있는 영양소가 아니다. 빈혈 상태(철분 수치가 낮은 상태)에서는 모든 기능이 급격하게 저하되고 철분을 섭취해 혈중 페리틴 수치를 혈액 1리터당 약 75마이크로그램 이상으로 상승시키면 아주 빠른 속도로 노화가 일어난다. 철분 보충제가 필요한지 확인하는 가장 좋은 방법은 혈중 철분 수치를 검사하는 것이다. 대부분의 혈액 검사에는 페리틴 수치 검사가 포함되지 않으므로 담당 의사에게 따로 부탁하는 것이 좋다. 유감스럽게도 다수의 표준 의료 검진은 아직 여성의 생리 상태에 맞춰져 있지 않다.

여성의 몸은 사실상 수정 순간부터 태아에게 필요한 자원을 찾기 시작한다. 나는 몇 년 전 우리 부부가 아이를 가지려고 애쓰던 시절에 일어난 일을 기억하고 있다. 내가 아내의 임신을 처음 확신한 건 우리가 미국 타호 호수의 한 식당에서 멋진 양고기 스튜 마지막 그릇을 주문했을 때였다. 그릇 안에는 커다란 양고기 한 조각이 담겨 있었고 우리는 음식을 나눠 먹는 중이었다. 내가 숟가락으로 스튜를 떠 먹으려 하자 아내는 자기 숟가락으로 내 숟가락을 밀어냈다. 아내가 한 입 한 입 맛있게 먹는 모습을 지켜보면서 생각했다. '와, 세상에! 아내가 임신을 했네!'

어떤 이유로든 한동안 너무 적은 칼로리의 음식을 섭취하다 보면 우리 신체가 기근 신호에 반응해 스트레스를 받는다. 양질의 음식이나 적당량의 칼로리를 섭취해 임신에 도움이 되는 수준으로 회복될 때까지 임신 관련 문제를 겪게 될 수 있다. 실제로 아이를 낳으려 하든 하지 않든 이는 중요한 문제다. 임신 능력은 건강 상태가 전반적으로 괜찮다는 사실을 보여 주는 증표이기 때문이다.

섭식 장애를 겪고 있는 여성이 종종 월경 중단을 경험하는 이유 역시 기아-스트레스 반응 때문이다. 이때 여성의 몸은 공황 상태에 빠지게 되며 생식 능력을 발휘하지 않도록 막음으로써 임신과 관련한 추가 스트레스로부터 자신을 보호하려 애쓴다. 통제된 동물 연구의 내용은 기아-스트레스 반응이 얼마나 치명적인 영향을 미칠 수 있는지를 잘 보여 준다. 암컷 쥐에게 극단적으로 낮은 칼로리를 제공할 경우 쥐는 생식 주기의 작동을 중단하고 스트레스에 대한 아주 강력한 반응을 나타냈다.[5] 칼로리 제한에 토대를 둔 CICO 다이어트가 대체로 건강에 좋지 못한 이유도 이 때문이다.

강도 높은 회복 훈련을 겸하는 프로 운동선수가 아닌 한 나는 남성이든 여성이든 단식을 하면서 매일 강도 높은 운동을 하는 것에 찬성하지 않는다. 주말에 격한 운동을 몰아서 하는 '주말 전사'를 비롯한 많은 여성 운동선수는 월경이 중단되고 임신 능력까지 사라지는 문제를 겪는다.

극도로 강도 높은 운동에 저지방, 저칼로리 식단을 병행하면 우리 신체는 엄청난 스트레스를 받는다. 이 상황은 당신의 후성 유전체 Epigenome 에 다음과 같은 내용의 메시지를 보낸다. "허구한 날 뛰어다니네. 매일 호랑이한테 쫓기고 있는 게 분명해. 게다가 주변에 먹을 것이 없으니까 아무것도 못 먹고 있는 거야. 기근과 호랑이 때문에 생명의 위협을 받고 있는 게 틀림없어. 이런! 절대 임신은 하지 마!"

남성과 여성의 신체 모두 이런 메시지에 대응해 탈진, 부신 피로 증후군, 호르몬 불균형 반응을 보이긴 하지만 여성이 더 민감하게 반응하고 그 영향을 더 빠르게 느낀다.

건강한 지방과 적당량의 단백질이 함유된 식사를 하면서 주기적으로 저탄수화물 식사를 하는 식단은 매우 건강에 좋고 유익하다. 나는 성인 시절 내내 체중과 다이어트 문제로 고군분투해 온 많은 여성(그리고 물론 나 같은 남성)을 만났다. 그들은 간헐적 단식을 알고 염증을 유발하는 음식을 멀리했다. 그리고 아침을 방탄커피로 시작하면서 마침내 지속 가능한 식사 방법을 찾았다. 탄수화물을 얼마나 섭취해야 하는지는 개인마다 다르다. 지침을 활용해 자신에게 맞는 양을 스스로 알아내야 한다.

만약 여성이라면 생물학적 기능과 간헐적 단식의 혜택 사이에서 균형을 잡는 문제와 관련해 남성보다 더 큰 주의를 기울여야 한다. 굉장히 중요한 얘기이므로 강조하겠다. **"임신 중에는 절대 단식을 하지 마라!"** 만일 다음 사항 중 단 하나에라도 해당될 경우에는 단식을 하기 전에 먼저 의사를 만나 볼 것을 강력히 권한다.

- 현재 모유 수유 중이거나 임신을 계획 중이다.
- 불임 문제나 불규칙한 월경 주기 문제를 안고 있다.
- 표준 체중 이하거나 영양 실조 상태다.
- 섭식 장애를 앓은 적이 있다.

잊지 마라. **단식은 순간의 행동이 아니고 계속 이어지는 과정이다. 각 과정을 성실하게 이행하고 그 과정에 전념하라.** 그러면 곧 훨씬 더 나아진 자신을 발견하게 될 것이다.

더 나이 든 여성

여성의 단식과 관련해 아직 얘기하지 않은 전혀 다른 측면이 하나 있다. 단식이 폐경기가 지난 여성에게 미치는 영향이다. 미국 내에서 이 범주에 해당하는 여성의 수는 약 5000만 명에 이른다.[6] 하지만 단식에 대한 기사나 연구를 통해서는 이러한 사실을 전혀 알 수 없다. 단식에 대한 이야기를 할 때 나이 든 여성에 대한 언급이 거의 이루어지지 않기 때문이다. 바람직하지 않은 현상이다.

나는 이 주제를 아주 가까이서 들여다보고 있다. 내 아내가 지금 폐경기 후반부에 이르렀고 동시에 나와 함께 간헐적 단식을 하고 있기 때문이다. 우리 부부가 개인적으로 경험했고 다른 사람에게서 듣거나 몇 없는 과학 문헌에서 본 바에 따르면 여성의 몸이 폐경기와 그 이후에 일어나는 변화에 반응하는 방식은 엄청나게 다양하다. 내 생각에 무엇보다 중요한 것은 일단 폐경기에 들어서면 모든 것이 변하기 때문에 단식에 대한 반응 역시 불가피하게 변한다는 점이다. 심지어는 매달 정신 없이 변할 수도 있다.

모든 사람이 단식에 중독되기 쉽지만(내가 '단식 함정'이라 부르는 현상이다.) 여성은 특히 더 단식에 중독되기 쉽다. 날씬해져야 한다는 사회적 압박이 워낙 심해서일 것이다. 중독성 있고 갈망이 심한 다른 종류의 행동과 마찬가지로 강박적인 단식은 건강에 좋지 않다. 나는 단식을 하는 여성들에게서 늘 이런 불평을 듣는다. 단식을 하면 정말 기분이 좋은데 하다 보면 수면의 질이 떨어지고 이내 머리카락이 빠지기 시작하며 월경 주기가 제멋대로 바뀐다는 것이다. 이런 문제가 단식 함정의 증상이라는 걸 알아보지 못하는 경우도 많다. 폐경 전후기 증상과 비슷할 수 있기 때문이다.

폐경 전후기에 도달하면 실제로 머리카락이 점점 더 가늘어지고 일부 빠지기도 한다. 피부에 열이 오르거나 불안감을 느끼며 수면 행동이 변할 수도 있다. 이러한 변화는 과도한 단식을 한 결과로도 나타날 가능성이 있어 주의력을 흐트러뜨린다. 현명하고 균형 잡힌 유연한 식이 계획을 세워 놓는다 해도 폐경 전후기에 이르면 조정이 필요할 수도 있다. 이 시기에는 신체에 새로운 일이 워낙 많이 일어나기 때문이다. 스스로를 따뜻하게 대하고 싶고 불안감을 눌러 없애고 싶을 것이다. 고통 없이 초월로써 말이다.

폐경기가 지나 어느 정도 안정되고 나면 아마 간헐적 단식을 하면서도 아주 잘, 아마 이전보다 훨씬 더 잘 지낼 수 있을 것이다. 나의 어머니는 간헐적 단식을 좋아하며 거의 늘 간헐적 단식을 실천하면서 하루에 한 끼만 드신다. 그런 생활에 익숙해지는 데에는 시간이 좀 걸렸지만 지금은 단식을 하면 기분이 훨씬 더 좋아진다고 말씀하신다. 아직 폐경 전후기에 있는 내 아내의 경우 하루에 한 끼 단식의 효과는 보다 변덕스럽다. 어떤 날은 기분이 아주 좋고 어떤 날은 그렇지 못하다. 월경 중이라면 단식 중 느껴지는 감정이 월경 주기 중 몇 번째 날인지에 따라 아주 달라진다.

폐경기에 접어든 여성은 자기 평가를 처음부터 다시 해야 할 필요가 있다. 요즘 신진대사가 얼마나 잘되고 있는지 살펴보라. 평균적인 여성이라면 그 답이 아마 '그리 잘되고 있진 못한' 상태일 것이다. 그렇다면 아침 식사를 건너뛰고 방탄커피를 한잔하는 것으로 단식을 자연스럽게 시작할 수 있다. **아침에 단백질과 탄수화물을 멀리함으로써 가볍게 뭔가를 멀리하며 지내기를 시작하는 것이다. 첫날 아침에는 커피에 풀을 먹여 키운 소의 젖으로 만든 버터를 곁들일 수도 있다.** 이후에는 마음껏 즐기며 살아라. 이상하게 들리는가? 일단 시도를 하면 믿게 된다. 따뜻한 밀크쉐이크가 그런 음식인 것처럼 말이다. 새로운 하루를 시작하기에 지방이 너무 많은 식사라고 생각한다면 메뉴를 바꿀 수도 있다.

스스로에게 이렇게 말해 보자. "점심 때까진 그냥 가 보는 거야." 좋다. 우리가 할 일은 하나, 아침 식사를 건너뛰는 것뿐이다. 가능하다. 그런 다음 단식 구간을 늘려 본다. 그렇게 16시간 단식까지 진행한다. 아마 저녁은 오후 6시쯤에 먹을 것이다. 이제 다음 날 오전 6시까지 아무것도 먹지 않고 지내 보자. 그러면 12시간이 채워진다. 6시간 더 가 보라. 그러면 점심시간이 된다. 별일 없을 것이다. 여기저기 돌아다니면 단식을 유지하는 데 큰 도움이 된다. 얼마든지 할 수 있는 일이다.

일단 건실한 기초를 닦고 나면 조심스레 먹기 시작하라. 여기까지 잘 해낸 뒤에는 16:8 단식처럼 좀 더 긴 단식 리듬을 타고 싶어질 것이다. 단식의 기본 원칙은 누구에게든 똑같다. 남성에게든 여성에게든, 폐경 전기의 여성에게든 폐경 후기의 여성에게든 동일하다. 물론 폐경 전후기와 폐경기 이후의 여성은 특별히 신경을 써야 한다. 몇 년 전에 효과가 있었던 것들이 더는 효과적이지 않을 수도 있다. 단식이 원인이 아닌 경우도 있지만 예전보다 몸 상태가 나쁘다고 느껴지기도 한다. 에너지와 집중력을 높이고 스트레스와 불안감을 줄이는 해결책의 일부로서 단식 방법의 조정을 고려해 보자.

일반적으로 폐경 전후기에 접어든 경우에는 짧은 간헐적 단식을 시도하는 편이 좋다. 효과가 있다고 확신하기 전까지는 연이어 단식하지 마라. 현재 겪고 있는 증상이 자칫 더 악화될 가능성을 최소화하기 위한 조치다! 와인 한 잔이라 하더라도 일단 술을 마시면 단식이 더 힘들어질 것이다. 의사를 찾아가 호르몬과 갑상선 검사를 통해 건강을 체크하고 본인의 상태를 보다 정확히 파악하길 권한다. 체성분 및 체중의 변화는 폐경기에 흔히 일어나는 일이며 식단에만 영향을 받지는 않는다. 세계에서 가장 완벽한 간헐적 단식을 하는 중이고 최고급 요리만 먹는다 해도 갑상선이 제 기능을 못하면 여전히 체중은 늘어난다. 체내의 에스트로겐 대 프로게스테론 비율에 생기는 변화 역시 체중 감량을 어렵게 만든다.

나이가 들면 몸의 외형이 변하는 것이 당연하며 그것이 괜찮다고 말할 생각은 없다. 이 발언으로 사과할 생각도 없다. 체중 감량이 목표가 아니라거나 체중 감량이 더 힘들어졌다 해도 나는 여전히 간헐적 단식을 권한다. 간헐적 단식을 하면 근육의 탄력성을 유지하고 골다공증을 유발하는 골밀도 감소를 막는 데 도움이 된다. 최근 연구 결과에 따르면 간헐적 단식이 키스펩틴Kisspeptin 이라는 분자를 증가시키고 난소와 부신을 자극해 에스트로겐과 프로게스테론 생성을 촉진한다고 밝혀졌다.[7] 이는 폐경기의 증상을 완화하는 데 도움이 된다.

가장 중요한 점은 여성이라는 존재가 단지 자궁이 달린 남성이 아니라는 것이다. 다이어트와 단식에 대한 여러 유명한 글들을 보면 자칫 그렇게 생각할 수도 있다. 하지만 여성은 남성과 다른 별개의 한 종으로서 뚜렷하게 구별되는 도전을 마주하고 다른 잠재력을 지녔다. 식단, 수면, 운동, 보충제, 그 외에 단식과 관련한 다른 사항을 계획하려거든 자신의 각종 주기와 성별에 따른 진화 유산에 주목하라. 혹 임신할 계획이 있다면 자신이 지닌 자원을 박탈하지 마라. 임신 중에는 절대 단식을 해서는 안 된다. 몸이 폐경기의 변화를 맞기 시작하거든 의사를 만나라.

진화 유산의 창의적인 측면, 출산 능력과 관련된 측면에 주목하라.

이는 무언가를 멀리하며 지내고 스스로를 통제하고 보다 나은 우리를
해방시키는 실험을 할 때 우리가 이용할 수 있는 힘의 일부다.

제 10 장

모든 방법을 단식하라
: 초보적인 가이드

나흘 동안 나는 배고픔과 외로움, 두려움, 그리고 불안감을 떨쳐 내려 몸부림쳤다. 그 모든 과정을 거치고 난 뒤 비전 퀘스트 마지막 날 아침 에 나는 장엄한 소리, 즉 평화로운 침묵에 잠이 깼다. 벌들은 여전히 내 머리 주변에서 윙윙댔다. 그 조그만 갈색 새는 내가 동굴 입구에 쌓아 놓은 덤불 속에서 여전히 왔다 갔다 했다. 그 침묵은 바깥에서 오는 것 이 아니었다. 나의 내부에서 비롯된 것이었다. 내 머릿속 목소리는 말 하기를 멈췄다. "음식이 없어. 너는 굶어 죽을 거야." 그 목소리는 결국 거짓말이었다. "넌 혼자니까 죽고 말 거야." 그 목소리도 어느새 사라 졌다.

　나는 이런 여행을 제법 다녀 봤기 때문에 각각의 경험이 모두 다름 을 안다. 또한 영적 발전이 예측 불가능한 일이라는 것도 안다. 영적 발전은 정면에서 오기보다는 몰래 슬며시 다가오는 경우가 더 많다. 하지만 이러한 발전을 받아들일 준비가 되어 있고 그럴 의지가 있다면 기회가 언제 어디에서 나타나든 포착할 수 있다. 이번 여행에서도 내 정신 상태는 지난 며칠간 나를 그렇게 괴롭혀 온 것들의 허망함을 깨닫고 난 뒤에야 비로소 변하기 시작했다. 벌들은 실제로 아무런 해도 끼치지 않았다. 새는 언제고 나를 덮칠 준비를 끝마친 퓨마가 아니었다. 내 머릿속을 정말 많은 어리석음이 차지하고 있음을 깨달았다. 스스로가 만든 이야기를 그대로 믿었던 탓이다.

그 어리석음의 바닥에는 심각한 갈망과 동경이 있었다. 내가 비전 퀘스트에 참여하게 된 이유이기도 했다. **내가 느끼는 감정의 상당 부분은 음식과의 관계에 뿌리를 두고 있었다. 음식은 두려움과 연결되어 있고 두려움은 외로움과 연결되어 있으며 외로움은 문화 및 가족과 연결되어 있다.** 자라면서 부모와 함께 한 일과 아기 때 엄마가 먹여 준 음식과도 연결되어 있다. 이 모든 것이 우리가 태어나는 순간부터 생겨나고 자라나 우리 안에서 살아간다. 감정은 생각의 세계에서 태어나지 않는다. 대개 의식의 차원 저 아래쪽에 숨어 있지만 결국 어떻게 해서든 자신의 존재를 알린다. 내가 원하는 모습의 사람이 되기 위해 나는 모든 것을 처리하기로 결심했다.

나는 동굴 안에서 몇 시간씩 명상을 했지만 결국에는 깨달음을 기다리는 데 지쳤다. 아니, 어쩌면 이미 깨달음을 얻은 걸까? 나는 자리에서 일어나 소노라 사막을 가로지르는 멋진 협곡 주변을 산책했다. 암석을 쌓아 돌무덤을 만들고 선인장을 쿡쿡 찔러 보다가 다시 명상을 했다. 비전 퀘스트는 거의 끝나 가고 있었다. 이내 델릴라가 자신의 낡은 픽업트럭으로 나를 데리러 왔다.

해냈다. 아무것도 먹지 않고 나 홀로 나흘을 버텼다. 그런데도 몸이 안 좋다거나 피곤하지 않았다. 사실 오랜 시간 동안, 아니 어쩌면 평생에 걸쳐 그토록 강력한 통제력을 발휘한 적은 없었다. 아직 방탄이란 이름의 기업을 설립하기 전이었음에도 그야말로 방탄 인간이 된 느낌이었다.

단식의 가장 큰 선물은 음식에 대한 이야기를 생물학적 현실과 구분하도록 돕는 것임을 처음으로 알게 됐다. 나흘간의 여행은 음식에 대한 어리석은 믿음의 체계를 조사하고 파헤칠 수 있었던 기회였다. 세상사의 일부라며 맹목적으로 받아들였던 많은 것이 알고 보니 문화적 영향을 받은 식습관 훈련의 결과에 지나지 않았다. 사회적인 일을 꼭 먹고 마시는 활동 중심으로 할 필요도 없었다.(설사 그렇다 해도 상관없지만.) 하루에 꼭 세끼를 먹어야 할 필요도 없다. 배고픔은 통제할 수 있다.

나는 비전 퀘스트를 마치고 돌아온 뒤 거울을 들여다보곤 정말 큰 충격을 받았다. 얼굴이 달라 보였다. 바지가 아주 헐렁해졌다. 곧이어 저울 위에 올라섰는데 체중이 전보다 9킬로그램 가까이 줄어 있어 매우 당황했다. 그럴 리가 없었다. 나는 탈수 증세를 겪지 않았다. 나흘간 계속 충분한 양의 물을 마셨기 때문에 건조한 사막 공기 속에서도 전혀 목이 마르지 않았다. 그렇게 하고도 물이 너무 많이 남아서 동굴을 떠날 때 물통에 든 물을 쏟아 버려야 했다. 나흘간 지방을 무려 9킬로그램 정도나 줄일 수 있는 방법은 없다. 지방 흡입술을 받지 않는 한 생물학적으로 불가능한 일이다. 지방 0.9킬로그램 정도는 가능했을지도 모른다. 그렇다면 대체 나머지 체중은 어디로 갔단 말인가?

알고 보니 비전 퀘스트를 하는 동안 내 몸의 상당히 많은 염증이 사라졌고 **더불어** 케토시스 상태에 들어가 있었다. 케토시스 상태에 들어가면 저장되어 있던 글리코겐과 결합되어 있던 물이 모두 빠져나감으로써 첫째 주에 체중 5킬로그램 정도가 쉽게 빠진다. 그와 동시에 나는 체내 조직에 염증을 일으키는 음식을 포함한 모든 음식을 더 이상 먹지 않았으므로 대신 항염증 케톤으로 내 몸을 채우기 시작했던 것이다. 염증이 사라지면 그만큼의 수분 무게도 함께 빠져나간다. 덕분에 나의 신진대사 역시 전반적으로 달라졌다. 단식을 통해 느낄 수 있는 믿기 힘들 정도로 강렬한 에너지 분출을 비전 퀘스트를 통해 처음으로 체험했다. 정신 상태가 더 명료해지고 등과 무릎 관절 통증이 줄어들었다. 무릎 수술을 세 차례나 했음에도 말이다. 내 몸은 그야말로 '전진 모드'Go Mode로 바뀌었고 나는 비전 퀘스트가 끝난 이후에도 계속 그러한 상태를 유지하고 싶었다.

삶의 주기

비전 퀘스트가 끝나면서 나와 음식과의 새로운 관계가 시작됐다. 그리고 그 연장선상에서 나와 나 자신과의 새로운 관계도 시작됐다. 단식에 대한 책을 다 읽는 순간이 여러분의 실질적인 행동 개시의 순간일 것이라 생각한다. 일반적인 삶에 멋진 순환이 존재하듯 단식에도 멋진 순환이 있다. 우리는 주기적으로 숨을 들이마시고 내쉰다. 또한 신진대사의 주기에 따라 먹고 마신다. 미국 오크리지 국립 연구소Oak Ridge National Laboratory의 한 유명한 추산에 따르면 매년 몸속 원자의 98퍼센트가 교체된다고 한다.[1] 체내 세포는 7년마다 거의 모두 교체된다. 물질이 우리를 스쳐 가고 에너지가 우리를 스쳐 가지만 그럼에도 우리는 **나**로서 남아 있다. 꾸준하고도 완전히 개선된 버전으로 달라지는 과정 속에서도 나는 여전히 나다.

이러한 순환성을 보고 있노라면 신화 속 가장 오래된 상징 중 하나인 우로보로스Ouroboros (우주를 휘감고 있다는 뱀으로 무한을 나타내는 상징적 존재―옮긴이)가 떠오른다. 아마 누구나 한번쯤 본 적 있을 테다. 우로보로스는 자신의 꼬리를 입에 문 채로 원을 그리고 있다. 3000여 년 전 이집트 왕 투탕카멘Tutankhamen의 석관에서 모습을 처음 드러낸 것으로 알려져 있다. 고대 이집트인에게 우로보로스는 끝없는 부활 과정을 뜻했다. 플라톤이 후에 이에 대한 글을 썼는데 그 역시 같은 얘기를 했다. 초기 기독교 신비주의자는 우로보로스를 보고 육체적 세계와 영적 세계의 결합을 떠올렸다. 중세 시대의 연금술사에게도 우로보로스는 정신적 초월에 대한 탐구를 상징했다.

단식 과정에서 필수적인 부분은 자신에게 효과가 있는 주기의 특정 버전을 찾아내는 것이다. **모두의 건강 상태, 목표, 극복해야 할 갈망은 서로 다르다. 가장 중요한 점은 여러 상황에 두루 적용되는 단식 방법은 없다는 것이다.** 단식을 최대한 잘 활용하기 위해서는 언제든 쓸 수 있는 다양한 기술과 바이오해킹 방법을 알고 있어야 한다. 시간을 들여 자신에게 꼭 맞는 단식법을 찾고 자신의 느낌이 어떤지 관심을 쏟고 두려움 없이 다른 일정을 경험해 보라. 단식에 실패할 각오를 다지는 것도 좋다. 고통을 달게 받자. 동시에 고통받지 않는 쪽을 주저하지 말고 택하라. 이 과정이 자기 발견을 위한 여정의 일부라고 생각하자. 이는 자신의 독창성을 표현하는 한 방법이며 생물학적 상태뿐 아니라 자신만의 고통, 기쁨, 열망에 대한 표현이기도 하다.

이제 14시간 이상 아무것도 먹지 않는다면 단식을 하는 것이라는 사실을 알게 되었을 테다. 단식 기간은 길수록 효과가 더 좋다. 단식을 통해 체중을 줄일 수 있고 신진대사 문제를 해결할 수 있다. 단식으로 장을 치유할 수도 있다. 개인 성장을 꾀하고 영적 상태를 개선할 수도 있다. 단식을 하면서 칼로리를 섭취해 똑같은 결과를 얻는 일도 가능하다.

이제 우리는 어떤 유형의 칼로리를 섭취해야 할지에 대한 탐구를 시작해 통제력을 얻을 준비를 마쳤다. 나의 일정에 맞추기가 특히 쉬운 단식도 있고, 다른 사람과 단식에 대한 얘기를 할 때 흔히 언급하게 되는 일반적인 단식도 있다. 단식의 전체 목록을 정리해 보면 다음과 같다.

⋮ **16:8 단식**

아주 기본적인 스타일의 간헐적 단식이다. 16 대 8이란 먹는 시간과 단식하는 시간의 비율을 가리킨다. 하루 중 섭취하는 칼로리는 전부 짧은 기간(보통 8시간 정도) 내에 소비하고 나머지 시간(16시간) 동안에는 단식한다. 어떤 사람은 이 단식을 '린게인즈 방법'Leangains Method 이라 부르기도 하는데 정확한 표현은 아니다.(린게인즈는 마틴 버칸Martin Berkhan이 근력을 필요로 하는 운동선수를 위해 개발한 프로그램[2]으로 다른 기법들과 함께 16:8 단식을 사용한다.) 16:8 단식을 하는 가장 간단한 방법은 하루에 두 끼를 먹는 것이다. 여성의 경우라면 조금 짧은 버전의 16:8 단식을 원할 수도 있는데 아래 내용을 참고해보자. 전형적인 16:8 단식 방법은 다음과 같다.

1. 아침을 건너뛰어 아무 음식도 먹지 않고 하루를 시작한다. 이미 무의식적으로 이렇게 하고 있을 수도 있다.
2. 정오쯤에 잠시 단식을 중단하고 첫 번째 식사를 한다.
3. 평소 좋아하는 음식으로 저녁을 먹는다. 굳이 케토 다이어트를 할 필요는 없다.
4. 오후 8시 이후에는 아무것도 먹지 않음으로써 잠자리에 들기 전 소화할 시간을 충분히 확보한다.
5. 다음 날에도 같은 일정을 반복한다.

철저한 원칙주의자라면 단식 기간 중 물 외에는 아무것도 마시지 않으려 하겠지만 블랙커피나 차 정도는 마셔도 좋다.

: 방탄 간헐적 단식

내가 애용하는 단식이다. 앞서 설명한 여러 이유 때문에 아마 여러분도 애용하게 될 것이다. 방탄 간헐적 단식에서는 적어도 16:8(혹은 더 길게) 단식을 하지만 여기에 단식을 보다 효과적이고 쉽게 만들어 주는 결정적인 바이오해킹을 더한다. **아침에 방탄커피 한 잔을 마시는 것이다.** 중쇄 중성 지방과 풀을 먹여 키운 소로 만든 버터에 함유된 고품질 지방을 먹으면 점심 때까지 포만감을 느낄 수 있다. 그뿐만 아니라 몸이 계속 자가 포식과 지방 연소를 할 수 있도록 돕기 때문에 간헐적 단식의 이점을 모두 누리게 된다. 커피에 버터와 C8 MCT 오일을 조금 추가할 수도 있고 중요한 일이 있는 날에는 그 양을 좀 더 늘릴 수도 있다. 그렇다. 단식 중에도 커피를 마실 수 있다!

나는 10년 전 일반적인 간헐적 단식의 큰 문제 하나를 해결하기 위해 방탄 간헐적 단식을 고안했다. 일반적인 간헐적 단식을 하면 배고픔과 피로감에 시달리고 집중이 잘 되지 않는다. 처음 시작할 때는 특히 더 그렇다. 뇌가 끊임없이 점심 식사 생각을 하고 있으면 해야 할 일에 집중하기가 어렵다. **간헐적 단식의 장점을 제대로 누리려면 초기의 피로감을 극복하고 버텨야 한다. 너무 많은 사람이 심한 배고픔 때문에 단식을 포기한다.** 괴로움을 계속 견디자니 할 일이 많다. 직장에서 일을 해야 하고 아이를 보살펴야 하며 많은 일들을 처리하고 책임져야 한다.

방탄 간헐적 단식은 이런 문제 중 상당수를 해결한다. 또 초보자가 더 쉽게 단식의 세계에 입문할 수 있도록 돕는다. 방탄커피 한 잔으로 아침을 시작할 경우 지방 덕분에 몸이 가벼운 케토시스 상태에 접어든다. 그 결과 갈망이 억제되고 오전 내내 고에너지 케톤을 공급받게 된다. 가장 좋은 점은 이 모든 일이 단백질이나 당분 소화 과정, 그에 따른 화학 작용에 의존하지 않고도 발생한다는 것이다. 탄수화물과 단백질을 멀리함으로써 굶주린 좀비가 된 듯한 느낌 없이도 계속해서 단식 상태의 이점을 누릴 수 있다.

자신이 방탄 간헐적 단식을 최대한 잘 활용하고 있는지 확인하고 싶다면 집에서 케톤 수치를 간단히 테스트해 보라. 케톤 검사지는 온라인은 물론 대부분의 약국에서도 판매한다. 사용법은 간단하다. 소변 내 케톤 수치에 따라 검사지 색깔이 변한다. 가벼운 케토시스 상태에 있는지 깊은 케토시스 상태에 있는지 또한 색으로 알 수 있다. 매직 넘버라고 할 만한 가장 좋은 케톤 수치는 0.48mmol/L이지만 가격이 저렴한 소변 검사지로는 정확한 수치를 확인하기 어렵다. 정확한 수치를 알고 싶다면 훨씬 더 정밀한 프리시즌 엑스트라_{Precision Xtra} 케톤 측정기를 구입해야 한다. 혈당 검사를 할 때처럼 손가락의 피 한 방울을 검사지에 묻힌 뒤 검사지를 측정기 안에 넣으면 된다. 혈중 케톤 수치를 디지털 방식으로 아주 정확히 측정해 준다. 기기에 손을 대자마자 바로 알 수 있을 것이다.

기준치를 잡기 위해 먼저 현재의 케톤 수치를 검사하자. 그런 다음 커피에 브레인 옥탄 MCT 오일(일반적인 MCT 오일보다 케톤 수치를 더 높여 준다.)을 넣는 걸 시작으로 방탄커피를 만들어 마셔라. 45분 뒤 케톤 수치 급상승 현상을 확인할 수 있을 것이다. 케톤 수치가 0.48mmol/L을 넘길 때까지 이후 몇 주 동안 브레인 옥탄 MCT 오일 섭취를 서서히 늘리라. 그 과정에서 자신의 기분을 관찰해 보라. 점심 식사에 대한 갈망 없이 오전을 힘차게 보낼 수 있겠는가? 그렇지 않다면 브레인 옥탄 MCT 오일 섭취량을 더 조정해야 한다.

방탄 간헐적 단식을 하는 전형적인 날에는 대개 다음과 같은 일정을 따른다.

1. 아침에 식사를 하지 말고 방탄커피 한 잔을 마신다. 설탕, 크림, 인공 감미료는 피한다.
2. 더 긴 간헐적 단식을 위해 점심 식사를 건너뛰거나 자신의 식단 일정에 따라 늦은 점심을 먹는다.(daveasprey.com/fasting에 있는 방탄 단식 로드맵을 이용하면 팁을 얻거나 더 빠른 진행을 할 수 있다.)
3. 오후 7시에서 8시 사이에 식사를 끝낸다.
4. 이 일정을 매일 또는 일주일에 몇 번 반복한다. 몸은 엄격한 틀을 싫어한다는 점을 기억하고 일정을 자유롭게 섞어 보라.

5:2 단식

이 단식의 이름에서 숫자는 시간이 아닌 날짜 비율을 가리킨다. 5:2 단식을 할 때에는 일주일에 닷새는 평상시처럼 먹는다. 나머지 이틀은 음식 섭취량을 500칼로리에서 600칼로리 정도로 급격히 줄인다. 이 단식의 목적은 주로 체중 감량이기 때문에 종종 '단식 다이어트'라 불리기도 한다.

사람들은 이 다이어트를 통해 체중을 줄인다. 하지만 '단식'을 하는 중에도 원하는 음식을 무엇이든 먹을 수 있다는 점을 고려하면 자가 포식 작용에 따른 혜택은 얻지 못한다. **진정으로 무언가를 멀리하며 지내**

기를 바랄 경우 택할 수 있는 유일한 길은 일주일 중 이틀 동안 칼로리 섭취를 대폭 줄이는 것이다.

단식이나 다이어트를 하는 날 무엇을 먹을 것인가에 대한 표준 지침은 없다. 자신의 식단에 맞는 최고 품질의 음식(600칼로리의 감자튀김이 아니라!)을 먹고 싶겠지만 어떤 형태의 단식을 하든 아예 단식을 하지 않는 것보다는 낫다. 취침 시간 무렵에 칼로리를 섭취하지만 않는다면, 단식을 하는 날 칼로리를 섭취하고 싶을 때가 언제인지 실험해 볼 수도 있다. 점심과 저녁 식사 때만 칼로리 섭취를 하면 더 좋은 결과를 볼 수 있다 해도 조금씩 세끼로 나눠 칼로리 섭취를 하고 싶을 수도 있을 것이다.

5:2 단식은 대체로 격일 단식과 비슷하다. 격일 단식이란 말 그대로 하루 걸러 하는 단식이다. 격일 단식은 실험에 적합하기 때문에 간헐적 단식의 효과를 연구하는 데 많이 활용된다. 문서화된 이 단식의 건강상 이점[3]은 체중 감량, 인슐린 저항성 감소, 알레르기 감소[4], 염증 감소, 산화 스트레스 감소[5], 심혈관 건강 개선[6], 전반적인 신진대사 개선 등이다. 이는 격일 단식만의 이점이 아니라는 점을 명시하라. 모두는 아니더라도 대부분의 간헐적 단식을 통해 이러한 혜택을 얻을 수 있다.

하루에 한 끼(OMAD) 단식

이 단식은 하루에 한 끼를 먹는 방식이다. 이 단식을 1일 1식, 혹은 OMAD라 줄여 부르는 경우도 많다. 이상하게도 사람들에게 하루에 한 끼만 먹는다고 말하면 상대방은 단식 중이라는 말을 들었을 때처럼 강한 반응을 보이지 않는다. 아마 음식을 멀리하는 중이라고 말하는 대신 어쨌건 먹는다고 말했기 때문일 것이다. OMAD 단식을 할 때는 하루 한 끼의 식사로 필요한 칼로리 전부를 섭취하고 나머지 시간에는 단식을 한다. 다시 말해 OMAD는 23:1 단식인 셈이다.

이 단식법은 몸에 매일 23시간을 주어 단식 생활의 이점을 누릴 수 있게 한다. 만일 지방을 태우고 정신적 회복력을 높이고 음식 준비에 쏟는 시간의 양을 최소화하고 싶다면(일정 기간의 식사를 한번에 준비하는 밀 프렙Meal Prep 제작이나 음식을 먹는 일이 귀찮게 느껴진다면) OMAD 단식을 잘 살펴보라. 물론 22:2 단식이나 20:4 단식을 해도 기본적으로 같은 이익을 얻게 될 것이다. 따라서 24시간 진행되는 OMAD 단식에 특정한 이름을 붙이는 건 다소 어리석은 일이다. 하지만 공격적인 이름이 단식 모드에 들어가는 데 도움이 된다면 얼마든지 활용하라.

대부분의 사람에게 오후 4시부터 7시까지가 매일의 단식을 중단하고 식사를 시작하기에 적합하다. 이때 식사를 하면 몸이 에너지를 가장 필요로 하는 시간에 연료를 공급할 수 있다. 친구나 가족과 함께 사회적으로 식사를 할 수 있는 시간대이기도 하고 잠자리에 들기 전 음식을 소화시킬 충분한 시간을 확보할 수 있는 시간대이기도 하다. OMAD 단식처럼 16:8 이상의 간헐적 단식 일정은 스트레스 반응 경로를 활성화한다. 이로써 미토콘드리아 기능, 자가 포식 작용, 세포 내 DNA 회복 능력이 향상되고 만성 질환의 발병 위험이 줄어든다.[7] 또한 16:8을 넘어서는 단식 시간은 추가 이점을 제공하기도 한다.

반면 OMAD 단식은 매일 한다면 특히 단식을 처음 하는 이에게는 아주 극단적인 간헐적 단식이 될 수도 있다. 하루에 23시간 동안 음식을 멀리하기 위해서는 많은 노력이 필요하다. 만일 그 때문에 스트레스를 받는다면 단식의 강력한 이점 중 일부를 잃는 꼴이 된다. 또한 9장에서 언급한 호르몬 관련 이유 때문에라도 여성에게는 특히 힘든 도전이다. 단식의 목표는 몸에게 벌을 주거나 힘든 도전을 고통스레 헤쳐나가는 것이 아니다. 단식을 고통스럽게 할 필요는 전혀 없다. **간헐적 단식에 성공하려면 몸이 새로운 식사 일정을 따를 수 있게 훈련시키고 이를 지속 가능하게 만들고자 노력해야 한다.** 일반적으로 OMAD 단식은 일주일에 세 번 이상 하지 않는 편이 좋다.

16:8 방탄 간헐적 단식을 할 때면 종종 점심 시간이 다가오는데도 배가 고프지 않다는 사실을 깨닫곤 한다. 그래서 점심을 건너뛴다. 그러다 보면 어느새 저녁 시간이 되고 놀랍게도 23:1 OMAD 단식을 마친 상태다. 아침에 일어나 "오늘은 OMAD 단식을 할 거야."라고 다짐하는 것보다 점심 시간에 "이봐, 저녁 때까지 6시간만 더 기다리면 OMAD 단식에 성공할 수 있어!"라고 생각하는 편이 훨씬 더 쉽다.

OMAD 단식 계획을 최대한 잘 활용하기 위한 몇 가지 팁을 소개한다.

1. 하루 걸러 하루씩 간헐적 단식을 하라.
2. 짧은 기간의 단식으로 시작하라. 처음에는 한번에 16시간에서 20시간 동안 편안한 단식을 하고 하루에 23시간 동안 단식을 할 수 있을 때까지 서서히 단식 시간을 늘려 나가라.
3. 하루에 한번 23:1 단식을 하고 그런 다음 OMAD 단식일을 매주

최대 사흘로 늘려라. 다른 형태의 단식과 마찬가지로 자신의 몸이 어떻게 반응하는지 살피고 무엇이 효과적인지 알아내는 것이 중요하다.

4. 자신의 식사 패턴에 맞춰서 먹어라. OMAD 단식은 모든 식단에 적용해도 효과가 있다. 다만 OMAD 단식을 하는 대부분의 사람이 자신의 식단에서 탄수화물의 양을 제한하거나 daveasprey.com/fasting에서 볼 수 있는 방탄 단식 로드맵에 따라 먹기를 선택한다. 많은 탄수화물을 섭취하면 신체는 포도당을 글리코겐으로 비축하게 되는데, 이 경우 케토시스 상태로 전환하는 데 훨씬 더 오랜 시간이 걸리기 때문이다. OMAD 단식을 하는 날 아침 방탄커피를 한 잔 마셔도 좋다. 낮에 더 많은 에너지를 얻을 수 있는 훌륭한 해킹 방법이다. 프리바이오틱 식이섬유를 섭취하면 장내 유익한 세균에게 먹이를 제공하면서 배고픔을 피할 수 있다.

5. 한 끼 식사의 영양분을 계산해 보라. 넓은 범위의 다량 영양소와 미량 영양소가 풍부하게 함유된 균형 잡힌 식사를 하자.

6. 일정을 융통성 있게 조정하자. 1시간 동안 푸짐한 식사를 천천히 즐기는 것이 더 편하다면 그렇게 하라. 일정을 엄격하게 지키는 것보다는 평정심을(그리고 온전한 정신을) 유지하는 것이 더 중요하다.

7. 단식 중단은 조심스러운 과정이다. 물론 하루 동안 단식을 한 뒤에는 최대한 빨리 푸짐한 식사를 하고 싶어질 것이다. 그러나 이는 좋은 생각이 아니다. 특히 처음에는 토할 것 같은 느낌이 들 수도 있다. 간헐적 단식의 목표는 칼로리 섭취 제한이 아니다. 하루

에 보통 2000칼로리를 소비했다면 저녁에 한 끼를 먹을 때에도 2000칼로리의 고품질, 고칼로리 음식을 먹는 것이 적절하다.

8. 몸이 하는 말에 귀 기울여 멈출 때를 알아채도록 하라. OMAD 단식은 자신의 신진대사나 운동 다이어트, 생활 방식에 맞지 않을 수도 있다. 괜찮다. 몸이 보내는 신호를 듣지 않은 채 식이 일정을 억지로 강요하지 마라. 잠을 잘 자지 못하거나 나른하고 무기력해지거나 계속해서 피곤한 느낌이 든다면 몸은 지금보다 더 많은 에너지가 자주 필요하다는 말을 하고 있는 것이다.

9. 여성은 OMAD 단식에 대한 자신의 반응에 특히 더 많은 관심을 기울여야 한다. 연구 결과에 따르면 과도한 산혈적 단식은 여성의 인슐린 반응을 교란시킬 수 있다.[8] 기분이나 월경 주기에 부정적인 변화가 나타날 경우 단식 강도를 낮춰야 한다. 상태가 안정적이지 못하다면 의사를 찾아가 호르몬 검사를 받아 보도록 하자.

단식은 육체적 스트레스 이상의 문제를 야기할 수 있다는 점을 기억하라. 모든 종류의 단식에 해당하는 얘기지만 OMAD의 경우 특히 더 그렇다. OMAD 단식은 하루 동안 할 수 있는 단식 중 가장 긴 단식이기 때문이다. 식사를 하루에 한 끼로 제한해 하루 종일 음식에 집착하면 마음은 큰 부담을 지게 된다. 요가나 명상 또는 운동을 통해 평온함을 되찾아 스트레스 수준을 관리하라. 단식은 경기가 아니다. 뭔가를 증명하려 애써야 하는 일도 아니다. 어려운 단식이 반드시 더 나은 결과를 낳지는 않으며 더 빨리 자동적으로 목표에 도달하게 만들지도 않는다. 자신의 일정이 옳다는 확신을 가져라. 언제든 다른 방식의 단식을 시도해도 좋고 단식을 완전히 중단해도 좋다는 걸 잊지 마라.

⋮ 더 많은 단식의 종류

최근 들어 새로운 방식의 단식을 만들고 이름을 붙이는 데 창의력을 발휘하는 사람이 많다. 멋진 일이다. 수많은 사람이 자신의 단식 전략을 실험하고 자기 것으로 만들고 있다는 뜻이니까. 그러나 단식에 대해 처음 알아보는 사람이 구글에 검색을 한다고 가정하면 그 모든 용어 때문에 다소 혼란스러워질 수도 있다. 그런 혼란을 조금이나마 없애기 위해 가장 인기 있는 단식 방법을 몇 가지 살펴보려 한다. 먼저 16:8 간헐적 단식으로 시작한 뒤 난이도를 높여 가기를 권하고 싶다.

- **즉흥적인 식사 건너뛰기**: 엄밀히 말해 이건 단식이 아니지만 몸과 마음이 엄격한 단식 접근법에 대비할 수 있도록 돕는 아주 좋은 방법이다. 우선 한 끼를 건너뛴다. 배고픔의 고통을 극복하고 곧 굶어 죽게 될 거라고 말하는 어리석은 내면의 목소리도 극복한다. 정신없이 바쁜 삶을 살고 있다면 이미 가끔씩 그렇게 하고 있을지도 모르겠다. 의도적으로 식사를 건너뛴 순간부터 단지 '식사 시간'이기 때문에 으레적으로 먹는 습관을 깨기 시작한 것이다. 그렇게 함으로써 우리 조상들이 수천 년 동안 그랬듯이 때때로 뭔가를 멀리하며 지내는 법을 배우게 된다. 하지만 이런 형태의 단식으로는 케토시스 상

태에 들어갈 수 없고 자가 포식 작용이 활성화되지도 않는다. 그러나 빠른 속도로 혈당을 만들어 내기 위해 코르티솔 수치가 올라가게 될 것이다. 신진대사가 유연하게 잘 작동하고 있다면 이는 별문제가 되지 않는다.

- 크레센도 단식: 가장 온화한 형태의 간헐적 단식이다. 기본적으로는 16:8 단식과 같지만 하루 걸러 한 번 단식을 하며 단식하는 날에는 운동을 강하게 하지 않는다.

- 먹고 단식하고 먹기: 이 단식의 조점은 매수 누 자례 한 끼 식사에서 다음 식사 사이 24시간씩 완전한 단식을 실천하는 것이다. 그 주의 나머지 5일은 평상시처럼 먹는다. 단 절대 이틀 연속으로 단식을 하지 않도록 한다. 먹고 단식하고 먹기와 매주 두 차례 OMAD 단식을 하는 것 사이에 무슨 차이가 있는지 궁금할 것이다. 그 답은…… 훌륭한 마케팅이다! 두 단식은 동일하다. 다만 먹고 단식하고 먹기는 5:2 단식과는 다른데, 단식을 하는 날 전자의 경우에는 식사를 하지 않지만 5:2 단식의 경우 600칼로리를 섭취할 수 있다. 나를 비롯한 많은 사람은 방탄커피 한 잔을 곁들인 OMAD 단식으로 이 단식을 시작한다.

- 격일 단식: 이름에서 알 수 있듯 이 단식 프로그램에서는 하루 걸러 24시간씩 단식을 한다. 어떤 사람은 단식일에 음식을 전혀 먹지 않고 지내기를 좋아하지만 또 어떤 사람은 5:2 단식 방식을 적용해 음

식 섭취를 몇백 칼로리로 제한하는 방향을 선호한다. 격일 단식은 아주 극단적인 접근 방식으로 단식 초보자에게는 권하지 않는다. 장기간의 격일 단식도 권하지 않는다. 몸에 너무 많은 스트레스를 주기 때문이다.

지금부터는 매우 극단적인 두 가지 단식법을 살펴보고자 한다.

- 물 단식: 단식 기간 중에는 물만 마셔야 할까? 영적인 여행의 일부가 아닌 한 이 단식은 권하지 않는다. 대부분의 물 단식은 하루에서 사흘간 지속되며 물 외에 어떤 액체나 음식도 허용되지 않는다. 이 단식을 하는 사람은 대개 하루에도 몇 리터씩 물을 들이키며 극심한 배고픔과 싸운다. 이때 물에는 소금이나 전해질을 추가해야 함을 명심하라. 그렇지 않으면 병이 나거나 최악의 경우 목숨을 잃을 수도 있다. 물 단식을 열흘이나 지속하는 사람도 있지만 그런 단식은 의사의 지도하에서만 실시해야 한다. 칼로리를 완전히 제거함으로써 체중은 눈에 띄게 줄어들 것이다. 또한 현기증이 나면서 혈당이 현저하게 떨어지는 기립성 저혈압 증세를 겪게 될 수도 있다. 이상하게도 물 단식을 할 경우 탈수 증세가 나타나기도 하는데, 대장 안에 아무것도 없어 대장이 평소처럼 액체를 흡수하지 못하기 때문이다.

- 장기 단식: 보통은 특별한 시설에 들어가지 않아도 나흘에서 닷새간의 단식은 안전하다고 본다. 단식을 열흘씩 하는 사람도 있지만 내가 동굴 안에서 했던 것처럼 나흘간 단식을 하는 경우가 더 일반적

이다. 장기 단식 중에는 설탕, 인공 감미료, 그 외 형태의 탄수화물이나 전분, 어떤 형태의 단백질도 먹지 않는다. 건강에 좋은 단백질을 먹는다 해도 그 순간 단식은 중단된다. 단식 기간이 길수록 전해질(몸속에서 전하를 띠는 주요 미네랄) 유지가 더 중요해지는데 이때 설탕이 들어간 스포츠 음료를 전해질 섭취 대상으로 삼아서는 안 된다. 몸에 꼭 필요한 마그네슘, 칼슘, 나트륨 그리고 소량의 칼륨을 섭취해야 한다. 칼로리가 없는 전해질 음료가 가장 좋다. 최소한으로 준비하고자 한다면 물에 소금을 조금 넣도록 하라. 내 경우 닷새간 장기 단식을 할 때 처음 이틀에서 사흘간은 방탄커피를 마시고, 몸이 단식에 완전히 적응되고 난 뒤에는 아침으로 블랙커피를 마신다.

이처럼 극단적인 단식의 다른 쪽 끝에는 소화 과정을 완전히 중단하지는 않지만 건강 및 심리에 도움을 주는 준단식 Quasi-fast 도 있다.

- 단백질 단식: 10년 전에 내가 쓴 책 《최강의 식사》에서 이 개념을 소개했다. 일주일에 한 번씩 24시간 동안 단 15그램의 단백질만 섭취하는 것이다. 연구 결과에 따르면 단백질 섭취량을 거의 0으로 제한하면 자가 포식이 활성화된다. 물론 이는 결코 쉬운 일이 아니다. 대부분의 채소에도 약간의 단백질이 들어 있고 그 적은 양의 단백질은 빠른 속도로 늘어나기 때문이다. 단백질 단식일 하루에 약간의 밥과 코코넛 밀크와 채소를 먹으면 보통 1000칼로리를 섭취하게 된다. 이 방식은 사교적인 자리에서 식사하고 싶을 때 활용하기에 꽹

장히 적합하다. 점심과 저녁을 가볍게 먹음으로써 16:8 간헐적 단식의 날을 아주 쉽게 단백질 단식의 날로 바꿀 수 있기 때문이다. 아니면 15그램 이하의 단백질을 섭취하는 OMAD 단식을 할 수도 있다. OMAD 단식은 단백질 단식에 비해 생각을 덜 해도 되기 때문에 시행하기가 더 쉽다. 게다가 단백질 단식을 하면 박탈감을 덜 느낄 수 있고 사람들과 더 잘 어울리는 데 도움이 된다. 일주일에 하루만 해도 좋다. 16:8 단식에서 OMAD 단식에 이르는 그 어떤 단식과도 잘 어울린다.

- 단식 모방 다이어트: 이 식이 계획은 닷새 연속 저탄수화물, 저단백질, 고지방 음식을 먹고 있음에도 불구하고 단식을 하고 있다고 몸을 속인다. 이 접근 방식은 제대로 된 단식이 아니라고 비판하는 사람도 있다. 내 생각은 이렇다. 이 다이어트가 단식과 거의 동일하거나 완전히 똑같은 역할을 한다면 이는 장을 치유하는 다이어트가 아니라 단식이다. 서던 캘리포니아 대학교의 노인학 교수 민 웨이Min Wei와 그의 동료들이 실시한 최근 연구에 따르면 단식 모방 다이어트는 체중 감량에 매우 효과적이다.[9] 다만 여기서 살펴본 다른 단식 기법에 비해 자가 포식을 덜 활성화하는 것으로 보이기는 한다. 그러나 장수를 비롯해 단식을 하는 다른 모든 이유를 고려할 때 **단식 모방 다이어트는 합리적인 선택지다. 이 방식이 단식이 아니라고 말하는 유일한 이유는 단식은 고통스러운 일이라는 잘못된 청교도적 믿음 때문이다.**

단식 모방 다이어트에서는 며칠 연속으로 하루에 400칼로리까지 섭취를 허용한다. 하지만 단식의 많은 혜택은 여전히 유효하다. 이 다이어트를 진행하는 기간에는 평소보다 적은 칼로리를 섭취하게 되는데 나는 더 큰 포만감을 느낄 수 있다고 주장한다. 단식을 할 때는 0칼로리를 섭취해야 하며 그렇지 않으면 단식이 아니라는 함정에 빠지지 마라. 실제 단식은 그렇지 않다. 어떤 방식으로든 체중 감량과 신진대사 개선 등 단식의 효과를 누리고 있고 더 강해졌으며 통제력도 커졌다는 느낌이 든다면 아주 좋은 일이다. 반면에 고통을 느낀다면 어떨까? 좋은 일이라고 할 수 없다.

- **계절별 식사:** 기분이 좋아지는 원시적인 식사 방법으로 각 계절에 구할 수 있는 음식을 먹는 데 초점을 맞춘다. 여름에는 신선한 과일과 야채를 먹고 더 많은 탄수화물을 먹되 단식하는 날에는 탄수화물을 거의 먹지 않는다. 겨울에는 단식을 더 많이 하고 주로 케토 다이어트 식단에 따른다. 우리 조상들은 겨울에도 사냥할 수 있었지만 많은 탄수화물을 저장할 수는 없었다. 이러한 사실을 토대로 설정된 방식이다. 계절별 식사는 어떤 방식의 단식과도 합칠 수 있다. 주로 가공되지 않은 신선한 음식을 먹기에 그만인데, 그런 음식은 대개 맛있고 건강에 좋다.

- **도파민 단식:** 이 단식은 앞서 언급한 바 있는 넓은 범주의 식품 외 단식에 해당한다. 도파민 단식의 목적은 도파민(우리 몸의 쾌락 센서와 밀접한 관련이 있고 중독을 강화하는 역할을 하는 신경전달물질) 분비를 촉진하는 대상을 멀리하는 것이다. 매운 음식이나 단 음식을 먹

으면 도파민 급증 현상이 일어난다. 직접적으로든 소셜 미디어상에서든 사회적 교류를 많이 할 때도 마찬가지다. 게임, TV 또는 포르노, 도박, 쇼핑, 섹스, 약물과 술 등 인생의 거의 모든 즐거움이 도파민 수치를 올린다. 하지만 도파민 단식의 목적이 스스로를 우울하게 만드는 것은 아니다. 그보다는 도파민 수용체에게 휴식 시간을 줌으로써 다시 활동을 시작할 때 도파민에 보다 민감하게 반응할 수 있도록 하는 것이다. 보통 이틀에서 일주일간 지속되는 단식을 마친 뒤 모든 일이 더 즐겁게 느껴진다는 사실을 깨닫는다. 다양한 갈망을 멀리하고 지내는 훈련을 통해 더 강인해지고 뚜렷한 방향성을 찾는다. 내가 동굴 속에서 나흘 동안 경험한 것도 일종의 강도 높은 도파민 단식이었다.

: 단식 함정

나는 단식에 대해 알고 있는 모든 것을 공유하고 그 이점을 찬양하는 데에 이 책 대부분의 페이지를 할애했다. 이제 들뜬 마음도 가라앉힐 겸 잠시 시간을 내 이른바 '단식 함정'에 대한 얘기를 해보도록 하자. 단식 함정이란 뇌 속의 자연스런 습관 형성 경로의 결과다. 주목하라. 단식을 최대한 잘 활용하려면 이 단식 함정에 대해 잘 알고 있어야 한다.

예전에 나는 생채식주의자였다. 동물로 만든 음식이나 제품은 일절 먹지 않았고 가공식품도 먹지 않았으며 최소한으로 요리된 음식이 더 영양가가 높다는 믿음 하에 섭씨 48도 이상의 온도로 요리된 음식도 먹지 않았다. 생채식주의라는 표현에서 '생'이란 이런 의미다. 처음에는 정말 놀라웠다. 6주 정도가 지나자 체중이 줄었다. 내가 선택한 식단이 기적을 일으켰다고 생각해서 생채식주의에 전력투구했다.

알고 보니 6주라는 숫자는 매우 중요했다. 습관 형성에 대해 연구하는 스탠퍼드 대학교의 행동 과학자 B. J. 포그B. J. Fogg에 따르면 6주는 한 가지 습관이 형성되는 데 필요한 시간이다.(성경에서는 많은 중요한 사건과 단식이 40일 밤낮으로 지속되는데 그 기간이 묘하게도 6주와 비슷하다. 사람들은 아주 오랫동안 이 과정에 대해 직관적인 감각을 가지고 있었던 것이다.) 그 후 얼마 지나지 않아 생채식주의 습관은 더 이상 효과를 보이지 않았다.

내 몸이 이상하게 느껴지기 시작했다. 치아가 온도에 민감해지더니 이 하나에 금이 갔다. 항상 추위를 느꼈고 새로운 관절 통증과 알레르기 증상이 나타났다. 그런데도 멈출 수가 없었다. 다이어트 중일 때 얼마나 기분이 좋은지 너무 잘 알고 있었기 때문이다.

문제를 해결하기 위해 **훨씬 더 철저한 생채식주의자가 되어야겠다**고 결심했다. 분명 충분히 열성적이지 못해서 이런 일이 생긴 것이라 믿었다. 그러나 상황은 더 나빠져 갈 뿐이었다. 나는 완전히 건강을 잃었다. 갑상선이 손상됐고 관절들이 삐걱댔다. 기억력도 나빠졌다. 결국 내 생활 방식이 더 이상 내게 도움이 되지 못한다는 사실을 깨달았다. 망가진 내 몸을 다시 되돌려야 했다.

그 뒤로 나는 더 건강하고 건설적인 나만의 식이 방법을 개발하기로 마음먹었다. 다시는 뚱뚱해지지 않기로 결심했다. 채식주의 생활을 했을 때를 비롯해 평생 나를 괴롭혀 온 에너지 충돌Energy Crash 상태에 절대 빠지지 않기로 마음먹었다. 그렇게 해서 방탄 다이어트가 탄생했다. 이 과정에서 케토시스 상태에 들어가는 일이 생채식주의처럼 식단 습관을 형성할 위험성이 있다는 점을 배웠다. 처음으로 단식을 실험해 본 1990년대 말, 나는 오늘날 흔히 더티 케토 다이어트라고 불리는 앳킨스 다이어트를 시도했다. 고단백질, 고지방 다이어트를 시작하자 몸이 케토시스 상태로 접어들었는데 그 상태가 정말 좋았다. 나는 매일 밤 스테이크를 먹었으며 탄수화물 섭취를 철저히 제한했다. 그 결과 줄이고 싶었던 체중의 절반을 줄였고 성공의 빛을 느끼기도 했다. 앳킨스 다이어트야말로 유일한 해결책이라고 확신했다.

더 이상 체중이 줄지 않고 정체되자 나는 잘못된 식이를 통해 몸을 망가뜨리고 있다는 사실은 알지 못한 채 앳킨스 다이어트를 더 강하게 밀고 나가야겠다고 생각했다. 그 무렵 내 에고는 그야말로 성공에 도취된 상태라 접근 방법 전체를 재고할 필요가 있다는 사실을 인정하려 들지 않았다. 행동 과학자들이 말하는 소위 매몰 비용 오류의 희생자였던 것이다.

그간 쏟은 시간과 노력을 보상받지 못했기에 성공할 때까지 훨씬 더 많은 시간과 노력을 쏟아붓기로 마음먹었다. 망해 가는 사업에 더 많은 돈을 투자하거나 점점 커지는 손실을 만회하기 위해 도박을 계속하는 심리 상태와 비슷했다. 그야말로 헛돈을 쓰고 있었던 것이다. 그렇게 해서는 결코 성공할 수 없다. 잘못된 식이를 하면서 제대로 된 효과를 볼 수는 없었다.

내가 직면한 생채식주의 식이요법 및 앳킨스 다이어트(또는 비건 함정 및 케토 함정)와 관련된 문제에는 공통점이 많았다. 뭔가를 6주 동안

한 뒤 컨디션이 좋아진다면 그 대상에 푹 빠지기 쉽다. 그 시점에 이르면 선택한 방법이 효과가 있는지 없는지를 문제로 삼지 않는다. 그 방법이 건강을 해쳐도 계속 실천하게 된다. 쉬지 않고 더티 케토 다이어트를 하는 사람은 결국 성호르몬 수치가 떨어지고 머리카락이 빠지며 잠도 제대로 못 자게 되는 문제를 겪는다. 생채식주의를 고수하는 사람은 동물성 지방산을 섭취하지 못해 뇌 내 세포막을 손상시키고 조직에 옥살산 중독을 일으킨다. 그러나 단기적으로는 기분이 좋고 체중이 줄기 때문에 계속 생채식주의를 고수한다. 각종 알레르기와 대사성 장애가 나타날 때쯤 되면 중단하기가 어려워진다.

6주 동안 단기적인 이점을 누리다 보면 그 선택이 늘 통할 거라 착각한다. 나도 그랬듯이 뭔가를 믿게 되면 그에 전념하게 된다. 사람들은 이런 식으로 결정을 내린다.

10년 전 간헐적 단식에 대한 글을 처음 쓰기 시작했을 때에는 간헐적 단식을 아는 사람이 별로 없었다. 초기 방탄커피 추종자, 특히 젊은 남성 추종자들은 뭔가 새롭고 강력한 단식법을 찾아냈다며 매우 흥분했다. 그들은 평생 동안 매일 열심히 간헐적 단식을 할 거라고 말했다. 이미 두 가지 다이어트 함정에 빠졌던 경험이 있었기에 그런 반응을 보니 걱정스러웠다. 이 시점에서 하던 이야기를 잠시 멈추고 특히 젊은 독자에게 얘기를 전하고 싶다.

당신의 연령이 만일 18세에서 25세 사이라면 아마 에너지가 차고 넘칠 것이다.(내가 그 나이 때 그랬듯이 심각한 병에 걸렸거나 대사 장애를 갖고 있지 않다면 말이다.) 결과는 개의치 않고 온갖 종류의 자기 파괴적인 행동을 시도할 수도 있다. 일주일에 나흘 밤을 밖에서 술을 마시거나 담배나 전자 담배를 피울 수도 있다. 그렇게 해도 다음 날 컨디션이 엉망이 되진 않을 것이다. 정크 푸드를 끝도 없이 먹으면서 이렇게 큰소리 칠 수도 있다. "대체 어찌 된 건지 모르겠지만 이렇게 해도 살이 찌지 않아." 스스로 잘 알겠지만 모두 좋은 행동이 아니다. 그러나 직후의 결과를 생각하지 않은 채 그런 일을 한다.

마찬가지로 젊은 사람은 자신의 회복력을 믿고 간헐적 단식을 아주 쉬운 일로 여기기도 한다. 이상하게 들리겠지만 간헐적 단식을 워낙 즐긴 나머지 틈나는 대로 자주 하고 싶다는 유혹을 받게 된다. 하지만 이는 시간이 지날수록 몸에 지나친 부담을 준다. 설사 간헐적 단식에 대한 강박적인 습관이라 해도 이러한 습관을 만드는 것은 결코 좋은 일이 아니다. 다른 행동 습관과 마찬가지로 너무 과해질 수 있다. 단식 함정에 빠지지 않게 주의하라.

단식 함정의 해결책은 자기 인식이다. 자각의 범위를 확대하는 것은 단식의 주요 목표 중 하나이며 노력할 만한 가치가 있는 중요한 일이다. 그러나 만일 **내내 단식을 하기로 마음먹었다면 잠깐 숨 돌릴 시간을 가져라. 멈춰라. 너무 많이 단식할 위험이 있음을 의식적으로 생각하라.** 아프거나 다쳤을 때처럼 육체적인 고통을 겪을 때는 단식을 하고 싶다는 생각이 들지 않는다. 통증 반응은 칼로리를 필요로 하기에 단식을 어렵게 만든다. **정말 중독되어 버렸다면 단식에 완전히 전념하고 싶다는 유혹에 빠질지도 모른다. 그러니 멈춰라.**

모든 유형의 단식이 기막히게 좋은 효과를 낼 수도 있다. 종일 아무것도 먹지 않거나 하루에 한 끼만 먹는 강력한 형태의 단식을 해도 아무 문제가 생기지 않는 것이다. 하지만 이렇게 합의를 보자. 자신이 하루에 한 끼만 먹는 대단한 OMAD 단식가라 생각한다 해도 격주로 토요일에는 아침 식사 때 글루텐이 함유되지 않은 와플을 좀 먹자.

18세 이하의 독자라면 단식을 특별히 주의하고 자제할 것을 권한다. 이 나이대 신체는 아직 성장 중이다. 특히 뇌의 중요 부위인 전두엽 피질은 24세까지 성장한다. 일주일에 한 번에서 세 번 간헐적 단식(단식을 끝낼 때 적절한 칼로리를 섭취)을 하면 도움이 될 수도 있다. 그러나 매일 OMAD 단식이나 16:8 단식을 하는 것은 성장이나 뇌 발달을 저해한다. 이때는 양질의 음식을 섭취해야 하며 몸에 기근 가능성이 0이라는 강한 신호를 보내야 한다. 오랜 단식은 후성 유전학적 신호를 부정적인 방식으로 변화시킬 수 있으며 이를 다시 원섬으로 돌리려면 몇 년이 걸릴 수도 있다.

⠿ 원칙을 깨라, 그리고 단식을 깨라

단식을 깨는 일을 두려워하지 마라. 삶의 본질은 순환이다.(우로보로스를 생각하라.) 우리 신체에게 변함없는 한 가지 상태로 존재하도록 가르친다면(변함없는 배고픔의 상태든 변함없는 탄수화물 섭취 상태든) 이는 약해지기 위한 훈련을 하는 셈이다. 유연하게 먹을 수 있어야 하며 탄수화물을 제대로 다룰 줄 알아야 한다.

장기적인 키토제닉 다이어트와 앳킨스 다이어트처럼 저탄수화물 다이어트를 하는 사람이 탄수화물을 제대로 다루지 못할 경우 시간이 지나면서 인슐린 저항성이 높아진다. 이는 건강에 좋은 일도 몸이 강해지는 일도 아니다. 오히려 항상 설탕과 탄수화물을 먹는 것만큼이나 몸을 망치는 일이다!

일반적으로 나는 아침을 먹지 않는데 그 이유는 내게 아침을 거르는 것이 효과 있는 식사 방식이기 때문이다. 그러나 이 말은 해야겠다. 10년 이상 아침을 건너뛴 현재에도 토요일에는 가끔 식구들과 함께 근사한 아침 식사를 즐긴다. 심지어는 탄수화물이 포함된 식사도 하는데 워낙 맛있기 때문이다. 이제 내 몸은 아침에 먹는 탄수화물을 통제할 수 있다. 신진대사 측면에서 융통성이 생긴 것이다.

나는 그 누구도 탄수화물에서 고개를 돌려 다시는 가까이 하지 않을 거라고 생각하는 융통성 없는 사람이 되지 않기를 바란다. 단식 청교도든 단식 파시스트든 뭐라 불러도 좋으니 절대 그런 융통성 없는 사람은 되지 마라. 이건 현실이다. 인생에는 굽은 길도 많고 예상치 못한 즐거움도 많다. 그 모든 것에 대비해야 한다. 그 일을 도와주기 위해 내가 여기 있는 것이다.

만일 내가 단식 완벽주의자로서 이렇게 말한다고 상상해 보라. "나는 아침에 방탄커피만을 마실 거야. 정말 배가 고플 때는 거기에 콜라겐 단백질을 조금 넣는 정도면 충분해. 하지만 와플은 절대 먹지 않겠어." 알고 있는가? 이런 행동은 나를 더 약하게 만들 뿐이다. 만일 단식 완벽주의자의 길을 걷고 있다면 한 주 정도 완전 단식을 시도해 보라. 일부러 불완전하게 먹고 단식을 하지 않으며 지내는 것이다.

이는 자신에게 친절을 베풀고 원칙을 조금씩 어기는 걸 용인해 주는 훈련이다. **믿기지 않겠지만 의외로 많은 사람이 자신의 삶에 간단한 기쁨조차 허용치 않으려 한다. 그들은 엄격함과 성취를 동일시하며**

결과적으로 진정한 삶을 살려 하지 않는다. 그들이 빠진 함정은 고통이 좋은 일처럼 느껴지는 지경에 도달했다는 것이다. 그렇기에 많은 대가를 지불하면서도 계속 그런 삶을 지속한다. 항상 단식을 하는 사람은 항상 케토 다이어트를 하는 사람과 똑같은 경험을 한다. 성호르몬과 갑상선 호르몬이 감소하고 코르티솔과 아드레날린이 증가하며 근육량은 감소하는 경험을 하는 것이다.

단식 함정이 해로운 이유 중 하나는 단식 초기에는 아무 일도 일어나지 않는다는 점이다. 그러다 시간이 지나면 몸이 반발을 일으킨다. 단식 생활에서는 균형을 잘 잡는 일이 매우 중요하다.

⁝ 면역 단식

사람들은 지난 몇 년간 새로운 전염병이 기승을 부리는 상황에 큰 우려를 표하는 동시에 몸이 아플 때 단식을 하는 게 좋은지 아닌지에 대해 깊은 관심을 보이고 있다. 그리고 이런 의문은 코로나 19 대유행을 통해 표면화되었다. 간단히 답하자면 이렇다. 규칙적인 단식을 통해 신진대사가 유연한 상태라면 바이러스나 세균에 의해 심각한 병에 걸릴 가능성이 급격히 떨어진다. 강한 회복력과 건강한 면역 체계를 지니고 있기 때문이다. 균형 잡힌 계획에 따라 단식을 함으로써 단식 함정에 빠지지 않고 몸과 마음을 더 튼튼하게 만들 경우 어떤 일이 일어나는지를 보여 주는 현실 세계의 강력한 사례다.

연구 결과에 따르면 설사 세균 감염이 심하게 되었다 해도 탄수화물을 멀리하고 단식을 적절히 해 케톤을 만들어 내는 편이 좋다. 탄수화물, 특히 설탕을 먹지 않는 데 유념한다면 보다 빨리 회복될 것이다. 그러나 만일 오랜 기간 단식을 한다면 면역 체계가 충분한 에너지를 확보하지 못해 이상적인 반응을 보이지 못할 수도 있다.(강박적인 단식이 왜 건강하지 않은 생각인지를 보여 주는 또 다른 예다.) 이 경우 적절한 단백질과 지방에서 나오는 에너지를 확보하는 것이 좋다. 한편 연구 결과에 따르면 바이러스에 감염되었을 때는 혈류 속 포도당이 더 빠른 회복에 도움을 준다고 한다. 그러나 분명히 해 두자면 코감기에 걸렸다고 해서 도넛 하나를 먹어도 된다는 얘기는 아니다!

바이러스에 감염됐다면 적절한 양 또는 더 많은 양의 단백질, 대사 속도가 느린 전분, 몇 그램의 포도당이나 수크로스Sucrose(사탕수수 등에 들어 있는 당류―편집자)를 먹는 게 효과적일 수 있다. 그러나 설탕을 과다 섭취하진 마라. 과일 주스 또는 탄산음료를 많이 마시거나 설탕 함량이 높은 음식을 먹었을 때 면역 기능이 현저히 떨어진다는 것은 기정사실이다.

체내에 케톤이 존재하면 항염증 작용을 하기 때문에 몸에 좋다. 세균에 감염됐을 때는 식이요법만으로 이러한 상태에 도달할 수 있다. 적절한 양의 탄수화물 섭취도 도움이 된다. 탄수화물을 섭취하면서 케톤이 존재하게 하는 유일한 방법은 아침에 MCT 오일을 사용하거나 방탄 커피를 마시는 것이다.

융통성과 적응성은 강해지는 데 꼭 필요한 요소다. 이는 항상 옳은 말이며 이미 세균 감염과 싸우고 있을 경우에는 특히 더 그렇다. 바로 이런 이유 때문에 적절한 수준의 단식이 필요한 것이다. 단식은 회복력 유지에 도움이 된다.

요약하자면 이렇다. 세균에 감염됐다면 탄수화물을 멀리하고 적절한 단식을 계속하라. 바이러스에 감염됐다면 적절한 양의 탄수화물을 먹되 설탕은 먹지 말고 MCT 오일을 사용하라. 특히 스트레스를 많이 받을 때에는 두려움이나 절망감에 굴복하지 마라. 스스로 얼마든지 통제할 수 있다. 심리적으로 또 육체적으로 좋은 상태일 때는 더 튼튼해지고 저항력도 더 커진다. 단식이 도움이 될 수 있다.

삶의 다양성을 받아들여라. 세계의 순환과 싸우려 들지 마라. 그러면 단식 함정을 피할 수 있을 것이며 자신이 선택한 길을 따라 계속 행복하게 걸어갈 수 있을 것이다.

편히
단식하소서

최초의 여성 동굴 주변에서 마지막 산책을 하고 있을 때 나의 뇌는 마치 활활 타는 듯했다. 사막의 뜨거운 열기와 거친 지형에도 불구하고 몸속에 불가능한 수준의 강력한 에너지원이 들어 있는 것처럼 충만한 느낌이 가득했다. 지금 돌이켜 보면 낯설고 힘든 길을 혼자 걷기로 한 건 정말 좋지 않은 생각이었다. 충분한 물도 없이 길이라도 잃었다면 정말 끔찍한 일이 벌어졌을 수도 있었을 것이다. 그러나 당시의 나는 에너지가 차고 넘쳤기에 움직이지 않을 수 없었다.

그토록 엄청난 에너지를 품는다는 건 칼로리와 신진대사의 관계에 대한 내 과학적 지식에 어긋났다. 아무것도 먹지 않았는데 어떻게 그 정도로 엄청난 에너지가 생겨날 수 있단 말인가? 확실히 나의 몸속에서는 내가 그동안 배운 것에 비해 훨씬 더 복잡하고 많은 일이 일어나고 있었다. 정서적으로나 심리적으로나 생물학적으로나 그러했다.

잔뜩 흥분한 상태였고 컨디션이 너무 좋았던 나머지 주술사가 나를 데리러 올 필요도 없다는 결론을 내릴 정도였다. 나는 델릴라에게 문자를 보냈다. "걱정 마세요. 저는 다른 동굴로 다시 들어갈 거예요. 그곳까지 태워 주시면 됩니다. 주체가 안 될 정도로 에너지가 넘쳐요." 그다음 마지막으로 동굴 안에 들어가 얼마 되지 않는 소지품을 챙겨 배낭에 넣고 벌들과 작은 갈색 새에게 작별 인사를 했다. 잔뜩 고무된 상태였기에 다른 동굴까지 가려면 수 킬로미터를 걸어야 한다는 사실을 전혀 개의치 않았다. 활활 타는 듯 뜨거운 사막을 건너야 했고 물 역시 조금밖에 갖고 있지 않았다. 뭐든 잘못되기에 충분한 조건 아닌가?

지나친 자만심에 차 있을 때 우리 삶은 겸손해지라는 교훈이 담긴 메시지를 빠른 우편으로 보낸다. 나는 협곡을 벗어나 비포장도로로 향하는 길을 발견했지만 방향을 잘못 틀었다. 지형을 잘 모르는 채 주술사가 있을 것이라 생각되는 근처 조그만 산으로 향했다. 동굴로 향하는 오솔길을 찾으려 했으나 아무래도 찾을 수가 없었다. 눈에 띄는 건 선인장과 거친 지형뿐이었다. 나는 방울뱀을 조심하며 절벽에서 튀어나온 바위를 올랐다. 뜨거운 태양 빛이 목덜미를 내리쬐었다. 나는 모자가 있음에 감사했다. 물은 벌써 반이나 마셨다. 그렇게 힘들게 산꼭대기에 올랐는데 그곳엔 동굴이 없었다. 엉뚱한 산을 오른 것이다.

그곳에서는 휴대 전화 신호가 거의 잡히지 않았다. 게다가 배터리가 방전되기 직전이었다. 다행히 등산 경험이 많은 편이어서 패닉 상태에 빠지지는 않았다. 나는 신호가 잡히는 곳에서 주술사에게 전화를 걸어 내가 어디 있는지 설명하려 했다. 그러나 그 설명이란 것이 그리 세세하진 못했다. "사막 속 어떤 산 위고 선인장이 보여요."라고 말할 수밖에 없었다. 하지만 그 순간에도 내 몸을 흐르는 낯선 에너지는 경이로운 수준이었다.

신체 능력에 대한 내 짧은 견해는 여지없이 깨졌다. 필요하다면 하루 종일 걸을 수 있겠다는 생각이 들었다. 나는 붉은 절벽을 감상하며 길을 찾아 다시 산을 내려왔다. 강렬한 사막의 태양을 피하게 해 줄 그늘은 전혀 없었지만 너무나 기분 좋았다. 음식 생각은 전혀 하지 않았다.

애리조나의 바위투성이 언덕 꼭대기에 홀로 서 있는 나는 여전히 데이브 아스프리였지만, 나흘 전 온갖 의심과 불안을 안고 델릴라의 목장에 도착했던 그 데이브 아스프리가 아니었다. 예전의 나는 거의 본능적인 차원에서 나흘간 아무것도 먹지 않으면 참을 수 없는 배고픔에 심신이 나약해질 거라 믿었다. 또한 타인과의 접촉 없이 나흘을 보내면 처참한 슬픔과 외로움을 느끼게 될 거라 믿었다. 그 기간 동안 나름대로 힘든 시간을 보냈지만 내 몸속에는 비전 퀘스트를 시작하기 전보다 오히려 더 많은 에너지가 흐르고 있었다. 현기증이 날 지경이었다. 나중에야 당시 내게 무슨 일이 일어났는지 정확히 알 수 있었다. 그때 나는 케토시스 상태에 들어가 지방을 태워 만든 에너지를 뇌에 집중적으로 보내고 있었다. 그 무렵 내 몸은 말할 수 없이 깨끗한 상태였다. 염증을 일으키는 지방, 단백질, 설탕을 멀리해 독소가 다 빠져나가서 소화 부산물로 뇌가 막힐 일이 없었다.

이러한 단식의 효과는 문서로 잘 정리되어 있으며 단식이 당시 내가 느낀 것들과 관련이 있음이 확인되었다. 여기에 더해 당시 나에게는 의심할 여지 없는 또 다른 효과가 나타나고 있었다. 태어나서 처음 진정한 영적 단식을 경험한 것이다. 나는 오랜 세월 심각한 비만 상태로 지내며 얻은 수많은 튼살을 비롯해 많은 상처를 갖고 있었다. 그러나 더이상 그런 것들이 신경 쓰이지 않았다. 오히려 그 상처 밑에서 새로 생겨나는 근육에 감사했다. 과거보다는 미래가 더 중요했다. 나는 모든 사람이 이런 상태를 경험할 기회를 가져야 한다고 생각한다. 이 상태에서는 전적으로 마음껏 자신의 삶을 살 수 있다.

다음 언덕과 그다음 언덕 꼭대기에서는 휴대 전화 신호가 전혀 잡히지 않았다. 나는 배낭과 거의 비어 버린 물병 하나를 가지고 사막의 뜨거운 열기 속에서 16킬로미터 정도를 걸었다. 나흘간의 단식을 마친 뒤, 나 혼자 말이다. 그런데도 컨디션이 더없이 좋았다. 정말 놀라운 일이었다. 내 생애 최고의 등산이었다. 그야말로 기분이 끝내줬다.

우주가 원하는 곳으로 나를 데려가도록 내버려 두었다. 우주가 무얼 가져다주든 전부 감당할 수 있을 만큼 스스로가 충분히 강하다는 걸 알고 있었기 때문이다. 우주는 내 기대를 저버리지 않았다. 휴대 전화 배터리가 완전히 나가는 그 순간 델릴라를 발견한 것이다.

: 세상을 비추는 최고의 거울이 되어라

어린 시절 나는 독서를 열심히 즐겼다. 그때 내가 가장 좋아한 책 중 하나는 로버트 맥클로스키 Robert McCloskey 가 쓴 이야기를 모아 놓은 《호머 프라이스》Homer Price [1]다. 그중에는 한 마을에 앳모스 P. H. 이어 교수 Professor Atmos P. H. Ear 라는 순회 외판원이 나타나 '그 어느 때보다 훨씬 더'Ever-So-Much-More-So라는 가루를 팔러 다니는 이야기가 있다. 그 가루는 어떤 물건에든 뿌리기만 하면 원래의 특성이 더 강해지는 효과를 지니고 있었다. 삐걱거리는 바퀴에 뿌리면 그 바퀴는 더 삐걱거리게 된다. 아름다운 나무에 뿌리면 그 나무는 더 아름다워진다. 물론 그 가루가 들어 있는 통은 빈 깡통이지만 사람들은 그렇게 믿고 싶어 한다. 우스갯소리 같은 이 이야기에 등장하는 앳모스 P. H. 이어 교수는 사기꾼이자 현자다. 이 이야기에서 가장 아름다운 부분은 사람들이 그의 아이디어를 너무 좋아해서 실제로 '그 어느 때보다 훨씬 더' 효과를 보기 시작했다는 것이다.

간헐적 단식은 '그 어느 때보나 훨씬 더' 가루 같은 역할을 한다. 더 자기다워지고 자신이 원하는 사람에 더 가까워질 수 있게 해 준다. 물론 단식을 한다고 해서 무조건 올바른 선택만을 하게 되지는 않는다. 이미 별난 사람이라면 에너지를 충전해 더 별난 사람다워질 것이다. 예전보다 사람들에게 소리를 더 많이 질러 댈 수도 있다. 그러나 만일 자신의 삶에, 자신이 속한 공동체에, 세상 다른 어딘가에 좋은 일이 일어나게 하려고 진심 어린 노력을 기울이는 사람이라면 단식을 통해 좋은 일을 더 많이 하게 될 것이다.

단식은 눈앞을 가로막는 수많은 장애물을 없애 준다. 음식 생각을 하는 데 쓰는 그 모든 에너지도 그런 장애물 중 하나다. 음식에 대한 잘못된 집착으로 인해 능력을 최고 수준으로 발휘하지 못하게 되는 것이다. 늘 뭔가를 먹고 있는 탓에 늘 소화를 시켜야 한다면 우리 몸은 다른 일은 엄두도 내지 못한 채 늘 먹는 생각을 하거나 소화만 해야 한다. 그러므로 단식을 통해 신진대사가 잠시 휴식을 취하는 바로 그 시간이 최고의 경험을 할 수 있는 시간이다.

의미 있는 단식의 첫 단계는 일단 단식을 시작하는 것이다. 단식 실험마저 가로막는 장애물, 그러니까 다음과 같은 말들을 모두 제껴야 한다. "나는 굶게 될 거야. 마치 고문당하는 것 같겠지. 그거 아주 불편하잖아. 이상하고. 결국 실패하게 될걸." 인간의 프로그램은 죽음과 굶주림을 피하도록 설계되어 있다. 단식(심지어 단식에 대한 생각)은 그런 두려움을 촉발시킨다. 합리적인 현대의 뇌가 본능대로 움직이는 고대의 도마뱀 뇌를 책임질 수 있게 해야 한다. 두 번째 단계는 살면서 부딪히는 모든 장애물을 극복하는 데 단식을 이용하는 것이다. 이런 장애물은 용기를 내 여행을 떠나거나 가정을 꾸리거나 보다 나은 자신이 되는 걸 가로막는다.

음식과 단식에 대한 자신의 선입견을 면밀히 검토하고 그 선입견이 대체 어디서 오는 것인지 조사해 보기 바란다. 왜 그런 선입견이 사실이라고 생각하는가? 만일 그 선입견 중 상당수가 사실이 아니라면 어떻겠는가? 어떤 선입견을 실제로 증명할 수 있는가? 많은 사람은 **단식으로 인해 생겨나는 감정 때문에 단 하루 동안의 단식도 거부한다. 어떤 일이 일어날지 모르기 때문에 단식을 두려워하는 것이다.** 실제 단식 중에는 다음과 같은 일이 일어난다. 우리는 배고픔에 직면하게 된다. 저녁 식사라고 불리는 사회적 경험을 하기 위해 사람들이 둘러앉은 방 안에 들어갈 수도 있다. 곧이어 식사 자리에 참여했음에도 불구하고 우리의 접시는 텅 비어 있으리라는 사실을 마주하게 된다. 머릿속 목소리는 어떤 말을 할까? 우리는 외톨이이며 거기 모인 집단에 속하지 못한다고 말할까? 그렇다. 그런 말을 할 가능성이 아주 높다. 하지만 이는 거짓말이다.

최초의 여성 동굴에서 비전 퀘스트를 마치고 몇 년 뒤 나는 런던 켄싱턴 궁에서 열리는 저녁 만찬 자리에 초대받았다. 나는 유럽의 몇몇 지도자와의 만남이 예정된 임원진 중 한 사람이었다. 모든 일이 아주 순조롭게 진행됐다. 턱시도 차림의 웨이터들이 고급 음식(궁 안에서 나올 것 같은 그런 음식)을 나르기 시작했을 때 나는 다른 사람들이 무얼 하고 있는지 궁금해 주변을 살펴봤다. 나는 출장 중에 간헐적 단식을 하는 걸 좋아하며 특히 장거리 비행 중에는 시차증을 극복하기 위해 24시간 동안 단식을 한다. 따라서 그곳에서도 웨이터가 제공하는 대부분의 음식을 정중히 사부했다. 비록 보는 음식을 거부하는 건 사회적으로 용인될 수 없을 듯했기 때문에 몇몇 만찬 품목은 예의 바르게 받아들였지만 말이다.

접시 위에서 포크 부딪히는 소리가 달그락거리는 가운데 나는 내 옆에 앉은 에버노트 Evernote 의 최고 경영자 필 리빈 Phil Libin 을 흥미롭게 지켜보고 있었다. 그의 접시 위에는 아무것도 없었다. 그에게 어찌 된 일이냐고 물었다. "단식 중이에요." 그가 대답했다. 닷새간의 단식 중 사흘째 날을 보내는 중이라고 했다. 그는 8일간의 단식과 케토시스 상태를 통해 막 36킬로그램 정도의 체중을 뺐다고 했다. 당시에 나는 그 정도로 호화로운 자리에서 단식을 계속한다는 생각을 이해하기 어렵다고 말했다. 그러자 그는 자신이 워낙 여행을 많이 다녀서 단식을 제대로 할 수 있는 길은 단 하나, 세상 어디에 있든 절대 음식에 손을 대지 않는 것뿐이라고 결론 내렸다고 했다. 그 말이 내 안에서 큰 반향을 일으켰다.

그렇게 해서 앞에 빈 접시를 둔 그와 반쯤 빈 접시를 둔 나는 서로 많은 대화를 나누었다. 당시 테이블에 앉아 있던 다른 사람들의 반응이 궁금하지 않은가? 그들은 필 리빈이 굶어 죽게 될 거라는 눈빛으로 그를 쳐다보았다. 그를 판단할 이유가 전혀 없는 사람들이 그를 판단하려 들었다. 필 리빈은 완전히 행복하게 사교적인 식사를 즐기고 있었지만 내가 들은 바 몇몇 사람은 그에게 식이 장애가 있는 것 같다고 추측했다.

하지만 나는 그들과는 완전히 다르게 해석했다. "잘됐네요. 하고 싶은 일을 하고 계시잖아요." 그는 자신에게 효과가 있는 방법으로 자신의 몸에 연료를 공급할 줄 아는 용기를 지녔다. 36킬로그램에서 45킬로그램 가까이 체중을 줄인 건 그 무엇보다 값진 결과였다.

어쩌면 트위터Twitter와 스퀘어Square의 최고 경영자인 잭 도시Jack Dorsey에 대한 비슷한 반응을 본 적이 있을 것이다. 나는 몇 년 전 그가 간헐적 단식과 커피를 마시는 습관이 있음을 처음 알게 됐다. 단식은 분명 그에게 매우 효과적이었다. 세계적인 기업 두 곳에서 최고 경영자로 일할 수 있는 사람은 거의 없다. 그는 자신이 그 일을 할 수 있게 된 데 결정적인 도움을 준 것이 바로 단식이라고 말한다.

그가 공개적으로 자신이 하루에 한 끼(OMAD) 단식을 한다고 얘기했을 때 일부 언론은 그것이 일종의 섭식 장애라는 프레임을 씌우려 했다. 켄싱턴 궁에서 열린 만찬 파티에서 몇몇 사람이 필 리빈에게 그랬듯이 말이다. 식습관이 우리를 지배한다면 그것은 섭식 장애다. 그러나 우리가 식습관을 지배한다면 우리 스스로 삶을 관리하고 있는 것이다. 내가 만일 단식을 하지 않았다면 대규모 팟캐스트를 운영하고 매년 또는 한 해 걸러 책을 쓰고 두 기업의 최고 경영자가 되는 일은 불가능했을 것이다. 나는 일과를 끝낸 뒤에도 에너지를 남겨 좋은 남편이자 아빠이자 친구가 되어야 한다. 이것은 선택 사항이 아니다.

하지만 우리가 음식을 멀리하기로 마음먹는 순간 다른 사람들의 머릿속에서는 배고프다는 목소리가 튀어나오는 듯하다. 어쩌면 실제 그런 일이 일어나는지도 모른다. 거울 신경 세포는 우리가 음식을 먹지 않는 모습을 본 다른 사람에게 배고프다는 느낌을 옮긴다. 이런 반응은 한때 중요한 적응 기능으로 작용했다. 고대 사냥꾼이 자신이 사냥한 동물을 다른 부족원과 공유하도록 함으로써 사회적 유대감을 강화하도록 장려했던 것이다. 그러나 자연 법칙은 오늘날 괴로운 방식으로 작용한다. 내가 선상을 위해 음식을 먹지 않기로 마음먹으면 다른 사람이 우리의 불참을 자신의 고통으로 해석하곤 한다.

때로는 단식을 통해 사회적 유형의 거울 효과가 활성화되기도 한다. 우리가 음식을 먹지 않기로 마음먹으면 다른 사람이 자신의 식습관에 대한 불안감을 갖게 되는 것이다.(과식 및 과체중을 수치스러워하는 문화에 살고 있기 때문에 특히 더 그렇다.) 불안감을 느끼는 사람은 너그럽지 못하게 행동하는 경향이 있다. 무의식적으로 또는 노골적으로 우리의 단식 노력을 방해하려 들기도 한다. 그러나 우리는 더 잘할 수 있다. 일단 그런 충동이 어디에서 오는지를 이해하고 나면 덜 판단하고 더 공감함으로써 그 어떤 반대도 잘 다룰 수 있게 된다.

나는 이 책을 쓰면서 직접 거울 효과를 경험했다. 최근 시애틀에서 두바이까지 가는 비행기를 탔는데 하늘에서 무려 18시간을 보내야 하는 아주 긴 비행이었다. 나는 그 시간 동안 아무 방해도 받지 않고 계속 집필할 수 있으리라 기대하고 있었다. 또한 매번 그랬듯이 시차증을 피하기 위해 비행 중 단식을 시도하는 중이었다. 1등석에 앉아 있었는데 (더 비싸지만 시차를 극복하는 데 도움이 된다.) 한 승무원이 다가와 메뉴판을 제공하려 했다. 나는 그녀에게 웃으며 말했다. 비행 중에는 아무것도 먹지 않을 예정이라 메뉴판이 필요 없으며 대신 탄산수를 많이 마시고 싶다고 말이다. 그녀의 두 눈이 휘둥그레졌다. 나중에 마음이 바뀌면 필요할 거라며 내게 메뉴판을 건네겠다고 고집을 부리기도 했다. 나는 정말 메뉴판이 필요 없다고 설명했다. 그녀는 미심쩍다는 눈으로 나를 보았다. 마치 내가 18시간 동안 아무것도 먹지 않으면 죽기라도 할 것처럼 말이다.

거울 신경 세포의 활동으로 인해 승무원은 나를 계속 걱정했다. 어떻게든 내게 메뉴판을 넘겨주려고 다른 승무원을 불렀다. 그런데 다행히 새로 온 승무원 재키는 간헐적 단식을 하는 중이었다. 녹초가 될 정도로 힘든 승무원 업무를 처리하는 데 방탄 다이어트의 도움을 받고 있었다. 재키는 내 취지를 이해했기에 굳이 메뉴판을 건네려 하지 않았고 커피를 끓인 뒤(방탄커피에 쓰이는 콩으로!) 버터를 조금 넣어 내 단식을 도와주기까지 했다.

이런 경험을 통해 얻은 한 가지 교훈이 있다. 우리는 뇌 깊은 곳에서부터 단식을 두려워하고 다른 사람의 배고픔까지 느끼기 때문에 자신의 단식은 물론 다른 사람의 단식까지 방해하는 경우가 많다는 것이다. 나는 그러한 공감이 다양한 방향으로 작용해야 한다고 생각한다. **단식을 통해 자신을 더 나은 사람으로 만들고 세상을 향해 공감을 발산하면 우리는 주변 사람을 고양시킬 수 있다.**

⋮ 성공을 위한 준비

서기 1세기 그리스의 스토아 철학자 에픽테토스Epictetus는 이렇게 말했다. "우리는 힘겨운 겨울 훈련을 참고 견뎌야 하며 준비하지 않은 일에 서둘러 뛰어들지 말아야 한다."² 나는 스토아 철학을 높이 평가한다. 우리가 선택한 도전과 도전에 직면하기 위한 준비 방법을 제시하기 때문이다. 더욱이 그 방법은 오늘날의 세계에서 그대로 적용할 수 있다.

끊임없이 위대한 미덕을 찾아다니고 피할 길 없는 어려움을 불평 없이 참고 견딜 것을 강조하는 이 철학에 대해 나는 조금 더 언급하고 싶나. 난식에 대해 알고 싶는 아니면 회목력이 강한 인간이 되는 방법을 원하든 고대에 쓰인 책을 읽어 보면 위대한 진실의 원천에 도달할 수 있을 것이다. 나는 이 책을 쓰면서 라이언 홀리데이Ryan Holiday와 스티븐 핸슬먼Stephen Hanselman이 쓴 《하루 10분 내 인생의 재발견—그리스, 로마의 현자들에게 배우는 삶의 지혜》The Daily Stoic: 366 Meditations on Wisdom, Perseverance, and the Art of Living³를 매일 아침 사우나실 안에서 열 살 난 아들과 함께 읽었다. 책에 실린 또 다른 인용문이 떠오른다. "당신에겐 외부의 사건이 아닌 당신의 마음을 다스리는 힘이 있다." 로마 황제이자 스토아 철학자였던 마르쿠스 아우렐리우스가 자신의 유명한 책 《명상록》에서 한 말이다. "이 사실을 깨달아라. 그러면 힘을 발견하게 될 것이다."

단식은 마음으로부터 그 힘을 끌어올리는 법을 가르쳐 준다. 단식의 대상이 담배든 술이든(지나치게 많은 에너지를 고갈시킬 수 있는) 포르노든 아니면 의도적으로 멀리하며 지내기로 마음먹은 다른 그 무엇이든 말이다. **단식을 하기로 마음먹는 순간 몸의 내부 배선을 뒤바꾸는 싸움을 벌여야 하므로 '힘겨운 겨울 훈련'을 참고 견뎌야 한다.** 두 눈을 부릅뜬 채 앞으로 직면하게 될 장애물을 살피며 나아가야 한다. 만일 마라톤에 대비해 훈련하는 동시에 새로운 회사를 설립하면서 "와, 이거 정말 멋져 보이는데. 이 책을 읽고 정말 큰 감명을 받았어. 닷새간 물만 마시는 단식을 해 봐야지."라고 결심한 사람이 있다면 나는 다음에 무슨 일이 일어날지 정확하게 얘기해 줄 수 있다. 그는 실패할 것이다. 병원에 입원하게 될지도 모른다.

성공할 수 있도록 준비하라. 큰일을 시도하기에 앞서 먼저 몸의 신진대사를 유연하게 만드는 것이 가장 좋은 전략이다. 내가 이 책에서 소개한 바이오해킹 방법을 활용하면서 단식을 시작해 보라. MCT 오일, 방탄커피, 수면 훈련, 운동 훈련, 호흡 조절 등을 활용하고 몸 상태와 주변 상황을 감안해 적절한 방법을 활용하는 것이다. 자신을 지나치게 궁지로 몰지 말고 얻을 수 있는 이점이 있다면 무엇 하나 소홀히 하지 마라. 그리고 아직 준비되지 않은 일에는 뛰어들지 마라. 이는 어떤 상황에도 유용하지만 특히 단식을 할 때 유용한 조언이다.

에픽테토스의 말을 한 번 더 인용하겠다. 라이언 홀리데이가 고쳐 쓴 표현이다. "당신이 누구인지 생각하라. 무엇보다 당신은 인간이다. 만물을 감독하는 합리적 선택이라는 엄청난 힘을 갖고 있으며 또한 자유로운 존재다."[4] 에픽테토스는 노예로 태어났으며 열여덟 살이 되어서야 자유를 얻었다. 자유와 합리적 선택이라는 말이 한때 자유도 선택권도 갖지 못했던 사람의 입에서 나옴으로써 더 특별한 힘을 갖게 되었다.

무언가를 멀리하며 지내는 것은 단식의 핵심으로 자신의 자유를 책임지게 하는 아주 큰 과업이다. 만약 남은 인생 내내 갈망과 욕구에 끌려다니고 압박을 받아 결국 그 갈망과 욕구가 자신을 꼭두각시처럼 조정하게 내버려 둔다면 절대 잠재력을 발휘할 수 없다. 나는 그 누구도 그런 삶을 원한다고 생각지 않는다. 자리를 박차고 일어나 싫다고 말할 수 있다는 걸 스스로에게 보여 줘야 한다. 누가 주인인지 몸이 알게 될 것이다. 물론 내 몸의 주인은 바로 나 자신이다.

많은 사람이 다이어트와 단식을 피상적인 추구라고 말한다. 다이어트나 단식을 하는 사람은 자신을 강박적으로 들여다보는 데 몰두한 나머지 날씬해지고 건강해 보이는 일에만 신경을 쓸 뿐 세상의 다른 부분에는 전혀 관심이 없다고 생각한다. 사실은 정반대다. 세상에 좋은 걸 안겨 주길 원한다면 아이디어를 행동으로 바꿀 수 있는 에너지와 집중력이 필요하다. **단식이야말로 그 에너지와 집중력을 갖는 데 도움을 주는 일이다. 단식은 우리에게 '그 어느 때보다 훨씬 더' 가루를 건넨다. 있는 그대로의 세상과 함께하고 세상이 마땅히 그래야 할 모습으로 존재하도록 도와준다.**

잠깐, 스토아 철학에 대한 얘기가 아직 끝나지 않았다. 이번에 만날 글은 가장 위대한 스토아 철학자로 여겨지는 세네카Seneca the Younger가 약 2000년 전에 자신의 저서 《세네카 삶의 지혜를 위한 편지》Moral Letters to Lucilius에 쓴 글로, 라이언 홀리데이가 고쳐 쓴 것이다. "두려움이 우위를 차지하도록 내버려 둔다면 살아야 할 이유가 없고 불행에는 한계가 없을 것이다."[5] 이 말이 어렴풋이 친숙하게 들린다면 그럴 만한 이유가 있다. 미국 대통령인 루스벨트Franklin Delano Roosevelt가 그 말을 살짝 비틀어 이렇게 말했기 때문이다. **"우리가 두려워해야 할 것은 두려움뿐이다."** 내가 동굴 안에서 비전 퀘스트에 임하고 있을 때 상상 속의 퓨마 때문에 전전긍긍하며 배운 교훈이 바로 그것이었다.

우리는 이제 단식의 생물학적 원리를 잘 알고 있으며 단식 때문에 죽지 않는다는 사실도 잘 안다. 제대로만 한다면 단식은 불쾌하지도 않다. 그럼에도 불구하고 아직 그 진실을 완전히 받아들이지는 못했을 수도 있다. 직접 경험하지 않았기 때문이다. 통제가 가능하다면 두려움은 현실을 분명히 보여 준다. 네 가지 F 가운데 가장 강력한 요소는 두려움Fear이다. 합리적인 뇌는 터무니없다고 생각해도 생명을 지키기 위해 진화된 원시적인 생물학적 체계는 활성화될 수 있다. 술집에서 노래방 기계에 맞춰 노래를 부르는 우스꽝스런 행동을 비롯해 인간으로서 해 내고자 하는 모든 것에 두려움을 느끼는 이유가 바로 이것이다.

몸은 생존 본능을 활용해 설탕이든 주변에 있는 다른 어떤 음식이든 채워 넣으려 한다. 두 번째 F, 음식Food을 멀리하며 지내지 않게 하기 위해서다. 그 음식이 우리에게 좋든 나쁘든 신경 쓰지 않는다. 에너지가 떨어지지 않는 것이 중요하다. 그렇게 해서 첫 번째와 두 번째와 네 번째 F, 즉 두려움Fear과 음식과 친구들Friends을 연결해 먹는 행동이 따뜻한 공동체 행사가 되도록 만든다.

세 번째 F, 즉 성행위F*cking를 종종 저녁 식사 데이트 후에 하는 데는 이유가 있다. 감각적인 쾌락과 생존 및 번식에 꼭 필요한 행동은 전부 우리의 뇌 속에서 뒤섞여 있다. 그러나 두려움은 워낙 강력해 세 번째 F마저도 압도한다. 너무 매력적인 사람을 만나 데이트 신청을 하고 싶은데 선뜻 다가가 자신을 소개할 용기가 나지 않았던 적이 있지 않은

가? 그 마음이 바로 두려움이다. 두려움은 우리에게 외모, 성적 매력, 유머 감각, 부유함 등의 측면에서 우리 스스로가 상대에게 어울리는 사람이 아니라고 말한다.

그 두려움을 참고 견딜 수 있겠는가? 대자연에서 굶주린 호랑이 앞에 무방비 상태로 꼼짝 못하고 서 있는 사람처럼 두려움이 우리를 덮치게 내버려 두겠는가? 만일 그렇게 하겠다면 세네카가 말했듯이 우리의 불행에는 한계가 없을 것이다. 가장 중요한 것, 가장 무서운 것, 솔직하게 판단했을 때 길게든 짧게든 멀리하며 지낼 수 없을 것이라 생각하는 대상을 찾으라. 그런 다음 그것에 대한 단식을 해 보라. 단 하루라도 좋으니 그렇게 지내 보라. 불편해질 만큼 오래 시속하라. 그리고 거울을 들여다보며 거기 서 있는 사람이 마음에 드는지 살펴보라.

예전보다 더 그 사람이 마음에 들 것이다. 내가 보장한다. 이것이 바로 단식의 마법이다.

⦂ 당신의 다음 단식(그리고 그다음 단식)

이 책에서 나는 동굴 속에서의 비전 퀘스트라는 개인적 경험을 영감을 주고 경고를 전하는 매개체로서 공유했다. 우리가 무언가에 대한 단식을 할 때, 특히 그 행동을 처음 시작할 때는 머릿속에서 들리는 목소리의 크기와 빈도가 계속 커질 것이다. 명상에 깊이 몰입하기 전에는 알아챌 수 없을 만큼 부드럽고 온화하던 속삭임이 너무도 잘 들리는 또렷한 불만으로 바뀐다. 그런 다음 외침으로, 이내 다시 절규로 바뀌고 마침내 완전한 공황 상태를 드러낸다.

하지만 그 목소리가 더없이 극단적이고 극적으로 변할 때 마침내 그 목소리가 얼마나 거짓된 것이었는지 깨달을 수 있다. **자신의 생물학적 기능과 자신의 삶을 온전히 소유하게 해 주는 단식의 비밀은 허구에서 진실을 분리하는 방법을 개발하는 데 있다. 우리의 몸이 우리에게 거짓 말하는 것은 개인적인 현상이 아니다.** 그 거짓말은 수백만 년 동안 인류가 살아남게 해 준 유용한 본능으로 진화되어 왔다. 그 거짓말이 없었다면 우리는 오늘날 여기 있지 못했을 것이다. 또 가끔씩은 진실을 말해 주기도 한다. 일단 이런 메시지가 고대 적응 활동의 산물이라는 걸 이해하고 나면 이후로는 필요한 것과 원하는 것은 물론 진실과 거짓도 구분할 수 있게 된다.

나를 잘 아는 사람이거나 내 책과 블로그 글을 자주 읽는 사람이라면 내가 이른바 '족제비 단어'Weasel Word(족제비가 알에 구멍을 내서 내용물만 빨아먹고 껍데기는 남겨 둔다는 데서 유래한 말로 뜻이 애매모호한 단어를 뜻함—옮긴이)를 싫어한다는 사실을 잘 알 것이다. 언뜻 중요해 보이지만 그 정의가 애매모호한 단어들 말이다. 사람들은 자신이 말하고자 하는 내용에 확신이 없을 때 혹은 분명한 견해에 대한 책임을 지고 싶지 않을 때 그런 말을 사용한다. 업무 회의를 잘 넘기거나 불편한 상황에서 빠져나오기 위해 모두가 그렇게 한다. 물론 나도 마찬가지다. 하지만 그런 말을 쓰다 보면 정직함에서 멀어지고 혼란스러워지며 행동하지 않게 되기 쉽다.

필요Need**는 내가 생각하는 대표적인 족제비 단어다.** 영어에서 가장 많이 쓰이는 단어 중 하나지만 거의 늘 사실과 다르게 쓰인다. '필요하다'와 '갖고 싶다'를 제대로 구분하기 위해서는 문장 마지막에 "그렇지 않으면 나는 죽을 것이다."_{or I will die} 라는 말을 추가해 보라. 그런 다음 '필요'를 쓴 문장이 사실인지를 확인하면 된다. 뭔가가 필요하다며 가볍게 하는 말("저 아이폰이 필요해! 저 셔츠가 필요해!")은 대부분 전혀 필요하지 않은 것에 대한 얘기다. 그런 것들이 '필요'하다고 말하는 것은 온갖 불필요한 것들이 우리를 지배하도록 힘을 실어 주는 꼴이 된다.

자, 그러면 이제 다른 종류의 단식에 도전해 보자. 단 하루 동안 당신을 약하게 만드는 단어를 멀리하며 지내는 것이다. 언어는 우리가 생각하고 느끼는 방식에 영향을 끼친다. 만일 필요라는 단어에 통달해 오해의 소지를 남기거나 힘 빠지게 만드는 방식으로 사용하기를 중단한다면 다른 단식도 보다 쉽게 해낼 수 있을 것이다. 더 흥미롭게 진행하고 싶다면 배우자, 친구, 동료, 자녀에게 약속하라. 필요와 할 수 없다를 쓸 때마다 자선 단체에 5달러씩 기부할 거라고 말이다. 하루를 끝낼 때마다 스스로 지불하기로 한 비용을 어떻게 부담해야 할지 고민하게 될 것이다.

또 다른 아주 유용한 형태의 언어 단식을 시도해 볼 수 있다. 하루 종일 진실한 언어만 사용하는 데 도전하는 것이다. 정말 힘든 도전이다. 아마 상상하는 것보다 훨씬 더 힘들 것이다. 이는 **거짓에 대한 단식이자 할 수 없다라는 표현에 대한 단식이 될 것이다.** 누군가 우리에게 "공항으로 나를 데리러 와 줄래?"라고 물었다고 치자. 나는 그럴 기분이 아니다. 너를 사랑하지만 데리러 갈 수 없다는 말을 하고 싶지만 금지된 단어는 쓸 수가 없다. 이런. 누군가가 만나서 점심을 같이 먹자고 하면 우리는 그러고 싶지만 그럴 수가 없다며 사과하고 싶을 것이다.

역시나 금지된 단어 때문에 말을 제대로 할 수가 없다.

어떤 일을 할 수 없다고 말할 때 우리는 거짓말을 하고 있다. 솔직하게 진실을, 그러니까 현실을 말하자면 당연히 우리는 할 수 있다. 다른 약속을 다 취소하고 점심을 같이 먹으러 나갈 수 있다. 일을 1시간 쉬고 공항으로 차를 몰고 갈 수도 있다. 그렇다면 왜 할 수 있을 때 할 수 없다고 말하며 그러지 않기로 결정하는 걸까? 아마 다른 사람의 감정을 상하지 않게 하려고 애쓰는 것일 테다. 아마 그럴 것이다. 혹은 자신이 하고 싶어 하는 것과 하고 싶지 않은 걸 직접 말하기가 불편해서일 수도 있다.

이 도전을 하루 동안 시도해 보고 기분이 어떻게 달라지는지 확인해 보라. 잠깐, 하루 동안 해 보고 기분이 어떻게 다른지 확인해 보라.(**시도한다**는 말도 또 다른 족제비 단어다. 절대 하지 않을 뭔가를 할 것이라고 가장하는 표현일 뿐이다.) 주변 사람의 기분이 상할까 봐 걱정된다면 친구들에게 거짓말 단식을 하는 중이라고 말해 둬라. 하루 동안 아무 거짓말도 하지 마라. 아무리 작은 거짓말이라도 말이다. 친구들은 당신이 제정신이 아니라고 생각할지 모르지만 진실되게 행동한다면 일이 더 쉬워질 것이다. 음식을 전혀 먹지 않고 하루를 보낼 때와 마찬가지로 거짓말을 전혀 하지 않고 하루를 보내고 나면 아주 큰 해방감이 들 것이다.

음식을 멀리하는 단식은 정직과 통제라는 이름의 거대하고 강력한 세계로 들어가는 진입 지점이다. **우리가 삶의 한 부분에 숨기를 멈추는 순간 모든 종류의 다른 가능성이 활짝 열리기 시작한다. 바로 그것이 내가 이 책을 쓴 이유다.** 이 책의 목적은 수영복을 입어도 좋을 만큼 날씬한 몸을 만들거나 동맥 경화증에 걸릴 위험을 줄이는 데 있지 않다. 물론 그 모든 것이 멋진 보너스이긴 하다. 하지만 내가 단식의 세계로 초대한 진정한 이유는 우리 모두가 근본적인 자기 계발의 가능성을 열어 봤으면 해서다.

할 수 없다라는 표현을 쓰지 않는 것으로 시작해 보라. 진짜 간절하게 뭔가를 필요로 해서 그것이 없으면 죽을 것 같을 때가 아니라면 '필요'라는 단어도 멀리하라. 별것 아닌 것 같아 보이는 이런 도전은 믿을 수 없을 만큼 어렵다. 만일 하루 동안 우리 언어에서 '할 수 없다'와 '필요'라는 두 표현을 제거할 수 있다면 아무 음식을 먹지 않고 하루를 보내는 일도 얼마든지 가능하다. 증오심을 멀리하는 단식을 할 수도 있다. 세상을 향해 보다 큰 친절과 너그러움을 보여 줄 수 있다. **나의 진정한 주인이 될 수 있다.**

언어는 무엇보다 가장 강력한 바이오해킹 방법인지도 모른다. 방탄 커피 한 잔을 곁들여 첫 단식을 보다 쉽게 해내고 싶다면 그렇게 해도 좋다. 나는 그 방법을 좋아하고 실제 그 방법을 쓰고 있으며 기쁜 마음으로 당신에게 권할 것이다. 어떤 종류의 단식을 계획하든 내면의 목소리에 먼저 귀 기울인다면 성공 가능성이 훨씬 더 커질 것이다. 전체 과정이 더 쉬워지기 때문이다. 원하는 것과 필요로 하는 것, 두려움과 진정한 위험 간의 차이를 제대로 인식하게 될 것이다. 실제로 단식을 시작해 깊이 몰입하게 되고 두려움이 옳았다는 듯 모든 일이 끔찍하게 안 좋은 방향으로 흘러가는 단계로 나아가면 머릿속 목소리는 거짓말같이 아주 조용해진다. 그때 비로소 내가 비전 퀘스트를 끝내고 처음 발견한 그 행복한 침묵이 무엇인지 당신도 알게 될 것이다.

끝으로 단식은 신체적 향상, 정신적 명료함, 감정적 개방성, 영적 통찰력을 가져다줄 뿐 아니라 고요함과 평화도 가져다준다. 궁극적으로 그것이 바로 내가 모두에게 일어나길 바라는 일이다. **다음 단식, 그다음 단식이 모두에게 평화를 가져다주기를 바란다.**

무언가를 멀리하며 지내기를 두려워하지 마라. 그 덕에 우리의 삶이 변할 것이다.

가족에게 또 다른 책을 쓰고 싶다는 말을 할 때마다 만감이 교차한다. 내 아내 라나와 내 아이들 애나와 앨런은 내 머릿속에서 어떤 책을 출간할지 정리를 끝낼 때마다 그 책이 좋은 뜻을 가진 책이라는 걸 잘 알아준다. 책이 준비되는 시간이 길수록 내가 스트레스를 더 심하게 받는다는 사실도 잘 안다. 그럼에도 우리 가족이 늘 나를 지지해 준다는 점에 감사한다. 방탄 라디오를 진행하고 여러 회사를 운영하는 일이 생활에서 가장 중요한 부분을 차지해 야근을 하고 마감에 쫓겨 수많은 밤을 뜬눈으로 밝히는 나를 이해한다.

내가 설립한 회사의 운영진도 마찬가지다. 집필 모드에 들어간 나는 정신이 잠시 다른 데 가 있기 때문에 그들에게 평소보다 더 많은 걸 요구한다는 사실을 잘 안다. 먼저, 내가 책임져야 할 다른 일들에 우선해 책을 집필할 수 있도록 시간과 공간을 마련해 준 우리 가족에게 고마움을 전하고 싶다. 이 책을 쓰는 동안 많은 도움을 준 우리 팀원들에게도 고마움을 전한다.

흔히 작가라 하면 방 안에 혼자 틀어박혀 책을 쓰는 고독하고 낭만적인 이미지를 떠올리지만 실제 현실은 그렇지 않다. 원고를 쓰고 읽는 데 들어가는 시간보다 더 가치 있는 책을 쓰는 일은 일종의 팀 스포츠 같다. 이 책이 현재와 같은 모습을 띨 수 있도록 만든 사람은 하퍼 웨이브 출판사의 뛰어난 편집자 줄리 윌, 이 책 집필에 파트너 역할을 해 준 코리 파웰 그리고 내 출판 에이전트 셀레스트 파인이다. 세 사람 모두 뛰어난 조언으로 이 책을 최대한 빛나게 만들어 주었다. 고마워요, 베프 햄프슨. 당신은 내 빡빡한 일정을 잘 관리해 주었고 내가 각종 마감을 지킬 수 있게 해 주었어요. 그리고 활동적인 남편이자 아빠로, 최고경영자이자 작가이자 팟캐스터로 바쁜 삶을 살아가면서도 산책을 하고 대화를 나누고 스스로를 돌볼 수 있게 도와주었어요.

트루다크, 포티 이어스 오브 젠, 홈바이오틱Homebiotic, 더 데이브 아스프리 박스The Dave Asprey Box, 업그레이드 랩스Upgrade Labs의 팀원들과 내 코칭 연구소인 더 휴먼 포텐셜 인스티튜트The Human Potential Institute 관계자들에게 특히 고마움을 표한다.

나는 2010년에 처음 간헐적 단식에 대한 글을 쓰기 시작했는데 그 글들에는 과거 여러 해 동안의 내 삶이 녹아들어 있다. 첫 책의 출간 이후에는 너무나 많은 새로운 지식이 등장했다. 감사하게도 나는 세계 최고의 단식 전문가 여러 명과 얘기를 나눌 수 있었는데 제이슨 펑, 지미 무어, 나오미 휘텔, 마크 맷슨, 브래도 필론, 마크 시슨, 윔 호프, 조셉

메르콜라 박사, 에이미 샤 박사, 실비아 타라 박사, 심 랜드, 루디 탄지 박사, 몰리 말루프 박사, 데이비드 싱클레어 박사, 데이비드 펄머터 박사, 티나 앤더슨, 제임스 클레멘트, 찰레네 존슨, 나빈 자인, 마이클 플랫, J.J. 버진, 사친 판다, 맷 갤런트, 웨이드 라이트하트가 그들이다. 이들은 내가 단식의 세세한 부분을 파악할 수 있도록 도와주었고 길을 제대로 걸을 수 있도록 이끌어 주었으며 모든 지식을 세상 사람들과 공유할 수 있게 해 주었다.

특별한 비즈니스상 지원과 지혜를 공유해 준 조 폴리시의 지니어스 네트워크Genius Network, J.J. 버진의 마인드셰어 그룹Mindshare Group, 마이클 피시먼의 콘슈머 헬스 서밋Consumer Health Summit 그리고 댄 설리번의 스트래티직 코치Strategic Coach 등에도 특별한 고마움을 전하고 싶다.

이 책을 끝까지 읽었다는 가정 아래 독자 여러분에게도 이토록 많은 시간과 관심을 이 책에 투자해 준 것에 감사를 전하고 싶다. 이 책이 여러분이 투자한 시간보다 더 가치 있는 무언가를 전했기를 진심으로 바란다.

모두 행복하게 단식하시길!

서문: 최강의 나를 찾기 위한 단식

1 Mark S. George and Jeffrey P. Lorberbaum, "Sexual Function," in *Encyclopedia of the Human Brain*, ed. V. S. Ramachandran (New York: Academic Press, 2002), vol. 1, 355–65

제1장. 오직 나만을 위한 단식

1 Berthold Laufer, "Origin of the Word Shaman," *American Anthropologist* New Series 19, no. 3 (July–September 1917): 361–37, https://www.jstor.org/stable/660223?seq=1#metadata_info_tab_contents.
2 Hun–young Park et al., "The Effects of Altitude/Hypoxic Training on Oxygen Delivery Capacity of the Blood and Aerobic Exercise Capacity in Elite Athletes—a Meta–analysis," *Journal of Exercise Nutrition and Biochemistry* 20, no. 1 (March 2016): 15–22, https://www.ncbi.nlm.nih.gov/pmc/articles/PMC4899894.
3 Cameron Sepah, "The Definitive Guide to Dopamine Fasting 2.0: The

Hot Silicon Valley Trend," The Startup, October 28, 2019, https://medium.com/swlh/dopamine-fasting-2-0-the-hot-silicon-valley-trend-7c4dc3ba2213.

4   Alison Moodie, "The Complete Intermittent Fasting Guide for Beginners," Bulletproof, December 5, 2019, https://www.bulletproof.com/diet/intermittent-fasting/intermittent-fasting-guide.

5   Adrienne R. Barnosky et al., "Intermittent Fasting vs Daily Calorie Restriction for Type 2 Diabetes Prevention: A Review of Human Findings," *Translational Research* 164, no. 4 (October 2014): 302 – 11, https://www.sciencedirect.com/science/article/pii/S193152441400200X.

6   Danielle Glick, Sandra Barth, and Kay F. Macleod, "Autophagy: Cellular and Molecular Mechanisms," *Journal of Pathology* 221, no. 2 (May 2010): 3 – 12, https://www.ncbi.nlm.nih.gov/pmc/articles/PMC2990190.

7   Mehrdad Alirezaei et al., "Short-Term Fasting Induces Profound Neuronal Autophagy," *Autophagy* 6, no. 6 (August 2010): 702 – 10, https://pubmed.ncbi.nlm.nih.gov/20534972.

8   Takayuki Teruya et al., "Diverse metabolic reactions activated during 58-hr fasting are revealed by non-targeted metabolomic analysis of human blood," *Scientific Reports* 9, no. 854 (2019), https://www.nature.com/articles/s41598-018-36674-9.

9   Maria M. Mihaylova et al., "Fasting Activates Fatty Acid Oxidation to Enhance Intestinal Stem Cell Function During Homeostasis and Aging," *Cell Stem Cell* 22, no. 5 (May 2018): 769 – 78, https://www.cell.com/cell-stem-cell/pdfExtended/S1934-5909(18)30163-2.

10 데이브 아스프리, 《최강의 식사》, 정세영 옮김, 앵글북스, 2017년 6월

11 Amandine Chaix and Satchidananda Panda, "Ketone Bodies Signal Opportunistic Food-Seeking Activity," *Trends in Endocrinology & Metabolism* 27, no. 6 (March 2016): 350 – 52, https://www.ncbi.nlm.nih.gov/pmc/

articles/PMC4903165.

12 Camille Vandenberghe et al., "Caffeine Intake Increases Plasma Ketones: An Acute Metabolic Study in Humans," *Canadian Journal of Physiology and Pharmacology* 95, no. 4 (2017): 455 – 58, https://www.nrcresearchpress.com/doi/10.1139/cjpp−2016−0338#.X0cYZ−d7mUk.

13 C. G. Proud, "Amino Acids and mTOR Signalling in Anabolic Function," *Biochemical Society Transactions* 35, no. 5 (November 2007): 1187 – 90, https://portlandpress.com/biochemsoctrans/article−abstract/35/5/1187/85681/Amino−acids−and−mTOR−signalling−in−anabolic?redirectedFrom=fulltext.

14 V. V. Frolkis et al., "Enterosorption in Prolonging Old Animal Lifespan," *Experimental Gerontology* 19, no. 4 (February 1984): 217 – 25, https://www.researchgate.net/publication/223057524_Enterosorption_in_prolonging_old_animal_lifespan.

15 Ron Sender, Shai Fuchs, and Ron Milo, "Revised Estimates for the Number of Human and Bacteria Cells in the Body," *PLOS Biology* 14, no. 8 (August 2016): e1002533, https://www.ncbi.nlm.nih.gov/pmc/articles/PMC4991899.

16 Amanda Gardner, "Soluble and Insoluble Fiber: What's the Difference?," WebMD, July 23, 2015, https://www.webmd.com/diet/features/insoluble−soluble−fiber.

17 "Alcohol's Effects on the Body," National Institute on Alcohol Abuse and Alcoholism, https://www.niaaa.nih.gov/alcohols−effects−health/alcohols−effects−body.

18 Ian McLaughlin, John A. Dani, and Mariella De Biasi, "Nicotine Withdrawal," in *Current Topics in Behavioral Neurosciences*, vol. 24, *The Neurobiology and Genetics of Nicotine and Tobacco*, ed. David J. K. Balfour and Marcus R. Munafò (New York: Springer, 2015), 99 – 123, https://link.

springer.com/chapter/10.1007%2F978-3-319-13482-6_4.

제2장. 신체의 협조 구하기

1   "Celsus, De Medicina," http://penelope.uchicago.edu/Thayer/E/Roman/
     Texts/Celsus/home.html.

2   "Chemicals in Meat Cooked at High Temperatures and Cancer Risk,"
     National Cancer Institute, July 11, 2017, https://www.cancer.gov/
     about-cancer/causes-prevention/risk/diet/cooked-meats-fact-sheet.

3   Dave Asprey, "The Complete Bulletproof Diet Roadmap," https://blog.
     daveasprey.com/the-complete-illustrated-one-page-bulletproof-
     diet.

4   Yang Luo and Song Guo Zheng, "Hall of Fame Among Pro-inflammatory
     Cytokines: Interleukin-6 Gene and Its Transcriptional Regulation
     Mechanisms," *Frontiers in Immunology* 7 (2016): 604, https://www.
     frontiersin.org/articles/10.3389/fimmu.2016.00604/full.

5   "Cardiovascular Diseases (CVDs)," World Health Organization, May
     17, 2017, https://www.who.int/news-room/fact-sheets/detail/
     cardiovascular-diseases-(cvds).

6   Kimberley J. Smith et al., "The Association Between Loneliness, Social
     Isolation and Inflammation: A Systematic Review and Meta-analysis,"
     Neuroscience & Biobehavioral Reviews 112 (May 2020): 519-41, https://
     www.sciencedirect.com/science/article/abs/pii/S0149763419308292?
     via%3Dihub.

7   "New England Centenarian Study," BU School of Medicine, http://www.
     bumc.bu.edu/centenarian.

8   Mikhail V. Blagosklonny, "Hormesis Does Not Make Sense Except in the

Light of TOR—Driven Aging," *Aging* 3, no. 11 (November 2011): 1051 –
62, https://www.ncbi.nlm.nih.gov/pmc/articles/PMC3249451.

9   Zhenyu Zhong et al., "New mitochondrial DNA synthesis enables NLRP3
inflammasome activation," *Nature* 560 (July 2018): 198 – 203, https://
www.ncbi.nlm.nih.gov/pmc/articles/PMC6329306.

제3장. 단식의 다양한 단계와 방식

1   Select Committee on Nutrition and Human Needs, United States
Senate, *Dietary Goals for the United States*, 2nd ed. (Washington, DC:
U.S. Government Printing Office, 1977), https://naldc.nal.usda.gov/
download/1759572/PDF.

2   Leah M. Kalm and Richard D. Semba, "They Starved So That Others Be
Better Fed: Remembering Ancel Keys and the Minnesota Experiment,"
The Journal of Nutrition 135, no. 6 (June 2005): 1347 – 52, https://
academic.oup.com/jn/article/135/6/1347/4663828.

3   Kim S. Stote et al., "A Controlled Trial of Reduced Meal Frequency
Without Caloric Restriction in Healthy, Normal—Weight, Middle—Aged
Adults," *American Journal of Clinical Nutrition* 85, no. 4 (April 2007):
981 – 88, https://www.ncbi.nlm.nih.gov/pmc/articles/PMC2645638.

4   Alan Goldhamer et al., "Medically Supervised Water—Only Fasting in the
Treatment of Hypertension," *Journal of Manipulative and Physiological
Therapeutics* 24, no. 5 (June 2001): 335 – 39, https://www.jmptonline.
org/article/S0161—4754(01)85575—5/fulltext.

5   Alessio Nencioni et al., "Fasting and Cancer: Molecular Mechanisms and
Clinical Application," *Nature Reviews Cancer* 18 (2018): 707 – 19, https://
www.nature.com/articles/s41568—018—0061—0.

1 Kathleen Holder, "Moroccan Fossils Show Human Ancestors' Diet of Game," UC Davis, June 7, 2017, https://www.ucdavis.edu/news/moroccan-fossils-show-human-ancestors-diet-game.

2 Alexandra Rosati, "Food for Thought: Was Cooking a Pivotal Step in Human Evolution?," *Scientific American*, February 26, 2018, https://www.scientificamerican.com/article/food-for-thought-was-cooking-a-pivotal-step-in-human-evolution.

3 Abigail Carroll, *Three Squares*: The Invention of the American Meal (New York: Basic Books, 2013).

4 Mark P. Mattson, "Challenging Oneself Intermittently to Improve Health," *Dose-Response* 12, no. 4 (December 2014): 600-18, https://www.ncbi.nlm.nih.gov/pmc/articles/PMC4267452/pdf/drp-12-600.pdf.

5 "Diabetes," World Health Organization, June 8, 2020, https://www.who.int/news-room/fact-sheets/detail/diabetes.

6 Edward Hooker Dewey, *The True Science of Living* (Norwich, CT: The Henry Bill Publishing Company, 1895), https://openlibrary.org/works/OL10331648W/The_true_science_of_living, 171.

7 Claude Bélanger, "Fasting by Canadian Indians," The Quebec History Encyclopedia: 2004, http://faculty.marianopolis.edu/c.belanger/quebechistory/encyclopedia/IndianFasting.htm.

8 D. W. Reiff and K. K. L. Reiff, "Time Spent Thinking About Food," *Healthy Weight Journal* (1998): 84.

9 Bec Crew, "Your Appendix Might Serve an Important Biological Function After All," ScienceAlert, January 10, 2017, https://www.sciencealert.com/your-appendix-might-serve-an-important-biological-function-after-all-2.

10 Anne Trafton, "A New Player in Appetite Control. Brain Cells That Provide Structural Support Also Influence Feeding Behavior, Study Shows," MIT News, October 18, 2016, http://news.mit.edu/2016/brain-cells-structural-support-influence-appetite-1018.

11 Sang-Ha Baik et al., "Intermittent Fasting Increases Adult Hippocampal Neurogenesis," *Brain and Behavior* 10, no. 1 (January 2020): e01444, https://onlinelibrary.wiley.com/doi/full/10.1002/brb3.1444.

12 Krisztina Marosi and Mark P. Mattson, "BDNF Mediates Adaptive Brain and Body Responses to Energetic Challenges," *Trends in Endocrinology & Metabolism* 25, no. 2 (2014): 89-98, https://www.ncbi.nlm.nih.gov/pmc/articles/PMC3915771.

13 Aiwu Cheng et al., "Mitochondrial SIRT3 Mediates Adaptive Responses of Neurons to Exercise and Metabolic and xcitatory Challenges," *Cell Metabolism* 23, no. 1 (January 2016): 128-42, https://www.cell.com/cell-metabolism/fulltext/S1550-4131(15)00529-X.

14 Jeong Seon Yoon et al., "3,6'-dithiothalidomide improves experimental stroke outcome by suppressing neuroinflammation," *Journal of Neuroscience Research* 91, no. 5 (February 2013), https://onlinelibrary.wiley.com/doi/abs/10.1002/jnr.23190.

15 Bae Kun Shin et al., "Intermittent Fasting Protects Against the Deterioration of Cognitive Function, Energy Metabolism and Dyslipidemia in Alzheimer's Disease - Induced Estrogen Deficient Rats," *Experimental Biology and Medicine* 243, no. 4 (February 2018): 334-43, https://www.ncbi.nlm.nih.gov/pmc/articles/PMC6022926.

16 Bob Grant, "Running on Empty," *The Scientist*, May 31, 2017, https://www.the-scientist.com/features/running-on-empty-31436.

1   Alex C. Keene and Erik R. Duboue, "The Origins and Evolution of Sleep," *Journal of Experimental Biology* 221 (2018): jeb159533, https://jeb. biologists.org/content/221/11/jeb159533.

2   Jeremy Rehm, "World's First Animal Was a Pancake-Shaped Prehistoric Ocean Dweller," Nature, September 20, 2018, https://www.nature.com/ articles/d41586-018-06767-6.

3   Carol A. Everson, Bernard M. Bergmann, and Allan Rechtschaffen, "Sleep Deprivation in the Rat: III. Total Sleep Deprivation," *Sleep* 12, no. 1 (February 1989): 13 – 21, https://pubmed.ncbi.nlm.nih.gov/2928622.

4   Natalie L. Hauglund, Chiara Pavan, and Maiken Nedergaard, "Cleaning the Sleeping Brain—the Potential Restorative Function of the Glymphatic System," *Current Opinion in Physiology* 15 (June 2020): 1 – 6, https:// www.sciencedirect.com/science/article/pii/S2468867319301609.

5   "Short Sleep Duration Among US Adults," Centers for Disease Control and Prevention, https://www.cdc.gov/sleep/data_statistics.html.

6   Ruth E. Patterson and Dorothy D. Sears, "Metabolic Effects of Intermittent Fasting," *Annual Review of Nutrition* 37 (August 2017): 371 – 93, https://www.annualreviews.org/doi/abs/10.1146/annurev- nutr-071816-064634.

7   "The Nobel Prize in Physiology or Medicine 2017," press release, The Nobel Foundation, October 2, 2017, https://www.nobelprize.org/ prizes/medicine/2017/press-release.

8   Maria Comas et al., "A Circadian Based Inflammatory Response— Implications for Respiratory Disease and reatment," *Sleep Science and Practice* 1, no. 18 (2017), https://sleep.biomedcentral.com/articles/10.1186/ s41606-017-0019-2.

9   Paul Gringras et al., "Bigger, Brighter, Bluer—Better? Current light-emitting devices—adverse sleep properties and preventative strategies," *Frontiers in Public Health* (October 2015), https://www.frontiersin.org/articles/10.3389/fpubh.2015.00233/full.

10 Naresh M. Punjabi, "The Epidemiology of Adult Obstructive Sleep Apnea," *Proceedings of the American Thoracic Society* 5, no. 2 (February 15, 2008): 136–43, https://www.ncbi.nlm.nih.gov/pmc/articles/PMC2645248.

11 "Losing Tongue Fat Improves Sleep Apnea," Penn Medicine News, January 10, 2020, https://www.pennmedicine.org/news/news-releases/2020/january/losing-tongue-fat-improves-sleep-apnea.

12 Angela Adelizzi, "Obesity and Obstructive Sleep Apnea," Obesity Medicine Association, May 5, 2017, https://obesitymedicine.org/2017/05/05/obesity-and-sleep-apnea.

13 "What Is Restless Legs Syndrome (RLS)?," Johns Hopkins Medicine, https://www.hopkinsmedicine.org/neurology_neurosurgery/centers_clinic/restless-legs-syndrome/what-is-rls.

14 Song Lin et al., "The Association Between Obesity and Restless Legs Syndrome: A Systemic Review and eta-analysis of Observational Studies," *Journal of Affective Disorders* 235 (August 2018): 384–91, https://pubmed.ncbi.nlm.nih.gov/29674254.

15 M. T. Streppel et al., "Long-Term Wine Consumption Is Related to Cardiovascular Mortality and Life Expectancy Independently of Moderate Alcohol Intake: The Zutphen Study," *Journal of Epidemiology & Community Health* 63, no. 7 (2009): 534–40, https://jech.bmj.com/content/jech/63/7/534.full.pdf.

16 Corby K. Martin et al., "Effect of Calorie Restriction on Mood, Quality of Life, Sleep, and Sexual Function in Healthy Nonobese Adults: The CALERIE 2 Randomized Clinical Trial," *JAMA Internal Medicine*

176, no. 6 (June 2016): 743 – 52, https://jamanetwork.com/journals/
jamainternalmedicine/fullarticle/2517920#ioi160017r18.

17 G. Grizard et al., "Effect of Short-Term Starvation on Leydig Cell Function
in Adult Rats," *Archives of Andrology* 38, no. 3 (May – June 1997): 207 –
14, https://pubmed.ncbi.nlm.nih.gov/9140617.

18 K. Abdullah, M. Al-Habori, and E. Al-Eryani, "Ramadan Intermittent
Fasting Affects Adipokines and Leptin/Adiponectin Ratio in Type 2
Diabetes Mellitus and Their First-Degree Relatives," *BioMed Research
International* 2020 (July 2020), https://www.hindawi.com/journals/
bmri/2020/1281792.

제6장. 건강과 힘을 위한 단식

1 Rachana Kamtekar, "Marcus Aurelius," Stanford Encyclopedia of Philosophy,
December 22, 2017, https://plato.stanford.edu/entries/marcus-aurelius.

2 Krisztina Marosi et al., "Metabolic and Molecular ramework for the
Enhancement of Endurance by Intermittent Food Deprivation," *The FASEB
Journal* 32, no. 7 (July 2018): 3844 – 58, https://www.ncbi.nlm.nih.gov/
pmc/articles/PMC5998977.

3 A. B. Gray, R. D. Telford, and M. J. Weidemann, "Endocrine Response
to Intense Interval Exercise," *European Journal of Applied Physiology
and Occupational Physiology* 66 (April 1993): 366 – 71, https://link.
springer.com/article/10.1007/BF00237784#page-1.

4 Paul H. Falcone et al., "Caloric Expenditure of Aerobic, Resistance, or
Combined High-Intensity Interval Training Using a Hydraulic Resistance
System in Healthy Men," *Journal of Strength & Conditioning Research*
29, no. 3 (March 2015): 779 – 85, https://journals.lww.com/nsca-jscr/

Fulltext/2015/03000/Caloric_Expenditure_of_Aerobic,_Resistance,_
or,28.aspx.

5   A. Mooventhan and L. Nivethitha, "Scientific Evidence – Based Effects of
     Hydrotherapy on Various Systems of the Body," *North American Journal
     of Medical Sciences* 6, no. 5 (May 2014): 199 – 209, https://www.ncbi.
     nlm.nih.gov/pmc/articles/PMC4049052.

6   Tanjaniina Laukkanen et al., "Association Between Sauna Bathing and
     Fatal Cardiovascular and All–Cause Mortality Events," *JAMA Internal
     Medicine* 175, no. 4 (April 2015): 542 – 48, https://jamanetwork.com/
     journals/jamainternalmedicine/fullarticle/2130724.

7   Jari A. Laukkanen, Tanjaniina Laukkanen, and Setor K. Kunutsor,
     "Cardiovascular and Other Health Benefits of Sauna Bathing: A Review
     of the Evidence," *Mayo Clinic Proceedings* 93, no. 8 (August 2018):
     1111 – 21, https://www.mayoclinicproceedings.org/article/S0025–
     6196(18)30275–1/fulltext#%20.

제7장. 정신 건강을 위한 단식

1   Roderik J. S. Gerritsen and Guido P. H. Band, "Breath of Life: The
     Respiratory Vagal Stimulation Model of Contemplative Activity," *Frontiers
     in Human Neuroscience* 12 (2018): 397, https://www.frontiersin.org/
     articles/10.3389/fnhum.2018.00397/full.

2   "About Holotropic Breathwork," Grof Transpersonal Training, http://
     www.holotropic.com/holotropic–breathwork/about–holotropic–
     breathwork.

3   Hadley Meares, "The Medieval Prophetess Who Used Her Visions to
     Criticize the Church," Atlas Obscura, July 13, 2016, https://www.atlasobscura.

com/articles/the-medieval-prophetess-who-used-her-visions-to-criticize-the-church.

제8장. 신체 미세 조정을 돕는 보충제

1   David J. Chalmers, "Facing Up to the Problem of Consciousness," *Journal of Consciousness Studies* 2, no. 3 (1995): 200-19, http://consc.net/papers/facing.html.

2   Alayna DeMartini, "Higher Carbon Dioxide Levels Prompt More Plant Growth, but Fewer Nutrients," College of Food, Agricultural, and Environmental Sciences, The Ohio State University, April 3, 2018, https://cfaes.osu.edu/news/articles/higher-carbon-dioxide-levels-prompt-more-plant-growth-fewer-nutrients.

3   Jeffrey S. Hampl, Christopher A. Taylor, and Carol S. Johnston, "Vitamin C Deficiency and Depletion in the United States: The Third National Health and Nutrition Examination Survey, 1988 to 1994," *American Journal of Public Health* 94, no. 5 (May 2004): 870-75, https://www.ncbi.nlm.nih.gov/pmc/articles/PMC1448351.

4   Dana E. King et al., "Dietary Magnesium and C-Reactive Protein Levels," *Journal of the American College of Nutrition* 24, no. 3 (June 2005): 166-71, https://pubmed.ncbi.nlm.nih.gov/15930481.

제9장. 여성은 조금 다르다

1   Pradeep M. K. Nair and Pranav G. Khawale, "Role of Therapeutic Fasting in Women's Health: An Overview," *Journal of Mid-Life Health* 7, no. 2

(April – June 2016): 61 – 64, https://www.ncbi.nlm.nih.gov/pmc/articles/ PMC 4960941.

2   "Intermittent Fasting: Women vs. Men," ISSA, 2018, https://www. issaonline.com/blog/index.cfm/2018/this−hot−diet−trend−is−not− recommended−for−women.

3   Sushil Kumar and Gurcharan Kaur, "Intermittent Fasting Dietary Restriction Regimen Negatively Influences Reproduction in Young Rats: A Study of Hypothalamo−Hypophysial−Gonadal Axis," PLOS ONE 8, no. 1 (January 2013): e52416, https://journals.plos.org/plosone/article?id=10.1371/ journal.pone.0052416.

4   Ibid.

5   Bronwen Martin et al., "Sex−Dependent Metabolic, Neuroendocrine, and Cognitive Responses to Dietary Energy Restriction and Excess," *Endocrinology* 148, no. 9 (September 2007): 4318 – 33, https://pubmed. ncbi.nlm.nih.gov/17569758.

6   Erin Duffin, "Resident Population of the United States by Sex and Age as of July 1, 2019," Statista, July 20, 2020, https://www.statista.com/ statistics/241488/population−of−the−us−by−sex−and−age.

7   Sareh Zeydabadi Nejad, Fahimeh Ramezani Tehrani, and Azita ZadehVakili, "The Role of Kisspeptin in Female Reproduction," *International Journal of Endocrinology & Metabolism* 15, no. 3 (2017): e44337, https://www.ncbi.nlm.nih.gov/pmc/articles/PMC5702467

제10장. 모든 방법을 단식하라: 초보적인 가이드

1   David Kestenbaum, "Atomic Tune−up: How the Body Rejuvenates Itself," All Things Considered, NPR, July 14, 2007, https://www.npr.org/

templates/story/story.php?storyId=11893583.

2   Martin Berkhan, "My Transformation," Leangains, https://leangains. com/tag/my-transformation.

3   Ruth E. Patterson et al., "Intermittent Fasting and Human Metabolic Health," *Journal of the Academy of Nutrition and Dietetics* 115, no. 8 (August 2015): 1203 – 12, https://jandonline.org/article/S2212-2672(15)00205-1/ abstract.

4   James B. Johnson, Donald R. Laub, and Sujit John, "The Effect on Health of Alternate Day Calorie Restriction: Eating Less and More than Needed on Alternate Days Prolongs Life," *Medical Hypotheses* 67, no. 2 (2006): 209 – 11, https://www.sciencedirect.com/science/article/abs/pii/ S0306987706000892?via%3Dihub.

5   James B. Johnson et al., "Alternate Day Calorie Restriction Improves Clinical Findings and Reduces Markers of Oxidative Stress and Inflammation in Overweight Adults with Moderate Asthma," *Free Radical Biology and Medicine* 42, no. 5 (March 2007): 665 – 74, https://www. ncbi.nlm.nih.gov/pmc/articles/PMC1859864.

6   Krista A. Varady et al., "Alternate Day Fasting for Weight Loss in Normal Weight and Overweight Subjects: A Randomized Controlled Trial," *Nutrition* Journal 12, no. 1 (November 12, 2013): article 146, https:// nutritionj.biomedcentral.com/articles/10.1186/1475-2891-12-146.

7   Mark P. Mattson, Valter D. Longo, and Michelle Harvie, "Impact of Intermittent Fasting on Health and Disease Processes," *Ageing Research Reviews* 39 (October 2017): 46 – 58, https://pubmed.ncbi.nlm.nih. gov/27810402.

8   Leonie K. Heilbronn et al., "Glucose Tolerance and Skeletal Muscle Gene Expression in Response to Alternate Day Fasting," *Obesity Research* 13, no. 3 (2012): 574 – 81, https://onlinelibrary.wiley.com/doi/full/10.1038/

oby.2005.61.

9   Min Wei et al., "Fasting—Mimicking Diet and Markers/Risk Factors for Aging, Diabetes, Cancer, and Cardiovascular Disease," *Science Translational Medicine* 9, no. 377 (February 15, 2017): eaai8700, https://stm.sciencemag.org/content/9/377/eaai8700.

결론: 편히 단식하소서

1   Robert McCloskey, Homer Price (New York: Puffin Books, 2005) (reissue).

2   Ryan Holiday and Stephen Hanselman, *The Daily Stoic: 366 Meditations on Wisdom, Perseverance, and the Art of Living* (New York: Portfolio, 2016).

3   Ibid.

4   Ibid.

5   Ibid.